出版者的话

祖国医学源远流长。昔岐黄、神农，医之源始；汉仲景、华佗，医之圣也。在祖国医学发展的长河中，临床名家辈出，促进了祖国医学的迅猛发展。中国中医药出版社为贯彻卫生部和国家中医药管理局关于继承发扬祖国医药学，继承不泥古、发扬不离宗的精神，在完成了《明清名医全书大成》出版的基础上，又策划了《中国百年百名中医临床家丛书》，以期反映近现代即20世纪，特别是新中国成立50年来中医药发展的历程。我们邀请卫生部张文康部长做本套丛书的主编，卫生部副部长兼国家中医药管理局局长佘靖同志、国家中医药管理局副局长李振吉同志任副主编，他们都欣然同意，并亲自组织几百名中医药专家进行整理。经过几年的艰苦努力，终于在21世纪初正式问世。

顾名思义，《中国百年百名中医临床家丛书》就是要总结在过去的100年历史中，为中医药事业做出过巨大贡献、受到广大群众爱戴的中医临床工作者的丰富经验，把他们的事业发扬光大，让他们优秀的医疗经验代代相传。百年轮回，世纪更替，今天，我们又一次站在世纪之巅，回顾历史，总结经验，为的是更好地发展，更快地创新，使中医药学这座伟大的宝库永远取之不尽、用之不竭，更好地服务于人类，服务于未来。

本套丛书第一批计划出版140种左右，所选医家均系在中医临床方面取得卓越成就，在全国享有崇高威望且具有较高学术造诣的中医临床大家，包括内、外、妇、儿、骨伤、针灸等各科的代表人物。

本套丛书以每位医家独立成册，每册按医家小传、专病论治、诊余漫话、年谱四部分进行编写。其中，医家小传简要介绍医家的生平及成才之路；专病论治意在以病统论、以论统案、以案统话，即将与某病相关的精彩医论、医案、医话加以系统整理，便于临床学习与借鉴；诊余漫话则系读书体会、札记，也可以是习医心得，等等；年谱部分则反映了名医一生中的重大事件或转折点。

本套丛书有两个特点是值得一提的：其一是文前部分，我们尽最大可能收集了医家的照片，包括一些珍贵的生活照、诊疗照，以及医家手迹、名家题字等，这些材料具有极高的文献价值，是历史的真实反映；其二，本套丛书始终强调，必须把笔墨的重点放在医家最擅长治疗的病种上面，而且要大篇幅详细介绍，把医家在用药、用方上的特点予以详尽淋漓地展示，务求写出临床真正有效的内容，也就是说，不是医家擅长的病种大可不写，而且要写出"干货"来，不要让人感觉什么都能治，什么都治不好。

有了以上两大特点，我们相信，《中国百年百名中医临床家丛书》会受到广大中医工作者的青睐，更会对中医事业的发展起到巨大的推动作用。同时，通过对百余位中医临床医家经验的总结，也使近百年中医药学的发展历程清晰地展现在人们面前，因此，本套丛书不仅具有较高的临床参考价值和学术价值，同时还具有前所未有的文献价值，这也是我们组织编写这套丛书的初衷所在。

中国中医药出版社

2000 年 10 月 28 日

中国百年百名中医临床家丛书

李 斯 炽

李继明 编著

中国中医药出版社

·北京·

图书在版编目（CIP）数据

李斯炽 / 李继明编著 . -- 北京：中国中医药出版社，2001.01（2025.4 重印）

（中国百年百名中医临床家丛书）

ISBN 978-7-80156-163-3

Ⅰ . ①李… Ⅱ . ①李… Ⅲ . ①中医学临床－经验－现代 Ⅳ . ① R249.7

中国版本图书馆 CIP 数据核字（2000）第 083726 号

中国中医药出版社出版

北京经济技术开发区科创十三街 31 号院二区 8 号楼

邮政编码　100176

传真　010-64405721

廊坊市佳艺印务有限公司印刷

各地新华书店经销

开本 850×1168　1/32　印张 9.5　字数 215 千字

2001 年 1 月第 1 版　2025 年 4 月第 4 次印刷

书号　ISBN 978-7-80156-163-3

定价　35.00 元

网址　www.cptcm.com

服 务 热 线　010-64405510

购 书 热 线　010-89535836

维 权 打 假　010-64405753

微信服务号　zgzyycbs

微商城网址　https：//kdt.im/LIdUGr

官 方 微 博　http：//e.weibo.com/cptcm

天猫旗舰店网址　https：//zgzyycbs.tmall.com

如有印装质量问题请与本社出版部联系（010-64405510）

内容提要

　　本书包括医家小传、专病论治、诊余漫话、年谱四部分。其中"专病论治"收录了李斯炽教授部分医论及医案，按中医病证名共分为24个病种，每种病证之下，首列医论，为有关本病的历史沿革、病因病机、诊断辨证、治法方剂等方面的内容。由于原始资料所限，其体例不一，详略不等。次列医案，各病证之下所列病案多寡不同，共计149个。主要选取多发病与疑难病症，既要疗效可靠，又能够体现出李斯炽教授诊治特点。又列"诊余漫话"一项，收录了李斯炽教授医学杂论14则，内容涉及中医、中医发展、中医基本理论、疾病、方剂、药物等各个方面。

　　本书力求客观反映李斯炽教授一生业医的治疗经验和学术特点，采用医论与医案相结合的编排体例，十分便于阅读研习，是一部独具特色的中医参考书籍。

目 录

医家小传

　　李斯炽（1892—1979），名煐，祖籍河南阌乡。少入私塾，稍长，入成都府中学堂读书。毕业后考入四川高等师范学校学习理化，1915年毕业，以成绩优异留校做理化助教。并师事成都名医董稚庵，研习中医，于《内》《难》《金匮》等中医经典着力尤深。数年之后，出以治病，疗效甚好，是以小有医名。1934年，他辞去了所有教职，以医为业。

　　1935年，国民党政府又图废止中医药，再一次激起了全国中医药界的反抗，为了挽救中医学术的危亡，纷纷创办学校。1936年，李斯炽和中医界人士赖华锋、杨白鹿、邓绍先、何伯埙、徐庶瑶等共同创办四川国医学院，李斯炽先后担任教务长、副院长、院长。在办学中，由于国民党政府对四川国医学院不予注册，学生毕业不发给行医执照，李斯炽为争取学院的合法地位而四处呼吁，不辞辛劳。并请律师，上法庭，对有关当局提出控告，据理力争，未稍止息。又因办学经费不能解决，他只好与同道采取社会筹募、自身捐献、义务上课、借贷典当等办法，将四川国医学院惨淡经营到成都解放。他把行医收入的绝大部分投入了办学，虽自己欠债如山，但毫无悔意。四川国医学院办学十多年，培养造就了一大批中医人才，为四川地区的中医药发展起到了极大作用。

成都解放后，四川国医学院改组为成都中医进修学校，李斯炽担任班主任。1954 年，他受聘进入四川医学院工作，组建中医教研组。1958 年由国务院任命为成都中医学院院长。

经历了新旧两个社会的对比，李斯炽深感党和政府对中医事业的关怀，中医的地位空前提高，他更加不遗余力地努力工作，毕生为中医事业贡献力量。1950 年，李斯炽被邀为成都市第一届各界人民代表会议代表。同年 8 月，作为四川省中医界代表，赴京参加了第一届全国卫生工作会议，得到了毛泽东主席和其他中央领导同志的接见。1951 年除夕，正值债主催讨因办学欠下的债务之时，川西行署派人给他送来了 200 万元（合现在 200 元）专家慰问费，解除了他被债主包围的窘境。1958 年 2 月，在全国中医中药评奖大会上，李斯炽因对发扬祖国医学工作积极，成绩卓著，被授予金质奖章。他先后被选为第二届全国人大代表，入选大会主席团，并当选为第三届全国人大代表、第五届全国政协委员。

李斯炽医德高尚，医理精深，医术高超，无论在何时何地，都以治病救人为己任。1932 年秋，成都地区霍乱流行，死者甚众。他以极大的同情心和责任感，约集医界人士 20 余人，组成"壬申时疫症救护队"，私人捐资，配制成药"辟瘟丹""甘露午时茶"等，深入贫民聚居地，免费救治病人，同时散发卫生防疫资料，宣传卫生知识，对控制疫情起到了积极作用。

1958年，毛泽东主席到成都参加会议，因旅途劳顿，感冒发烧。省卫生厅立即派车将李斯炽接到金牛招待所，为毛主席诊治，毛主席很快康复。李斯炽在第二届全国人大主席团会议上，再次见到毛主席，毛主席紧握着他的手说："呵，名医，名医。"

1959年，中央统战部专门抽调李斯炽上京工作两个月，参加诊治林伯渠副委员长的工作，同时，为中央各部委领导同志治病。回川以后，当地领导戏称他为"部医"。

"文革"期间，李斯炽被打成"反动学术权威"，多年积累的治病心得以及《内经释义》等书稿，均在被抄家时丢失。他在深感心痛之余并未气馁，不顾年老力衰，每日在家义务诊治病人。诊病之余，又在其子李克淦的协助下，编写了《五脏辨证论治歌括》《杂病论治歌括》等医学通俗读物，用以指导许多登门求教的习医者。所编歌括通俗易懂，读之琅琅上口，在当地流传甚广。

李斯炽治学严谨，以求实创新的精神对待中医研究。1955年，他在四川医学院组织进行了中医药治疗肺脓肿的临床观察，于1957年发表了《治疗肺脓肿的初步报告》，在全国率先报道了中医药对肺脓肿这一急重症的疗效，其报告中所使用的治疗方法，被中医界普遍接受和采用。1958年，四川温江地区瘟疫流行，后被证实为钩端螺旋体病，在当时病因不明，西药疗效不好的情况下，他带领中医治疗组进行中医分型治疗，取得了满意的疗效，并发表《治疗瘟疫（钩端螺旋体病）的初步报告》，为中医中药治疗急性流行性热病提供了宝贵经验。

1978年，李斯炽被授予我国第一批中医教授职称。1979年2月20日病逝于成都，享年87岁。

专病论治

咳　嗽

　　咳嗽一症，多发在肺。盖肺为娇脏，易虚易实，易寒易热，尤其恶燥。外感六淫，内伤七情，均能使肺道不利，而发为咳嗽。其属于肺寒者，发于外者，或外感风寒，或伤于秋令之寒气，发为凉燥，其伤于内者为中寒。属于肺热者，伤于春令之风邪者多为风热，伤于夏令之暑邪者多为暑热，伤于秋令之燥热者，多为温燥。内伤于五志化火者，多为肺火。湿热之邪，内伤外感均有之。属于肺虚者，可分阴虚与气虚。属于肺实者，或为停痰，或为积水，或为气郁，或为血瘀，或为痈脓。导致咳嗽之因，多相互交结，如外感风寒，内兼水气，或阴虚生热，或为寒痰，或为热痰，或为燥痰之类是也。

咳嗽虽多发于肺，但肺为五脏六腑之华盖，主气而朝百脉，五脏六腑之邪，皆能上归于肺，而发为咳嗽。故《内经》曰："五脏六腑皆令人咳，非独肺也。"如是则又当辨其各脏之虚实，进行分别审治。诸如肝热冲肺、心火上炎、脾湿生痰、脾虚及肺，在肾家则有阴虚火旺、阳虚水泛等，皆能致咳，在临证时须详辨之。

外感咳嗽有各种不同之性质，此等不同性质的征象，大别之不外寒热两途。其属于寒者，如症见咳嗽、喉痒、鼻塞、流清涕、头痛、脉浮、治宜辛温解表，常用方剂如杏苏饮。如症见恶寒，头痛，呼吸不利，咳逆倚息不得卧，或干呕心悸者，治宜逐饮降逆，常用方剂如小青龙汤。其属于热者，如症见咳嗽气逆，咽喉干痛，声音嘶哑，稠痰难出，发热口渴，面赤气粗，脉浮数有力者，治宜清凉解散，轻者用桑菊饮，重者用桑菊饮加石膏、知母。又如热甚充血，血管破裂，症见咳嗽吐血者，治宜凉血解热，常用方剂如犀角地黄汤加知母、贝母。其他如外感初起，咳嗽甚剧，而寒热证象又不甚显著者，则以宁肺镇咳为主，常用方剂如止嗽散。

内伤咳嗽概括了各种慢性咳嗽疾病，如慢性支气管炎、支气管扩张症、肺脓肿、肺结核等。此类咳嗽，大多皆属虚证，其中又可分为虚寒与虚热。属于虚寒者，症见咳嗽喘促，胸腹痞满，痰涎呕恶，溏泻畏寒，脉搏细弱无力。治疗此等症候，不必专治咳嗽，可采用温补阳气的方法，而咳嗽自能轻减，常用方剂如金水六君煎、右归饮。属于虚热者，症见咳嗽声哑，痰胶便秘，喉痛口疮，烦躁不宁，甚或潮热喜冷，咳唾脓血，脉搏或为弦细，或见芤数。此等症状，多系咳嗽日久，肺液干枯，所谓"水亏于下，火炎于上，以致火灼肺金而为咳嗽"。故治疗此类咳嗽，切忌使用香燥动气药剂，唯宜甘润养阴，兼用清火之药以存津液，常用方剂如加减一阴煎、养阴清肺汤。如咳嗽脓血，气味腥臭者，可用千金苇茎汤以清肺排脓。至于久咳羸瘦，已成痨证者，则应按治痨之法进行处理。

温阳行水，降气祛痰

陈某，男，48岁，1963年11月23日初诊。动则咳嗽上气，受凉最易引发。近来常咳嗽，气逆，咽喉不利，觉痰阻塞，咳出后爽快，痰色灰黑，周身肌肉酸痛，舌苔薄白，口不渴，二便如常，体冷畏寒，面色黄而暗滞，口唇瘀紫，脉象沉细，两尺微弱。证属寒湿凝滞，水泛为痰，用温阳行水、降气祛痰法。

桂木6克　白芥子6克　细辛3克　茯苓9克　白术9克　苏子9克　杏仁9克　厚朴9克　法半夏9克　瓜蒌18克　陈皮9克　炙甘草3克

12月21日二诊。服上方12剂，咳嗽已止，且无气紧现象，二便、饮食均正常，咯痰较爽，痰色仍带灰黑，下肢肌肉仍觉酸痛。舌苔薄白，舌质淡红，脉象沉细而缓。再从前方加减。

桂木6克　白芥子6克　细辛3克　茯苓9克　白术9克　苏子霜9克　杏仁6克　厚朴9克　法半夏9克　广陈皮9克　杜仲9克　独活6克　桑寄生15克　炙甘草3克　4剂。

【按】本例体冷畏寒，面色黄暗，口不渴，舌苔薄白，脉象沉细等，均为寒湿现症。寒湿郁于肌表，则周身肌肉酸痛，寒湿凝聚于肺中，不但使气道与咽喉不利，且使水泛为痰。气道不利与寒痰相结合，则使咳嗽频发。如遇外感，则肺道更为不利，而咳嗽亦更加剧烈。《金匮》说："病痰饮者，当以温药和之。"故用桂木、白芥子、细辛以温阳解表；用茯苓、白术、独活、桑寄生燥湿行水；用苏子、杏仁、厚朴以降肺下气；用法半夏、瓜蒌、陈皮行气祛痰；因其尺弱肾虚，故用杜仲以补肾气。

滋肝潜阳，兼肃肺气

毕某，女，29岁，1959年9月29日初诊。近10年来患胸痛，骤发骤止，咳嗽，痰中带血，常感头眩晕，心累心悸，食欲欠佳。经医院检查，疑诊为心绞痛及支气管扩张。诊得脉象弦细，舌质红，苔薄少津。此为肝阴不足，肝热冲肺，肺失清肃，气逆络伤，以致咳血。肝脉贯膈络肺，还循胃口，不仅有关食欲，且与胸痛亦有关联。治当滋肝潜阳，兼肃肺气。

玉竹9克　花粉9克　瓜壳9克　石决明9克　牡蛎9克　女贞子9克　菊花9克　石斛9克　夜交藤9克　丹皮6克　甘草3克

3剂。

10月23日二诊。服上方后，诸症消失，胃纳渐增，唯目眩未减，脉象依然弦细。此木郁未达，肝阴尚属不足，仍本前法。

刺蒺藜9克　玉竹9克　瓜壳9克　石决明9克　牡蛎9克　女贞子9克　枯黄芩9克　白芍9克　当归9克　枳壳9克　石斛9克　丹皮6克　谷芽15克　甘草3克

4剂。

服上方数剂后，诸症即基本上得到控制。

【按】本例头眩心悸，脉象弦细，舌红少津，为肝阴不足现症。肝阴不足，则阳亢化火，肝热冲肺发为咳嗽。胸痛食少，为肝脉所过部位发病。故用玉竹、女贞子、石斛、当归、白芍等以涵养肝阴；用石决明、牡蛎、菊花、夜交藤等以平肝潜阳；用刺蒺藜、丹皮疏肝以解郁火；用花粉、天冬、瓜壳、枯黄芩以清当时肺气，并稍加谷芽以健胃。使阴平阳秘，肺得清肃，诸症即解。

降肺驱痰

刘某，男，18岁。服西药驱血吸虫药后，出现咳嗽、呼吸困难、四肢无力等反应。前医认为气血虚弱，给予大补气血，反致呼吸更加迫促，四肢更加无力，咳嗽气涌，痰质浓稠，脉象浮数，右脉更甚。此肺气不降，痰郁化热之证。治当降肺驱痰，用苏子降气汤、泻白散、葶苈大枣泻肺汤加减。

苏子9克　法半夏9克　化橘红9克　茯苓9克　桑白皮12克　大枣3枚　杏仁9克　地骨皮12克　枯黄芩9克　葶苈子6克　竹茹9克

3剂。

服上方3剂后，咳嗽即止，诸症亦缓解。

【按】本例先因肺气不降，误服补药，以致肺气更加壅遏，使水液不得输布，聚液成痰，痰郁化热，出现上述症状。故用苏子、杏仁、桑白皮、地骨皮、葶苈子、大枣以降肺泻肺；用法半夏、化橘红、茯苓、枯黄芩、竹茹以清热化痰。使肺气通畅，诸症即消。

养心肺阴分，佐以泻火降肺

马某，男，成年，1970年11月5日初诊。素患咳嗽气紧，咳吐稠痰，心累头昏，喉中干痒。经西医检查，确诊为肺气肿，兼冠状动脉粥样硬化。诊得脉象浮弦，舌质干，微黄苔。此为肺阴亏，阳亢动火，肺热气逆之证，治宜养心肺阴分为主，佐以泻火降肺。

生地9克　知母9克　百合12克　麦冬9克　玉竹12克　白芍12克　女贞子12克　紫菀9克　百部9克　前根9克　地骨皮12克　桑白皮12克　甘草3克

6剂。

12月9日二诊。服上方30剂后，咳嗽大减，诸症亦缓解。但消化欠佳，大便微溏，口微干，舌苔微黄。上方中加益胃之品。

桑白皮12克　地骨皮12克　白芍12克　山药12克　百合12克　谷芽12克　法半夏9克　竹茹9克　紫菀9克　前根9克　鸡内金6克　炙甘草3克

4剂。

1971年1月8日三诊。服上方4剂后，消化转好，以后仍服初诊时的药方，咳嗽基本控制，诸症更见好转。近来感冒，咳嗽又发，痰多，流鼻涕，口发干。于育阴方中稍加开提宣肺。

丹参9克　知母9克　百合12克　桔梗6克　瓜壳9克　苏子9克　白芍9克　竹茹12克　百部9克　朱麦冬9克　玄参9克　前根9克　炙枇杷叶9克　薄荷6克　炙甘草3克

3剂。

服上方3剂后，感冒即解，咳嗽亦停止。以后又续服二诊时药方加减，以巩固疗效。

【按】本例心累头昏，为心阴不足，心阳上亢现症。咳嗽气紧，喉中干痒，脉象浮弦，为肺阴不足现症。阴虚生内热，故出现咳吐稠痰，舌质干黄等症状。故用生地、百合、麦冬、玉竹、白芍、女贞子、玄参等以养心肺阴分；用桑白皮、地骨皮、知母、苏子等以清肺降气；用紫菀、前根、百部、法半夏、竹茹以止咳化痰。二诊时，出现消化不良，因其素禀阴亏，故仅用山药、谷芽、鸡内金等益胃药使其不伤阴分。三诊时，突患感冒，因其阴亏不堪发汗，故仅用桔梗、瓜壳、炙枇杷叶、薄荷等轻宣开提而奏效。总之，阴分不足的病员，又患其他病症时，应处处照顾其阴分，如重竭其阴，则病难速愈。

养肺肾阴分，兼以安神

王某，男，成年，1970 年 12 月 4 日初诊。咳嗽有痰，睡眠不好，遗精盗汗，大便秘结。诊得脉象浮大，舌干红无苔。此肺肾阴亏之候，以养肺肾阴分兼以安神为法，麦味地黄丸加味。

熟地 9 克　丹皮 9 克　菟丝子 12 克　山药 12 克　茯苓 9 克　麦冬 9 克　五味子 6 克　竹茹 12 克　白芍 9 克　牡蛎 12 克　肉苁蓉 9 克　柏子仁 9 克　法半夏 9 克

6 剂。

服上方 6 剂后，咳嗽大减，余症亦有好转。以后嘱其续服，而收到了较为满意的疗效。

【按】 本例遗精、盗汗、失眠，为肾阴不足。肾病及肺，伤及肺阴，发为咳嗽。肺合大肠，液枯肠燥，致大便秘结。脉象浮大，舌干红无苔，亦与阴亏症状相符。故用麦味地黄丸加牡蛎、白芍、肉苁蓉以养肺肾阴分；用柏子仁、法半夏以安神；用竹茹以豁痰。使阴液得复，病即痊愈。

散风清热，养阴健胃，化痰行水

黄某，女，50岁，1970年12月27日初诊。素患痰饮，近感风热，咳嗽有痰，恶寒发热，热多寒少，口干食差，脉象浮数。此风热夹痰，治宜散风清热，养阴健胃，化痰行水。

防风9克　荆芥6克　枯黄芩9克　知母9克　玄参9克　麦冬9克　神曲9克　谷芽12克　法半夏9克　橘红9克　茯苓9克　木通6克　甘草3克

2剂。

服上方2剂后，即未见咳嗽，诸症亦大减。

【按】　本例恶寒发热，热多寒少，脉象浮数，口中干燥，为风热所致。风热犯肺，加之素患痰饮，致使肺道更为不利，发为咳嗽吐痰。故用防风、荆芥以驱风；用枯黄芩、知母以清热；因其热甚伤阴，故用玄参、麦冬以育阴；并用二陈汤加木通以化痰行水；用神曲、谷芽以健胃。由于药症相应，故疗效显著。

清热解毒

魏某，男，8岁，1971年1月5日初诊。突发高烧，咳嗽急剧，咳痰不爽，咽喉两侧红肿疼痛，流鼻血。经检查确诊为急性扁桃腺炎。诊得脉象浮数，舌质鲜红。此风热夹毒之候，以清解为主。

玄参9克　麦冬9克　百合12克　银花9克　连翘9克　知母9克　板蓝根12克　大青叶9克　桔梗6克　藕节9克　神曲9克　甘草3克

2剂。

服上方 2 剂后，热退咳止，咽喉两侧肿消，诸症即痊愈。

【按】 本例脉浮数，舌鲜红，发烧咳嗽，显系风热证象。因其发病急剧，加之喉侧红肿疼痛，流鼻血，非夹毒不致如此猛烈。故用银花、连翘以清风热；用板蓝根、大青叶以解毒消肿；高烧必致伤阴，故用玄参、麦冬、百合、知母以养阴退热；再加桔梗以驱痰，藕节以止血，神曲以健胃。使风散毒消，热退身和。

清热利湿，解毒排脓，兼顾阴分

张某，男，43 岁，工人，1955 年 2 月 23 日初诊。病员于 1954 年 9 月因感冒，恶寒发热，咳嗽，吐出大量浓稠痰液，未能及时治愈，迁延 20 余日，即发生吐血现象，并逐日加重，竟一次吐血达 40 毫升之多。乃于 10 月 20 日去某医院住院治疗，曾一边输血，一边以青霉素每天 60 万单位治疗。经治疗 10 余日后，上述症状基本控制，体温降至正常，未再吐血，痰减食增，乃于 11 月 10 日出院。

病员出院 1 个多月后，又因感冒而诱发前病，恶寒发热，剧烈咳嗽，痰量增多，粘稠而臭，并兼脓血。于 1955 年 1 月 17 日二次入院，经检查，胸部右上部分呈浊音，有支气管呼吸音，白细胞 11.65×10^9/升，中性粒细胞 76%。入院后注射青霉素，每天 40 万单位。体温仍在 36～39℃，痰量每日 700～1000 毫升，低烧持续不退。2 月 9 日照片，右肺上叶尖部有约 7 厘米直径整齐实变影，内有不规则之小空洞，诊断为慢性肺脓肿。

曾请外科会诊，因痰量太多，不宜手术。服中药养阴清肺汤加减 2 剂，不但未能缓解，反而咳嗽更加厉害，体温更加升高，白细胞竟上升至 $17.55 \times 10^9/$ 升，中性粒细胞 90%。病员于 1955 年 2 月 23 日自动出院，来李老处求诊。

见病员精神颓废，频频咳嗽，唾出脓血。自述发热，心烦胸满，口干而不欲饮，食少乏力，小便色黄。诊得脉象浮滑而数，舌质淡红，上有黄腻苔。《金匮要略》说："若口中辟辟燥，咳即胸中隐隐痛，脉反滑数，此为肺痈，咳唾脓血。"本案病状恰与此叙述相符，故应以肺痈名之。巢元方《诸病源候论》说："肺痈者，由风寒伤于肺，其气结聚所成也。"本案两次发病都因外感引起，故其病因与肺痈亦是吻合的。从出现的病状分析，发热心烦，口干，小便色黄，脉浮滑数，均为寒邪入里化热之阳明经证。但从其胸满，口干不欲饮，舌苔黄腻等症观察，又显系内蕴湿热之证。湿热郁于胃，则食少乏力，郁于肺，则咳嗽频频。且湿热久羁，最易化毒。正如程钟龄《医学心悟》所说："咳嗽吐脓血，咳引胸中痛，此肺内生毒也，名曰肺痈。"故其唾出脓血，应视为肺中湿热久蕴，以致化毒生痈所致。

上述分析表明，本案的病机系由病员体内素蕴湿热，复感寒邪，寒邪入里化热，与内蕴之湿热相搏，使热势更加鸱张，缠绵羁留，以致化毒生痈，咳吐脓血。治当清热利湿，解毒排脓，逐瘀并兼顾其阴分。前用养阴清肺之法，使湿热胶结难解，故症状反而增剧。拟用白虎汤清热兼顾阴分，千金苇茎汤清热利湿兼以逐瘀，再加银花以解毒，桔梗、浙贝母以排脓。处方如下：

苇茎 12 克　冬瓜仁 18 克　苡仁 12 克　桃仁 6 克　知母 9 克　生石膏 12 克　桔梗 6 克　浙贝母 9 克　银花 9克　粳米 1 撮　甘草 3 克

3 剂。

2月27日二诊。服上方3剂后，病员已不觉发热，痰量及脓血均显著减少，食欲增加，精神愉快。脉象已不似前之浮数，舌上黄腻苔亦减。《医宗金鉴》说："凡治此症，身温脉细，脓血交粘，痰色鲜明，饮食甘美，脓血渐止，便润者为吉。"故知本案病员已有向愈之趋势。

因热势渐退，白虎汤已不相宜，主方以苇茎汤加味。《千金方》以此方为治肺痈之主方，清代尤在泾亦说："此方具下热散结通痈之力，重不伤峻，缓不伤懈，可以补桔梗汤、桔梗白散二方之偏，亦良法也。"故用此方加银花、连翘、甘草以解毒，芦根、知母以涤热，桔梗、浙贝以排脓，瓜壳以利肺气，花粉以养津液。处方如下：

苇茎12克　冬瓜仁15克　苡仁12克　桃仁6克　银花9克　连翘9克　芦根9克　知母9克　桔梗6克　浙贝母9克　花粉12克　甘草3克　瓜壳12克

4月6日三诊。上方续服多剂，诸症大为好转，经医院检查，白细胞 6.9×10^9/升，中性粒细胞79%，透视检查肺部有显著吸收好转，已无咳嗽及吐痰现象，体重逐渐增加，并已参加修理自行车工作。只稍觉疲倦软弱，舌质淡红少苔，此因久病耗伤气阴所致。乃以气阴两补、脾肺双调之法以善其后。用参苓白术散加味：

泡参12克　白术9克　茯苓9克　苡仁12克　山药12克　芡实12克　莲子12克　瓜壳12克　麦冬9克　生地9克　百合12克　甘草3克

续服上方多剂，1955年7月，经医院检查，肺部已吸收纤维化，但尚有一不规则的小空洞遗留。1956年5月，再次经医院摄片，肺部已完全恢复正常，无任何症状，一直参加劳动。

清热除湿消痈，止咳化痰宽胸

蕲某，男，40岁，农民，1974年10月28日初诊。病员于1974年3月便觉口里发臭，随即剧烈咳嗽，吐出大量泡沫痰液，频咳频吐，不分昼夜，胸部发痛，尤以两乳间膻中部位随呼吸阵阵牵引作痛。医以解表止咳、寒热错杂之剂，不能稍减其势。迁延至7月间，即发展为咳吐鲜红血液，注射止血针剂及服用清润药物后，半日即止住。以后即变为咳吐脓痰，痰中带血，午后低热等症。经医院透视检查，诊断为肺结核并发肺炎。服西药未见效果，又改服中药，前医参照西医诊断，用养阴抗痨、消炎止血等药物，症状未见减轻，反致食欲大大下降，身体更加瘦弱。现症咳嗽胸痛，痰稠带血，口干口臭，午后低热，食欲不振，虚赢少气，苔黄细腻，脉滑微数。

本案初发口臭呛咳，显系肺胃积热太甚，其痰色虽白，但系频咳频吐，亦应属肺热壅盛所致，此即何西池所谓"火盛壅迫，频咳频出"，"痰随嗽出，频数而多，色皆稀白"。其不分昼夜之咳吐白痰，正说明其火势上冲，痰不得久留，故未曾炼成黄稠之痰即已吐出，此不得按一般情况认为痰汁稀白者皆为寒。当此之际，宜用清泻肺胃之剂，苦寒直折其势，而竟予发表止咳，寒热杂投，以致久不能愈。延至盛暑，内外合热，火灼娇脏，终于演成吐血之痌。虽经止血清润，然火热之邪终未能除，瘀热蕴结肺中，日久血肉败坏，故即变为咳吐脓血。从现症咳嗽胸痛，痰稠带血，口干，脉滑微数等观察，显然属于肺痈征象。其午后低热及苔黄细腻，为热中尚兼湿邪，久热耗损阴分所致。当时虽经西医诊断为肺结核及肺炎等病，但中医用药仍应辨证投方。中医药物对西医病名的疗效是在辨证的基础上取得的，切忌认为以中医的某方便是治西医某病之特效良方。前医所用养阴抗痨消炎止血药物，固然有适用于肺结核合并肺炎之阴虚肺痨火盛迫血之证型者，但本案为阴虚兼挟湿热之证，养阴滋腻则碍湿，苦寒消炎则损阴，收敛止血则固邪，因而症状不但未减，反致食欲下降，体力更衰。当前邪气尚盛，应以驱邪为主，驱邪即寓扶正之义。然正气已虚，用药又不宜过猛，此种阴虚湿热证候，最宜凉甘淡之味，兼顾正气即可。仍从千金苇茎汤化裁，用苇茎、苡仁、冬瓜仁、芦根清热除湿消痈而不过损阴分，稍加枯黄芩以折肺中火，诸药合用以清病之源头。用枇杷叶、竹茹、瓜壳以止咳化痰宽胸，用扁豆、生谷芽养胃除湿而不燥，用花粉、甘草兼顾气阴而不腻。药性平淡，嘱其多服。

　　苇茎 9 克　苡仁 12 克　冬瓜仁 12 克　芦根 9 克　花粉 12 克　枇杷叶 9 克　枯黄芩 9 克　瓜壳 12 克　竹茹 12 克　扁豆 12 克　生谷芽 15 克　甘草 3 克

　　二诊。病员将上方带回中江，续服 40 余剂。他来信说：诸症日见减轻，目前咳嗽痰血等症均解，饮食已趋正常，身体逐渐康复。只感胸部微痛，心烦，胸中尚有火灼感。此即《医阶辨证》所说"懊侬之状，心下有如火灼"。胸中余热尚未廓清，故有心烦懊侬之症。本前方意，加栀子豉汤，以清胸膈余热，巩固疗效。

　　淡豆豉 6 克　栀子 9 克　瓜蒌 20 克　芦根 12 克　薏苡仁 12 克　冬瓜仁 12 克　生谷芽 15 克　甘草 3 克

　　3 剂。

　　后据其同乡来说，病员续服上方数剂后，诸症均消失，身体已完全恢复健康。

养阴分不过用滋腻，兼施通降；

除寒湿不过用苦燥，兼以甘淡

施某，男，63 岁，退休职工，1970 年 6 月 11 日初诊。病员久患肺结核及风湿性关节炎，经反复治疗均未见效果。目前手足冷痛，曲伸时关节部位疼痛更甚，晚上足膝尤冷，咳嗽喘气，胸中烦闷，吐白色泡沫痰甚多，觉有气往上冲，恶心少食，睡眠欠佳，心悸，耳鸣，入夜即视力减退，腿膝无力，脉象浮大，重按若无，舌质紫红，上布白腻苔。《素问·痹论》说："肺痹者，烦满，喘而呕。"本案胸中烦闷，咳嗽喘气，气逆恶心，与肺痹之主症颇相类似，故应属肺痹范畴。《素问·痹论》说："风寒湿三气杂至，合而为痹也。"其外症手足关节冷痛，为寒邪偏胜之痛痹。寒湿伤于皮肤经络，久而不已，则内合于肺而成肺痹之证。究其久患肺痨，睡眠欠佳，心悸耳鸣，入夜视力减退，舌质紫红，脉象浮大，显属阴亏之证。而手足冷痛，舌苔白腻，又属寒湿之象。寒湿蕴痰，阻痹肺气，故咳嗽气喘，胸中烦闷。寒湿阻痹中阳，故恶心食少。其关节曲伸时更痛，腿膝无力，寒湿阻滞关节有之，阴虚筋失濡养亦有之。其气逆上冲，晚上足膝尤冷，肺气不降有之，阴虚阳亢亦有之。此种素禀阴虚，又兼寒湿之证，治疗颇多碍手，补阴分则恐阴药腻湿，祛寒湿又恐燥烈损阴。此类证型只宜养阴分不过用滋腻，而兼施通降；除寒湿不过用苦燥，而兼以甘淡。故用白芍、玉竹、桑枝、牛膝、甘草养阴柔筋而不滋腻，且兼有通络除湿之效。用百合、沙参、白果、瓜蒌养肺而兼有降气之力。用藿香、豆卷、茯苓、苍术除寒湿逐秽浊，而不过于损阴。看来用药似乎杂乱，因有此种病即应服此类药。

　　白芍 12 克　玉竹 12 克　桑枝 30 克　牛膝 9 克　百合 12 克　沙参 12 克　白果 9 克　瓜蒌 20 克　藿香 9 克　豆卷 12 克　茯苓 9 克　苍术 9 克　甘草 3 克

　　4 剂。

　　6 月 19 日二诊。服上方 4 剂后，小便增多，自觉胸闷稍舒，咳喘稍平，白痰减少，腿膝稍觉有力，手足冷痛有所好转，睡眠渐趋正常。仍感虚火上冲，口中干燥，晚上仍觉足冷，纳食不香，心悸耳鸣，舌质仍紫红，白腻苔稍减，脉象寸关微浮。此寒湿之邪稍减，但阴分仍兼不足，考虑气根于肾而藏于肺，肺气不降则肾气不纳，故气逆上冲，应在上方中加入降肺潜阳培肾之品。

　　白芍 12 克　玉竹 12 克　桑枝 30 克　牛膝 9 克　丹参 12 克　知母 9 克　苍术 9 克　苏子 30 克　法半夏 9 克　牡蛎 12 克　菟丝子 12 克　甘草 3 克

　　6 月 28 日三诊。服上方后，自觉诸症大减，一身轻快，饮食改善，二便正常，咳喘渐平，心悸减轻。但耳鸣未止，手足关节尚有轻微胀痛，口干不思饮水，舌质稍红，白腻苔渐退，两手寸关脉仍浮。此肺气稍降，气机有宣泄之势。再本前法，用滋降兼除湿通络。

　　苏子 9 克　磁石 9 克　神曲 9 克　牡蛎 12 克　菟丝子 12 克　玉竹 12 克　玄参 9 克　知母 9 克　白芍 12 克　桑枝 30 克　苍术 9 克　牛膝 9 克　甘草 3 克

　　4 剂。

　　服上方 4 剂后，诸症若失，自觉全身无病。后经随访，他已基本恢复健康。

养阴泻肺，清利湿热

姚某，男，成年，干部，1972年5月20日初诊。李老之女从浙江来信称，有同事姚某，因病情危重，特写明病况，要求寄方治疗。据说该病员曾经医院检查确诊为肺气肿及气胸，胸膜腔内有大量积气，咳嗽气紧，胸满心烦，心跳加快，经医院在胸肋部位三处抽气，但旋抽旋积，气胸始终不能消失。现症尚有昼夜出汗，胃纳不佳，干咳少痰，口干不思饮等症。当地中医诊断的舌脉情况是：脉象浮数，舌苔黄腻。据说前服养阴清肺降气药物，尚有一些效果。后因胃纳不佳，医者遂抽去其中益胃清热药物，加入大量消导，反而未见效果，病情日益加重，以致行走亦感困难。

《灵枢·胀论》说："肺胀者，虚满而喘咳。"《金匮要略·肺痿肺痈咳嗽上气病脉证治》说："上气喘而躁者，属肺胀。"从本案咳嗽气紧，胸满心烦，心跳加快等症观察，应属中医肺胀病之范畴。从其心跳加快，心中烦躁，干咳少痰，口干脉涩，服养阴药物有效等情况分析，应属心肺阴亏之象。肺阴亏损，则肺失肃降，致肺气上逆，故有喘满气紧之症。其舌苔黄腻，脉数纳差，口干不欲饮，应属兼挟湿热之候。湿热熏蒸，故昼夜出汗。其纳差本为湿热所致，故服大量消导药不但无效，反而损伤阴液，使病情更加发展。综合以上分析，本案应以养阴泻肺，清利湿热为主，缓缓调治。故用花粉、麦冬、川贝母、百合、山药以滋养心肺兼益胃阴，其中花粉兼有行水除湿之功；用地骨皮、桑白皮、瓜蒌以泻肺降气，其中地骨皮兼能养阴，桑白皮兼能清热；再用苇茎、冬瓜仁、苡仁清利湿热，甘草调和诸药。处方如下：

花粉9克　麦冬9克　川贝母粉（冲服）9克　百合12

克　山药 12 克　地骨皮 9 克　桑白皮 9 克　瓜蒌 21 克　苇茎 9 克　冬瓜仁 12 克　苡仁 9 克　甘草 3 克

嘱病员试服上方 2 剂，如无异常反应，可续服。

6 月 23 日二诊。病员来信说，服上方 2 剂后，并无异常反应，乃续服至 17 剂，目前诸症均大有好转。已无咳喘气紧现象，饭量增加，每餐能吃 3 两饮食，已能下床行走。但右胸膜腔下仍积气，睡眠较差，早上舌苔仍厚腻。此前法已见效果，仍本前方，加入降气安神之品。

上方加炙枇杷叶 9 克，杏仁 9 克，夜交藤 12 克。

病员续服上方数十剂后，病情已基本好转。在有炎症情况下，即去医院注射红霉素及青、链霉素等药。以后，曾服用蛤蚧粉等补益肺肾之品，以巩固疗效。病员恢复健康，正常上班工作。

清解气分，辛凉透发，生津和胃

谢某，女，77 岁，退休教师，1972 年 10 月初诊。病员突发高烧，微觉恶寒，无汗，头目昏晕，干咳无痰，已数日不能进食，口中烦渴，频频索饮果汁水和葡萄糖水，几天来未曾大便，小便色黄。诊得脉象浮大而数，重按乏力，舌干红无苔。

病员因系街邻，平时常来求诊，知其素禀阴亏，有高血压病。从其现症观察，显系风热犯肺，渐欲化热入里之证。其高烧、烦渴、尿黄、脉象数大，为温邪已传入气分症状。但尚觉微恶风寒，无汗，知其卫分症状尚未全解。再从头昏脉浮分析，固属表邪未尽，但亦应包含阴虚因素，因表证仅有头昏而无目眩，此则阴虚阳亢，复兼风热之邪，故有头目昏眩之症。脉浮大而数，应属风热，但重按乏力，故知其应兼有阴虚阳亢之象。再以其素禀阴亏，热病伤津及干咳无痰，舌干红无苔等现症观察，阴虚应属无疑。阴液亏耗则胃津缺乏，消化受到影响，故仅索水浆而不能进食，胃气不得下降，且兼食少，故数日不得大便。因尚有表证，不得以胃家实论治而妄且攻下。

治法当以清解气分为主，稍加辛凉透发，并佐以生津和胃。故用知母、芦根、连翘、竹茹以清热护阴；稍加银花、薄荷辛凉透表；用花粉、麦冬以养阴液；用杏仁、枇杷叶以下气止咳；用生谷芽、甘草以调中。处方如下：

银花9克　薄荷6克　知母9克　芦根9克　花粉12克　枇杷叶（去毛）9克　连翘9克　竹茹9克　杏仁9克　生谷芽12克　甘草3克　麦冬9克

2剂。

二诊。病员服上方2剂后，诸症得以改善，热势稍缓，精神转佳，能进少许饮食，已能勉强支撑下床。但仍干咳不止，渴而思饮。因病员急于弄清所患何种病，即雇三轮车去某医院，经医院X光透视检查，确诊为急性肺炎。因途中颠簸，复感风寒，刚返家即感手足逆冷，继而昏迷不醒，小便失禁，举家惊慌。因其年事过高，认为系虚脱症状。其家人亦粗知医理，一面准备急煎参附以回阳，一面急来求诊。初去时见患者昏睡在床，面色苍白，四肢逆冷，指甲发青。诊其脉已不似前之浮大而数，重按乃得沉数之脉。患者系老处女，肾气向来充足，而今命门之脉仍然根气尚足。因思魏柳州曾说："脉象双伏或单伏而四肢逆冷，或爪甲青紫，欲战汗也。"此因风温之邪欲解，而复受寒气郁结，邪正交争之时，不得因其有昏迷失溲之症而即谓之虚脱。其昏迷失溲者，是因去医院检查过程中元神受扰之故也。明代方隅《医林绳墨》说："当战汗而不得用药，用药有祸无功。"乃对其家属说，不可乱用参附，亦不可频频呼唤，再扰其元神。从其脉象判断，并非危症，乃守护片时，见患者眼目渐睁，并自述口中烦渴。思仲景《伤寒论》桂枝汤条下有啜热粥以助汗之训，叶香岩《温热论》亦说："若其邪始终在气分留连者，可冀其战汗透邪，法宜益胃，令邪与汗并，热达腠开。"病员已多日缺少谷气，其胃中空虚可知，乃令其家属煮米取浓汤加入葡萄糖以益胃增液助其战汗。

　　三诊。翌日，其家属又来舍求诊说：昨日迭服浓米汤葡萄糖液后，晚上即全身抖战，继而濈濈汗出，今日精神爽快，体温正常，知饥欲食。但仍干咳思饮，小便微黄，大便未解。诊得脉又转浮大，但不似前之疾数，舌质红净无苔，已不似前之干燥，面色亦稍转红润。自述已无恶寒感觉，头目昏晕现象亦有减轻，全身无力。知其温热之邪通过战汗已衰其大半，目前应以养肺胃之阴为主，并兼透其余邪。处方如下：

　　玄参9克　麦冬9克　桔梗6克　菊花9克　桑叶9克　沙参9克　枇杷叶（去毛）9克　芡实12克　甘草3克　山药12克　瓜蒌20克

　　3剂。

　　四诊。服上方3剂后，诸症继续减轻，但饮食尚未完全恢复正常。全身乏力，微咳，舌仍红净，脉仍浮大，予参苓白术散加减以善其后。

　　泡参9克　白术9克　茯苓9克　百合12克　莲子12克　桔梗6克　麦冬9克　枇杷叶（去毛）9克　芡实12克　甘草3克　山药12克　瓜蒌20克

　　4剂。

病员服上方 4 剂后，饮食增进，诸症消失。经随访至 1975 年 12 月，病员时已 81 岁，仍然健康。

哮　喘

喘出于肺，肺位于胸腔上部，主诸气而司呼吸，若气机条达，则升降自如，各脏之气亦得趋于协调。反之，若邪气犯肺，肺失却清肃的作用，则周身之气为之不利，因此会出现喘急上逆等症。

哮喘之证，由于其反复发作，常常可以引起不易治疗的肺脏疾病，如慢性支气管炎、肺气肿等，甚至还可以引起心脏疾病。在没有并发其他病症的情况下，哮喘是可能治愈的，即或不能根除，至少在若干年内是能够保持其劳动能力的。对哮喘病的防治，首先应注意到生活和生产中的良好卫生条件，如发现本病的先驱征兆，如于体力劳动时有轻度的呼吸困难，着凉，轻度咳嗽等，应及时向医师求治。古代医家不仅认为哮喘是呼吸系统的疾患，而且也体会到哮喘与心脏和肾脏疾患有关，同时也指出哮喘有虚证，有实证，有久病等不同。这就给后世医家临床上对哮喘的辨证奠定了良好的基础。

凡新病喘息或体力较强者，即属于实证哮喘之范围，其中又有寒证、热证及痰饮哮喘之区别。凡寒证哮喘，多因感受风寒，其症头痛，发热，身痛，骨节痛，恶风寒，无汗而喘，或喘而胸满，脉象浮紧。治疗此等症状，宜辛散利肺，常用方剂如麻黄汤、华盖散。又如体温不高，倦乏嗜卧，脉沉细而喘促，即有所谓阴寒现象者，治宜温中散寒为主，常用方剂如九味理中汤。此外，如遇寒即发，而又难以治愈者，可采用最近天津市医院报道的寒喘丸。凡热证哮喘，多由痰热内蕴，妨碍气道，其症咳逆上气，咽喉不利，口渴，痰稠，甚则发热汗出，脉象浮数洪大。治疗此等症状，宜清热平喘，润肺导痰，常用方剂如麻杏石甘汤、麦门冬汤、人参平肺汤、清燥救肺汤。属于痰饮哮喘者，其症胸满咳喘，喘有痰声，或水饮停留，胃脘膨胀。治疗此等症状，应降气涤痰，行水逐饮，常用方剂如苏子降气汤。

诊治虚证哮喘须与实证哮喘有所区别。盖实证哮喘由外受风寒，或内有实热，或痰饮停蓄，其症必胸胀气粗，声高息涌，其脉多滑数有力。而虚证哮喘则多为体质素弱或久病之后，其症必气虚神怯，声低息短，其脉必微弱无神，或浮空弦搏。大抵虚证哮喘，最难治愈，前代医家如李士材、赵养葵、张景岳等，皆谓虚喘乃元气大虚，治宜调补肾气为本。若妄加消伐，或乱用苦寒攻下，必增剧转危，终致难以挽救。虚喘又有阴虚阳虚之别，阳虚证多见厥冷，腹满，溏泻，不思饮食，喘时牵引少腹，脉则微弱细涩，宜用肾气丸、黑锡丹以安肾扶阳。阴虚证多见面赤，烦躁，自觉热气上冲，其脉多浮大弦芤，按之空虚，宜用生脉散、都气丸以壮水平喘。

宣散透表，降气祛痰，清热除湿

杜某，女，65岁，退休教师，1975年11月21日初诊。病员患哮喘病1月余，心累气紧，呼吸迫促，喉中有水鸣声，胸中痞塞，唇色紫暗，咳嗽吐痰，痰多而清稀，小便黄少，睡眠欠佳。前医以寒饮滞肺论治，予射干麻黄汤，更致前症加重，哮喘益甚，眼鼻干燥，面部发肿，口苦咽痛，小便赤黄。经医院检查，小便中有红细胞、白细胞和蛋白少许。诊得脉象浮滑，舌质淡红，上有黄腻苔。

此证初起，确似寒饮滞肺，但痰多清稀，频咳频吐，亦有热证。盖火盛壅迫，痰不得久留，尚未炼成黄稠，即已吐出，其质地亦可清稀，不能以清稀之痰而皆例言为寒。再参照小便黄少，脉象浮滑，舌苔黄腻，其为湿热蕴结成痰更可知矣。湿热与痰交阻肺气，气痰阻碍呼吸，故出现心累气紧、喉中有声、胸间痞塞、唇色紫暗、夜寐不宁等症。古谓"喘以气息言，哮以声响言"，本案气喘痰吼均见，故应以哮喘名之。《证治汇补》谓此证之形成为"内有壅塞之气，外有非时之感，膈有胶固之痰，三者闭拒气道"而发。本案痰气交阻，实因于湿热，而湿热蕴结，又与外感风寒有关。治当宣散透表，降气祛痰，清热除湿，佐以养肺之品，即为合拍。射干麻黄汤为温宣涤痰之剂，方中细辛、生姜、大枣失之过温，五味失之过收，温以助热，收以敛邪，故使热邪愈炽，而肺气愈闭，不但使哮喘加重，而且出现了口苦咽痛、小便赤黄等症。通调失权，故面部发肿，热甚伤津，故眼鼻干燥。射干麻黄汤非不可用，在于用之得法耳。如将此方改为清通之法，亦未尝不可。方用麻茸、桔梗宣散透表，法半夏、杏仁、瓜蒌、前根降气祛痰，枯黄芩、射干、茯苓清热除湿，佐款冬花、紫菀、甘草以养肺气。处方如下：

麻茸 6 克　桔梗 6 克　法半夏 9 克　瓜蒌 20 克　杏仁 9 克　前根 9 克　枯黄芩 9 克　射干 9 克　茯苓 9 克　紫菀 9 克　款冬花 9 克　甘草 3 克

3剂。

11月26日二诊。病员服上方3剂后，自觉哮喘已松缓甚多，喉中已听不见响声，在过劳后稍觉气喘，咽喉尚微痛，仍眼干口苦，已能入睡。但梦较多，小便黄，脉浮，舌上黄腻苔尚未退净。此为风湿热三者合邪损伤肺阴之候，治宜祛风除湿，清热养阴之法。处方如下：

玄参9克　麦冬9克　桔梗6克　瓜壳12克　枇杷叶（去毛）9克　冬瓜仁12克　银花9克　茯苓9克　芦根9克　薄荷6克　蝉蜕6克　甘草3克

2剂。

上方服2剂后，诸症悉除。经化验，小便正常。随访至1978年6月，均未见有哮喘发作。

润肺降气，行气化痰

张某，男，49岁，干部，1964年9月8日初诊。病员患哮喘咳嗽病已12年之久，早经医院确诊为支气管炎、肺气肿等病。几年前曾咳血，虽经治愈，但此后无论寒暑，或气候骤变，则哮喘咳嗽加剧。眼下时届中秋，喘咳又大发作，咳痰颇多，尤以夜间为甚，睡眠欠佳。诊得脉象弦滑，舌苔边白中黄。

肺为娇脏，喜润恶燥，不耐寒热，本案患者肺家受病已达12年之久，其肺失润养可知。前因燥伤肺络已致咳血，眼下时届中秋，燥气当令，燥邪再犯其肺，肺病则水不下输，燥甚则火自内发，虚火灼液而成痰。肺燥已失清肃之令，再加痰涎壅遏，故哮喘咳嗽因此而剧烈发作。再观其入夜加剧，睡眠欠佳，舌苔中黄等，亦系阴虚燥热之象，慎勿以痰多脉滑而认燥作湿。此证以燥为本，湿为标，如肺燥得养，则肃降通调有权，水湿自去，自无蕴痰之虞。治法当以润肺降气为主，佐以行气化痰。故用天冬、麦冬、花粉以养肺阴，加知母润燥而杜其虚热内生，用苏子、杏仁以降肺气，加薄荷开提以速其下降之势，佐以瓜壳、竹茹行气祛痰，甘草补气配阴。处方如下：

苏子（打）9克　杏仁9克　花粉12克　天冬9克　麦冬9克　知母9克　薄荷9克　瓜壳12克　竹茹15克　甘草3克

4剂。

9月22日二诊。服上方4剂后，哮喘渐平，白天咳嗽亦减。但遇天气变化，入夜则咳嗽加剧，痰液已较前减少，舌苔亦较前减退。仍本上方意，加重清金平燥。

冬瓜仁15克　苏子（打）9克　前根9克　桑白皮9克　紫菀9克　天冬9克　麦冬9克　玄参9克　花粉9克　竹茹15克　杏仁9克　甘草3克　知母9克

6剂。

9月29日三诊。服上方6剂后，哮喘及咳嗽均大为减轻，精神亦佳，饮食正常，痰液续减，脉象转为弦细，舌上白苔渐去，中心仍微黄。阴液尚嫌不足，再本上法立方。

冬瓜仁12克　杏仁9克　前根9克　紫菀（炙）9克　玄参9克　麦冬9克　石斛12克　桑白皮9克　苏子9克　竹茹12克　刺蒺藜9克　甘草（炙）3克

6剂。

11月3日四诊。服上方6剂后，哮喘渐愈，乃停药1月。最近因感冒又引起咳嗽，但哮喘未发。更医以杏苏散苦温之剂未见效果，咳嗽反见加剧，夜卧不宁，舌质微红，舌苔薄黄，脉象微弦，至数正常。仍宜以润降为主。故用花粉、天冬、旱莲草、百合以养阴分，加桑白皮、知母以泻肺之虚热，用款冬花、苏子、紫菀、浙贝母以降气止咳，加冬瓜仁、苡仁以通调水道，再加柏子仁安神，甘草补气。处方如下：

旱莲草 15 克 天冬 9 克 百合 9 克 花粉 9 克 桑白皮 6 克 知母 9 克 款冬花 15 克 浙贝母 9 克 紫菀 9 克 苏子 6 克 冬瓜仁 15 克 苡仁 9 克 甘草 3 克

6 剂。

11 月 10 日五诊。服上方 6 剂后，咳嗽减轻，只在夜间咳一两次。胸部仍有胀感，每夜只能睡五六小时，饮食尚好，脉弦滑，舌苔黄。仍本上法立方。

生地 9 克 天冬 12 克 玄参 9 克 牡蛎 12 克 夜交藤 18 克 知母 9 克 桑白皮 9 克 款冬花 15 克 杏仁 9 克 苏子 9 克 紫菀 9 克 茯苓 12 克 甘草 3 克

6 剂。

11 月 17 日六诊。哮喘已未再发，咳嗽已甚轻微，舌苔微黄，右脉较细，左脉弦强。此肝气未得尽平，肺阴尚嫌不足之象，宜用丸药调理。除仿上方意外，并应加意滋养肝肾，使金水相生，肝不乘肺，疗效方能巩固。

明沙参 30 克 玉竹 30 克 生地 30 克 地骨皮 60 克 葶苈子 15 克 浙贝母 30 克 桑白皮 30 克 百合 60 克 旱莲草 60 克 女贞子 60 克 麦冬 60 克 天冬 60 克 知母 30 克 玄参 30 克 夜交藤 60 克 山药 60 克 茯苓 60 克 杭白芍 30 克 款冬花 30 克 甘草 15 克

上药共碾为细末，加蜂蜜 450 克，熬炼和丸，每丸重 6 克，每次服 2 丸，每日 2 次或 3 次，白开水下。

咽　痛

　　咽痛与喉痛在临床上很难截然分开，故一般均称为咽喉疼痛。《内经》说："喉能布气，咽能咽物。"喉为呼吸的门户，咽为饮食的门户，在生理上是截然两物。人身中的12条主要经脉，除足太阳膀胱经外，其他经络都通过咽喉部位，凡此诸经的病变，都能导致咽喉疼痛。按其常见的发病原因，可分虚实寒热四端。热证者，咽喉疼痛，以火热之证居多。其发于外者，有风热、温热、瘟毒、温燥等证；发于内者，有肝火、心火、胃火、肺火、湿热等证。实证者，常见有气郁和积痰两种。积痰更有热痰与寒痰之别，亦有气郁夹痰，两证并见而成梅核气。临床上实证与热证常同时出现。虚证者，阴虚则虚火上炎，常见的阴虚咽喉疼痛，有肝阴虚、胃阴虚、肺阴虚、肾阴虚等。白喉症一般均出现肺阴亏损症状。肾阳虚损则易导致火虚于下，格阳于上，而发为咽喉疼痛，非峻补命门之火不能奏效。此外，尚有气虚血虚证候，亦常有虚火上浮而致咽喉疼痛者。寒证者，外感证有风寒与凉燥，亦有体内积热，外为风寒郁闭，而成寒包火者，内伤证则多与阳虚证同时出现。

祛风清热，凉血解毒

　　余某，女，6岁，1971年2月14日初诊。高烧不退，咽喉红肿疼痛，目睛红赤，腮下有小疱，全身发疹，口腔发炎，牙龈流血，大便带血，小便深黄，剧烈咳嗽。经医院检查，诊断为血小板减少性紫癜。已发病月余，经治疗无效。诊得脉象微浮，舌质赤红无苔。此为风热血燥成毒之证，先予祛风清热，凉血解毒。

生地9克　丹皮9克　石膏12克　知母9克　防风6克　荆芥6克　地肤子12克　蝉蜕6克　木通6克　银花9克　土茯苓15克　甘草3克

2剂。

2月16日二诊。服上方2剂后，昨日大便3次，尚微带血，咳痰粘稠亦带血，觉有腹痛现象，余症仍在，舌质鲜红，脉象浮而无力。是热病耗伤气阴，于前方意中佐以补气育阴之品

黄连6克　生地9克　玄参9克　银花9克　连翘9克　麦冬9克　丹皮9克　白芍9克　泡参9克　大枣3枚　土茯苓15克　甘草3克

6剂。

3月8日三诊。前方续服数剂，诸症稍觉缓解，但两足微肿，舌质鲜红，上有水黄苔。是前症尚夹有湿气，再加入渗利湿热药品。

银花9克　连翘9克　牛膝9克　木通6克　苡仁12克　冬瓜仁12克　泽泻9克　丹皮9克　赤芍9克　土茯苓15克　板蓝根9克　甘草3克

6剂。

3月15日四诊。服上方后，发烧已退，足肿渐消，尿已不黄，全身红疹渐退，只脸上尚有疹子，咳嗽痰中已不带血，腮下尚有小包，舌仍红赤，脉象微数。再予清热凉血，解毒利水。

丹皮9克　赤芍9克　生地9克　银花9克　连翘9

克 板蓝根9克 木通6克 地肤子12克 茯苓9克 知母9克 白术9克 夏枯草15克 谷芽9克 甘草3克

6剂。

3月29日五诊。服上方后，诸症已解，目前只食量尚未恢复，口腔尚有轻微炎症，舌红少苔。再加入益胃扶脾之品以善其后。

扁豆12克 芡实12克 山药12克 银花9克 木通6克 丹皮9克 冬瓜仁12克 薏苡仁12克 莲子12克 泡参9克 茯苓9克 甘草3克

服上方数剂后，即告痊愈。经随访两年多，未见复发。

【按】 本例高烧，咽喉红肿，眼目红赤，剧烈咳嗽，舌赤便黄，为风热征象。全身发疹，口腔发炎，腮下生疱，牙龈流血，痰中及大便带血，均为血分热毒所致。因热势羁留过久，耗伤气阴，故脉象浮而无力。在治疗过程中，曾出现两足浮肿，舌上水黄苔，是其中尚夹有湿气。故在各次诊断中，按照其所出现的症状，分别进行祛风清热，凉血解毒，补气育阴，渗湿利水。故用防风、荆芥、蝉蜕以祛风；用石膏、知母、黄连、连翘、夏枯草以清热；用生地、丹皮、赤芍、地肤子以凉血；用银花、土茯苓、板蓝根以解毒；用泡参、茯苓、白术、大枣、甘草以补气；用麦冬、白芍、玄参以育阴；用牛膝、木通、苡仁、冬瓜仁、泽泻以渗湿。在诸症缓解后，仅余胃纳较差，是热病伤及胃阴，故用扁豆、芡实、山药、莲子、谷芽等益胃消食，以善其后。

润肺利痰，祛风清热

谢某，男，成年，1960年9月3日初诊。主诉咽喉干燥疼痛，咳嗽，痰质黏稠，鼻内结痂。经医院检查，诊断为慢性咽炎。诊得脉象浮弦而数，舌苔微黄。此为肺阴不足，阴亏肺热兼风夹痰之候，治宜润肺利痰，祛风清热。

玄参9克　花粉9克　麦冬9克　瓜壳12克　枳壳9克　浙贝母9克　知母9克　射干9克　钩藤9克　薄荷6克　甘草3克

2剂。

11月19日二诊。服上方多剂后，病情大有好转，咳嗽减轻，喉头已不干燥，但鼻孔尚有时结痂，脉象细弦，舌苔微黄。仍本前法为丸服。

生地30克　花粉30克　女贞子60克　天冬21克　麦冬30克　旱莲草30克　杏仁15克　瓜壳30克　紫菀30克　浙贝母21克　桔梗15克　枇杷叶30克　桑皮24克　知母30克　连翘30克　夏枯花30克　焦黄柏24克　银花30克　苍耳子30克　甘草9克

上药共研细末，炼蜜为丸，每丸重9克，每日早中晚各服1丸。服完后，即基本痊愈。

【按】本例咳嗽，咽喉干燥疼痛，鼻内结痂，脉数舌黄，为肺阴不足，阴亏肺热之证。脉浮弦而咳，是兼风之象，阴亏风热炼液，故痰质黏稠。故用玄参、花粉、麦冬、生地、女贞子、旱莲草、天冬等以滋养肺阴；用知母、射干、桑皮、连翘、夏枯草、焦黄柏等以清肺利咽；用钩藤、薄荷、银花、苍耳子等以祛风散热；用瓜壳、枳壳、浙贝母、杏仁、紫菀、桔梗、枇杷叶等以宣肺化痰。由于病属慢性，故在取得疗效后，即以丸药调理之。

疏风清热，除湿运脾

刘某，男，成年，1972年4月15日初诊。主诉高烧不退，咽喉疼痛，小便黄少，不思饮食，全身乏力。经医院检查，诊断为斑疹伤寒。诊得脉浮微数，舌苔黄腻。此为风温夹湿之候，治宜疏风清热，除湿运脾，用银翘散合三仁汤加减。

银花9克　连翘9克　芦根9克　滑石12克　冬瓜仁12克　杏仁9克　厚朴9克　淡豆豉9克　枯黄芩9克　木通6克　甘草3克

服上方1剂后，高烧即退，顿觉精神爽快。连服数剂后，咽已不痛，诸症即解，后以调理脾胃而收全功。

【按】本例高烧不退，咽喉疼痛，小便黄少，脉浮微数，为风温之候；舌苔黄腻，全身乏力，不思饮食，为夹湿之征。故用银花、连翘、淡豆豉、枯黄芩以疏风解热；用芦根、滑石、冬瓜仁、杏仁、厚朴、木通等以除湿运脾。使风解于外，湿渗于下，热势则退。

滋补肝肾

陈某，女，成年，1971年8月14日初诊。眼睛突然在6月9日看不见东西，咽喉疼痛，头胀，睡眠不好，眼皮有沉重感，耳内发痒，大便干燥。经医院检查，诊断为视网膜出血。脉象微浮，舌上有少量白苔。此系肝肾阴虚，用杞菊地黄丸加味。

菊花9克　木贼9克　生地9克　丹皮9克　牛膝9克　山药12克　泽泻9克　茯苓9克　枸杞9克　菟丝子12克　赤芍9克　地龙9克

4剂。

8月20日二诊。服上方4剂后，视力已逐渐恢复，左眼已能看小字，右眼能远视而不能近视，咽喉已不痛，但觉干燥。头胀耳痒、眼皮沉重现象都有减轻，睡眠亦有改善，大便还有些干燥。再本前方立意。

生何首乌 12 克　菊花 9 克　枸杞 9 克　生地 9 克　丹皮 9 克　山药 12 克　泽泻 9 克　菟丝子 12 克　石斛 9 克　赤芍 9 克　地龙 9 克　木贼 9 克　牛膝 9 克

4 剂。

上方加减续服 10 余剂，诸症均趋缓解。

【按】本例睡眠不好，头部发胀，脉象微浮，均属阴亏阳亢征象。肝连目系，肝阴不足，则出现视力减退、眼皮沉重等现象。肾脉络舌本，肾开窍于耳，肾阴不足，则出现咽痛、咽干、耳痒等现象。阴亏则津液不足，故大便干燥。治法当以滋补肝肾为主。用杞菊地黄丸加木贼以明目；用石斛、何首乌以育阴；用赤芍、地龙以行血止血；用牛膝引血下行。意使阴平阳秘，则诸症即得缓解。

先予疏肝运脾祛痰，再予育阴平肝

贾某，女，成年，1973 年 10 月 17 日初诊。咽喉梗痛，睡醒后觉口中有痰，解大便前感觉腹痛，平时腹微胀，右胁肋疼痛。经医院检查，诊断为慢性咽炎，久治无效。诊得脉微浮滑，舌苔红净。此为阴虚肝郁，脾滞夹痰之候，先予疏肝运脾祛痰，用七气汤加味。

苏叶 6 克　法半夏 9 克　茯苓 9 克　厚朴 9 克　生姜 2 片　白芍 12 克　柴胡 6 克　郁金 9 克　陈皮 9 克　甘草 3 克

4 剂。

10 月 24 日二诊。服上方后，咽喉已感轻快，睡醒后口中痰涎减少，解大便前腹已不痛，但觉腹响，肝区在饥饿时感疼痛。适逢经期，觉颈项两侧有筋牵引头顶作痛，并有头昏头重感觉，视物有些模糊，右脉浮弦，左脉沉细，舌质红净。此因月经去血，阴分更损，于前方意中加入育阴平肝之品。

刺蒺藜 12 克　丹皮 9 克　郁金 9 克　白芍 12 克　法半夏 9 克　茯苓 9 克　钩藤 12 克　厚朴 9 克　玉竹 12 克　玄参 9 克　瓜壳 12 克　甘草 3 克

4 剂。

11 月 2 日三诊。服上方后，喉头更觉轻快，只在气候变化时有微梗感觉，头已不昏，眼亦不花，胁痛减轻，痰更减少，右脉渐平，舌质红净。仍按前方增减。

钩藤 12 克　白芍 12 克　玉竹 12 克　刺蒺藜 12 克　丹皮 9 克　石斛 9 克　瓜壳 12 克　法半夏 9 克　厚朴 9 克　茯苓 9 克　金铃炭 12 克　甘草 3 克

服上方 4 剂后，诸症即趋缓解。

【按】《灵枢·经脉》说：足厥阴肝经"布胁肋，循喉咙之后，上入颃颡，连目系，上出额，与督脉会于巅"。故咽喉梗痛，右胁肋作痛，是肝气郁滞所致。颈两侧牵引头顶作痛，视物模糊，是肝阴亏损所致。阴亏则阳亢，故觉头昏头重。肝郁则克脾，脾滞则出现腹痛腹胀、腹响等症状，且脉浮舌质红净亦属阴亏，脉弦为肝郁，滑脉为痰饮，气郁夹痰，多致咽喉梗阻，而成梅核气。故先以七气汤行气化痰为主，并加柴胡、郁金、白芍、刺蒺藜、瓜壳、丹皮、金铃炭、陈皮以疏肝运脾，加玉竹、玄参、石斛、钩藤以养肝平肝。使肝木条达，气行痰化，阴生阳潜，诸症即趋缓解。

滋养肺肾，凉血疏风

钟某，男，40岁，干部，1974年1月12日初诊。病员1972年病咽喉干燥，微痛，时感紧塞，声音嘶哑，经医院检查诊为慢性咽炎，屡服养阴清肺之剂未见效果。1973年又来成都某医院检查，诊断结果为咽峡粘膜充血暗红，咽壁淋巴增生，左侧声带无水肿，下13处声带稍突，仍确诊为慢性咽炎。目前咽干起瘰，时感微痛，多言则声音嘶哑，夜睡易醒，瘰后每觉口干乏津，舌难运转。诊之脉来虚数，舌质红赤，上布干薄白苔。此咽喉不利有闭塞之象，应属中医喉痹范畴。《素问·阴阳别论》虽有"一阴一阳结，谓之喉痹"之说，而本案所反应症状，则以肺肾二经为主。喉痹虽以实证为多，但虚证亦不少，本案即以虚热为主。其夜睡易醒，瘰后口干，是肾阴亏损，虚阳上扰，津液不能上承之故。其多言则声嘶哑，是肺阴不足，金破不鸣之故。肾脉络舌本，喉以系肺，肺肾阴亏，喉咙失于养护，故现干燥。阴虚血热加之被风，结于咽喉，故出现咽喉充血、起瘰、疼痛，时感紧塞，脉象虚数，舌赤苔干等表现。前医仅养肺而不及肾，清气而不凉血，复不加用疏风之法，所以屡服不见效果。今意以滋养肺肾、凉血疏风为法，始为得计。故用知母、花粉、女贞子、旱莲草、麦冬、石斛等药以清润滋养肺肾，用生地、丹皮以凉血，用桑叶、薄荷、蝉蜕、绿萼梅等辛凉透气以开喉，加甘草以疗咽伤。处方如下：

生地9克　丹皮9克　麦冬12克　蝉蜕6克　女贞子12克　旱莲草12克　花粉9克　知母9克　冬桑叶4片　薄荷6克　石斛12克　绿萼梅10朵　粉甘草3克

2月3日二诊。前方续服10余剂，诸病锐减，仍宗原方意处理。

生地 12 克　丹皮 9 克　麦冬 12 克　蝉蜕 6 克　女贞子 12 克　旱莲草 12 克　花粉 9 克　知母 9 克　霜桑叶 4 片　薄荷 6 克　玄参 18 克　甘草 3 克

4 剂。

3 月 2 日三诊。续服上方 10 余剂，诸病再减，咽干疼痛症状已基本消失，说话过多尚微觉嘶哑。诊其尺脉虽乏力，但细审较有根蒂，经过一番清滋透泄，阴精已有渐育之势。舌微红绛而干，根部尚有细瘵，是为肾阴尚未全充，余焰上僭之故。可撤去辛透之品，加以育阴滋肾。

生地 12 克　女贞子 12 克　旱莲草 12 克　花粉 12 克　米百合 9 克　石斛 12 克　龟板 9 克　玉竹 9 克　芦根 12 克　白芍 12 克　粉甘草 3 克

4 剂。

前方续服 10 余剂后，诸症消失。

痨　瘵

古代关于此病的记载，主要归于虚劳之中。但古代所谓虚劳，涵义甚广，后世所谓痨瘵，只不过是虚劳门中的一种比较严重并且具有传染性质的疾病而已。肺痿、肺痈、虚劳咳嗽、骨蒸等，都是痨瘵在宋代以前最习用的名称。到了宋代，由于当时的统治阶级举办了一些社会性的医药事业，使中国的医药学术有了较大的进步，对于医书方面，也作了较有系统的整理。拿痨瘵来说，自从陈无择《三因方》提出这个病名以后，严用和《济生方》更明确地把各种慢性衰弱性疾病分为传染和非传染性两种，这就把虚损和痨瘵分别作了解释。严氏对于痨瘵的研究是颇有心得的，他不但肯定了痨瘵是传染病，并且把历代的记录加以总结，指出这类疾病的病名和在临床上的症状虽各有不同，但病原只是一个。在当时的历史条件下，能有这样的认识，确是值得我们钦佩的。所以宋代以后的医家，大都习用痨瘵这个病名。直到近代显微镜发明，细菌学研究的开始，德国的贺克氏才于1882年3月24日正式向学术界公开发表他所发现的痨病的病原物——结核菌。此后，医学界中人士就逐渐不采用痨瘵或痨病这样的名称，而是根据病原，称这种疾病为结核病。

中医在长期经验积累的过程中，认识到痨瘵不是单靠药物治疗所能奏效的，所以在治疗方法上，除药物外，最重要的是调养得宜，即注意营养卫生，以恢复和增进患者的体力。这一点是在古代就已经留意到的，例如孙思邈所著的《食治方》，就提出了营养疗法，书中所说的牛乳、羊乳、兔肝、獭肝、羊髓、藕、蜜、甘蔗等食物，对于痨瘵患者都非常适合。明代朱橚《普济方》也有"羊汁粥、鸡汁粥、牛乳粥、鹿角胶粥，并治虚劳"的记载。历史上不少医家主张多服鱼类，尤其是鱼肉、鳖肉这一类营养价值很高的食品。此外，尚有许多关于修养身心和注意环境的疗法。

养阴退热，宁咳止血

郝某，男，42岁，工人，1970年5月7日初诊。病员患肺结核多年，长期以来，双肺均有结核病灶。据最近医院透视检查，左肺已有空洞。近来咳血甚剧，服西药雷米封及注射链霉素等，病情均未见好转。目前胸闷，左胸甚痛，心累气紧，全身乏力，午后潮热，晚间盗汗，频频咳嗽，口舌干燥，舌质淡红，脉浮而大。

纵观诸症，应属古之"痨瘵"。喻嘉言谓此病"阴病者十之八九"，总由病员斫丧过度，精血耗伤。阴虚阳亢，虚火蕴蒸，故午后潮热，脉浮而大。虚火内盛，阴不能守，故晚间盗汗。津液暗耗，则口燥舌干。娇脏失养，则咳嗽频作。咳嗽牵引胸中，发为胸痛。咳震肺络，火旺迫血，均可导致咳血。肺脏受损，不能主气，故出现气紧、心累、胸闷、全身乏力等一系列症状。当前以咳血为主症，故治法当以养阴退热、宁咳止血为主。用沙参、生地、知母、地骨皮以养阴退热，用紫菀、五味子、阿胶、藕节、白及以宁咳止血，加瓜蒌以解胸闷，茯苓、甘草以和中运脾。处方如下：

沙参 12 克　生地 12 克　知母 12 克　地骨皮 12 克　紫菀 9 克　五味子 6 克　藕节 15 克　白及 12 克　瓜蒌 20 克　茯苓 9 克　甘草 3 克　阿胶 9 克

4 剂。

5 月 21 日二诊。服上方 8 剂后，咳血已止，精神好转，气紧、心累、盗汗、咳嗽等症均有缓解。仍感胸闷胸痛，口干潮热，昨日偶患感冒，有寒热头痛等症。阴虚失血者不耐发表，仍本前方意，佐以开提。

桔梗 9 克　枇杷叶 9 克　川贝母粉 6 克（冲）　沙参 12 克　五味子 6 克　阿胶 9 克　紫菀 9 克　百合 12 克　白及 9 克　百部 9 克　白果 9 克　甘草 3 克

4 剂。

5 月 25 日三诊。感冒已解，精神更有好转，气紧、心累、盗汗情况更减，午后潮热情况亦减轻，口中觉有津液。左肺仍痛，口鼻干燥，喉中觉苦，偶尔咳嗽。仍本前方意，着重养阴补肺。

　　阿胶 9 克　白及 12 克　川贝母粉 6 克　地骨皮 12 克　玉竹 12 克　沙参 12 克　麦冬 9 克　白果 9 克　百部 9 克　苇茎 12 克　牡蛎 12 克　甘草 3 克

　　4 剂。

　　5 月 30 日四诊。诸症续减，最近痰量增多，质地黄稠，午后仍有潮热。阴津虽有所恢复，但虚火仍不潜降，应重在滋阴退热。

　　胡黄连 6 克　百合 12 克　知母 12 克　地骨皮 12 克　麦冬 9 克　白芍 12 克　牡蛎 12 克　白及 12 克　白果 9 克　川贝母 9 克　枯黄芩 9 克　甘草 3 克

　　4 剂。

　　6 月 3 日五诊。前方疗效显著，咳痰已转清稀，神态自若，已不觉心累气紧，眠食均可。午后仍有潮热，舌质淡红，中心有裂纹，用育阴潜阳、养阴除蒸之法。

　　地骨皮 12 克　沙参 12 克　川贝母粉 6 克　鳖甲 9 克　白及 9 克　白果 9 克　白芍 9 克　朱麦冬 9 克　夜交藤 15 克　百合 12 克　知母 9 克　牡蛎 12 克　甘草 3 克

　　病员续服上方多剂，诸症消失。随访至 1977 年 2 月，均未见复发，他一直上班工作，并能担任较繁重的劳动。

养阴润肺，清热凉血，佐以宣肺化痰

　　何某，女，40 岁，工人，1975 年 5 月 16 日初诊。病员咳嗽多年，经医院检查，确诊为肺结核，透视肺间有明显空洞。10 余天前开始咳血，初起尚痰中带血，继后即吐大量纯血，近几天来每日达半痰盂之多。注射维生素 K，口服仙鹤草素等止血药，亦未见效果，病势十分危急，由其爱人用汽车护送前来求诊。

病员双足已痿软无力，面色萎黄，形体枯瘦。自述除有上述咳血症状外，尚觉头昏心累，午后潮热，咳嗽不止，晚上不能平卧，失眠现象严重，口干，不思饮食，胸中窒闷。诊得脉象浮大而数，舌质红紫而干。

从其现症分析，该病员因患肺结核较久，阴液暗伤。其午后潮热，脉象浮大，夜间失眠等，均属阴亏现症。阴虚生内热，故有脉数舌燥之象。胃中阴液不足，则口干不思饮食。肺中阴亏，则干咳不止，复加火盛迫血，故舌质红紫，而成此剧烈咳血之症。胸中窒闷为热壅于肺，而使肺气不得宣通之故。且肺热叶焦，易致两足痿软，其面色萎黄、形体枯瘦、头昏心累等症，应属阴亏更加失血所致。

《平治会萃》说："热壅于肺能嗽血，久嗽损肺，亦能嗽血。"本案则兼而有之，故应以养阴润肺、清热凉血为主，佐以宣肺化痰。拟朱丹溪咳血方合玄麦甘桔汤二方加味治之。用玄参、麦冬、百合、白芍以养阴润肺，用青黛、山栀仁、白茅根、生地以清热凉血止血，用桔梗、瓜蒌、海浮石以宣肺化痰，再加诃子以敛肺止咳，加白及以疗肺伤，甘草以建中气。处方如下：

玄参12克　麦冬12克　桔梗6克　诃子9克　白芍12克　青黛15克　瓜蒌20克　白及9克　海浮石9克　山栀仁9克　白茅根12克　生地9克　百合12克　甘草3克

3剂。

5月23日二诊。服上方3剂后，咳嗽大减，咳血亦渐止。后又续服3剂，咳痰稍爽，但痰质浓稠，尚夹杂血丝，胸闷稍舒，睡眠稍得改善，口中干燥，余症仍在，脉仍浮大，但已不数。仍本前法，加重养阴凉血药物。

阿胶 9 克　生地 12 克　百合 15 克　百部 12 克　玄参 12 克　麦冬 12 克　白芍 12 克　桔梗 6 克　白及 9 克　白茅根 12 克　藕节 12 克　知母 9 克　甘草 3 克

4 剂。

6 月 1 日三诊。服上方 4 剂后，咳血已止，痰质仍黏稠，晚上已能平卧，能入睡几小时，但梦多易惊，精神转好，仍感头昏心累，余症仍在。仍本前法。

百合 15 克　白及 9 克　玄参 12 克　麦冬 12 克　桔梗 6 克　山药 15 克　沙参 12 克　竹茹 12 克　白茅根 12 克　莲子 12 克　茯苓 9 克　旱莲草 12 克　白芍 9 克　甘草 3 克

4 剂。

6 月 17 日四诊。续服上方多剂，至今未见咳血，口中已不觉干燥，饮食大有改善，每餐能吃二三两饮食，晚上入睡较安静，足下渐觉轻劲有力，已能走一里多路，并能从事轻微劳动，但过度劳动仍觉心累。目前尚微咳，痰质稠，午后仍有潮热现象，脉浮细，舌质干红微暗。再本前法。

生地 12 克　百合 15 克　知母 9 克　玄参 9 克　麦冬 9 克　百部 9 克　桔梗 6 克　白及 9 克　瓜蒌 20 克　地骨皮 12 克　山药 15 克　白茅根 12 克　沙参 12 克　甘草 3 克

4 剂。

服上方 4 剂后，前症即基本消除，只觉不如以往有力。头微昏，面部黄瘦，偶尔有轻微咳嗽，但未见咳血。后即以参苓白术散加白及两补脾肺。随访半年多，情况一直良好，已参加劳动。

滋养肝肾，清肃肺气

王某，男，成人，干部，初诊。病员久患肺间掣痛，咳嗽气紧痰多，盗汗，头昏，失眠，周身及四肢骨节酸痛，精神不佳。经医院检查，确诊为肺结核，入院治疗为时已久，病情未见改善，乃邀李老诊视。

诊得脉至细数，舌苔薄白少津，精神疲乏，呈慢性病容。此应属中医之肺痨病。肺痨古称传尸，《外台秘要》说："大都男女传尸之候，心胸满闷，两目精明，四肢无力，虽知欲卧，常睡不著，脊膂急痛，膝胫酸痛，多卧少起，状如佯病。每至旦起，即精神尚好，欲似无病。从日午以后，即四肢微热，面好颜色，喜见人过，常怀愤怒……或多惊悸，有时气急，有时咳嗽。"这些论述与西医的肺结核病颇相类似。本案大部分症状亦与此相吻合。由于肝肾之精血受损而导致肝阳上逆，故出现盗汗、头昏、失眠、脉象细数、舌上少津等一系列肝肾阴亏阳亢之候。肝主筋，肾主骨，肝经上贯膈，阴津为燥热所伤，筋骨关节及筋脉不能得到濡养，故发为胸部及周身四肢骨节疼痛。燥气上干，肺失肃降，故有咳嗽气紧痰多之症。阴损及阳，故神气疲乏。

综上所述，本案应以滋养肝肾之阴并潜阳为主，兼肃肺气。故用玉竹、杭白芍、女贞子、山药、夜交藤以育肝肾之阴，用石决明、牡蛎以潜亢阳，用杏仁、浙贝母、麦冬以清肃肺气，加白及、甘草以补肺虚。处方如下：

石决明12克　玉竹9克　杭白芍9克　杏仁9克　白及9克　浙贝母9克　麦冬9克　女贞子9克　夜交藤9克　牡蛎12克　山药15克　甘草3克

4剂。

二诊。咳嗽失眠减轻，周身疼痛减缓，但肩背仍酸痛，精神不振，脉舌无大变化。仍本前方进退。

菊花12克　白芍12克　桑白皮12克　浙贝母12克

天冬 12 克　女贞子 12 克　决明子 12 克　旱莲草 12 克　杜仲 15 克　桑枝 15 克　苏子 6 克　甘草 3 克

　　4 剂。

　　三诊。服上方前症均有好转，但脉象仍然细数，舌苔白厚。再服丸剂，以助恢复。

　　玉竹 15 克　菊花 15 克　桑白皮 15 克　牛膝 15 克　浙贝母 15 克　藕节 15 克　白芍 15 克　丹参 15 克　生地 15 克　黄柏 15 克　苍术 15 克　苏子 9 克　杏仁 9 克　天冬 30 克　石决明 30 克　决明子 30 克　杜仲 30 克　桑枝 30 克　旱莲草 30 克　甘草 9 克

　　共为末，白蜜作丸，每日早晚各服 9 克。

　　上药续进 2 剂，诸症悉减。

水　肿

　　诊治水肿，中医着重辨识其为气分或血分，阳水或阴水，实证或虚证，以及水肿危症。阳水多系外来因素所引起，发病比较急速，临床症状以身肿、面色红亮、烦热口渴、大便闭结、小便赤涩、脉沉数等为主。阴水则多为身体内部机能衰败所引起，发病比较缓慢，临床症状以身肿、面色清白、皮肤冷、口不渴、大便清利、小便不赤涩、脉沉迟等为主。唯慢性水肿症中，间亦有见阳证者。如明代赵献可，《医贯》中曾说："又有一等纯是阴虚者，其证腹大、脐肿，腰痛，两足先肿，小水短涩，喘嗽有痰，不得卧，甚至头面皆肿，或面赤口渴，但其人饮食知味，大便反燥。"在临诊上如遇此等症候时，就必须详细了解病人发病时间的久暂，及脉搏的虚实等，然后才能作出正确的判断。分析水肿的实证与虚证和辨别阳水与阴水，同为中医对水肿症的重要的鉴别方法。通过这样的鉴别，一方面可以依据阴阳虚实的不同而予以分别的处理，另一方面也可对于疾病的预后有一个概括的认识。水肿危候皆为水肿末期常见的症象，古代医家多认为是不治之症。

治疗水肿，古代医家多主张首先去水。如《金匮要略》中说："诸有水者，腰以下肿当利小便，腰以上肿当发汗乃愈。"《河间六书》也说："经云：'平治权衡，去菀陈莝，开鬼门，洁净府。'平治权衡者，察脉之浮沉也；去菀陈莝者，疏涤肠胃也；开鬼门洁净府者，发汗利小便也。"归纳起来，即消水的方法不外发汗、利小便、通大便3种。这些方法对于前面所说的阳证或实证的水肿是比较合宜的，但是否能适用于阴证或虚证的水肿，这就值得考虑了。明代张景岳曾经这样说："水肿证以精血皆化为水，多属虚败，治宜温脾补肾，此正法也。再有一等不能受补者，则不得不从半补，有并半补亦不能受者，则不得不全用分消。然以消治肿，唯少年之暂病则可。若气血既衰，而不能受补，则大危之候也。……尝见有专用消伐而退肿定喘者，于肿消之后，必尪羸骨立，略似人形，多则半年，少则旬日，终无免者。故余之治此，凡属中年积损者，必以温补而愈。"张景岳指出治疗水肿应以温补为主，这是一种治本的方法，这种方法对于阴证、虚证的水肿是比较合适的。其他如肿属气分，便应导气行水；肿属血分，又应和血消瘀。这都是要针对临床上的具体情况，然后才能定出适当的治疗法则。

由于脾湿太盛，不能为胃行其津液，水气不得正常排出体外，故溢于皮下而为肿，故凡肿病之属于湿者，其根源皆由于脾所受病也。

脐腹四肢悉肿者为水，但腹胀，四肢不肿者为胀。三阴结谓之水，三阴者，手太阴肺、足太阴脾、足少阴肾。脾转输水精于上，肺通调水道于下，肾司开阖，从阳则开，太开则消，从阴则阖，太阖则肿。肾为本，肺为标，脾司升降，故肿病以肺脾肾为三纲。

《内经》说："诸湿肿满，皆属于脾。……其本在肾，其末在肺，皆聚水也。"在临床上所见水肿病，也的确以脾肺肾三经发病较多。其因于肺者，有肺寒肺热，或肺被风遏，发为风水。此皆由肺受邪气，制节失常，不能通调水道，下输膀胱，由是而发为水肿。其因于脾者，有脾虚，脾寒，脾湿，或为食积气滞，使脾之运化功能失常，水谷精微不得输布，因之发为水肿。其因于肾者，或为肾阳不足，或为肾阴亏耗，或为肾家湿热，皆能使关门不利，水饮内聚。肾与膀胱相表里，膀胱气化功能失常，亦能使水无出路而发为水肿。脾肺肾三经亦有同时受病者，亦有其中两经同病者，在临床中亦不少见。其他如所谓肝水、心水，亦系通过脾肺肾三经，始得发为水肿。如肝病传脾，心病及肾等。在治法上，除治肝、心本病外，仍应考虑通调脾肺肾三经。此外，尚有血分水肿，大体为血虚或血瘀，水液渗溢于脉道之外。治水之法，《内经》所说"去菀陈莝，开鬼门，洁净府"是也。即是攻下、发汗、利小便三法。张景岳指出："诸有水者，腰以下肿，当利小便。腰以上肿，当发汗乃愈。"从水肿的类型来看，三法显然是不够的，更应加入补虚、温里、清热、除湿、消积、行滞等法。

《金匮》分五水：风水者，脉自浮，外证恶风，若脉浮身重，汗出恶风者，防己黄芪汤主之。风水恶风，一身悉肿，脉浮不渴，无大热者，越婢汤主之。皮水其脉亦浮，外证胕肿，按之没指，不恶风，其腹如鼓，不渴，当发其汗。渴而不利，小便数者，不可发汗，恐亡其津液也。皮水为病，四肢肿，水气在皮肤中，四肢聂聂动者，防己茯苓汤主之。厥而皮水者，蒲灰散主之。又云：水之为病，其脉沉者，属少阴。浮者为风，无水虚胀者为气水，发其汗即已。脉沉者，宜麻黄附子汤；浮者，宜杏子汤。石水其脉自沉，外证腹满，不喘。经云：肝肾并沉为石水，其水结胞中，坚满如石，不上大腹，在厥阴部分，或即少腹疝瘕之类。按风水、皮水，其脉皆浮。风水自汗恶风，皮水不恶风。正水、石水其脉皆沉。正水自喘，石水不喘，又当一身悉肿，四肢肿，腹满，当细微辨之。黄汗之水如黄柏汁，其脉沉迟，发热，胸满，四肢头面肿，久不愈必致痈脓，芪芍桂酒汤主之，桂枝加黄芪汤亦主之。里水者，一身面目黄肿，其脉沉，小便不利，故令病水，假如小便自利，此亡津液，故令渴，越婢加术汤主之。

《金匮》除按照上列不同症状分别五水外，更依照中医五脏为标的辨证方法，分心、肝、脾、肺、肾五水。心水，身重而少气，不得卧，烦而躁，其人阴肿。肝水，其腹大，不能自转侧，胁下腹痛，时时津液微生，小便续通。肺水，其身肿，小便难，时时鸭溏。脾水，其腹大，四肢苦重，津液不生，但苦少气，小便难。肾水，其腹大，脐肿，腰痛，不得溺，阴下湿，如牛鼻上汗，其足逆冷，面反瘦，大便反坚。诸病水者，渴而下利，小便数者，不可发汗。又云：诸有水者，腰以下肿，当利小便，腰以上肿，当发汗乃愈。所谓腰以下者，头面不肿，腰以上者，下部不肿。

仲景治水诸法，皆以脉病为本，量轻重虚实施治，如用黄芪、白术以实脾温卫行水，麻、桂、石膏以和其营卫行水，附子、细辛以温经扶阳行水，非若后人之直攻其水也。

朱丹溪说："脾虚不能制水"，所以水溢妄行，当以参、术补脾，脾气实则自能健运，自能升降，使运动之枢转，则水自行，故专以补为主。但若水气淫溢，滔天汹涌，必欲行水来土掩之法，又太迂缓，因此行水救土之法亦宜斟酌使用。或者补火生土，壮实命门，使水能化气，肾阳旺而水自排除，既可扶正，又能除邪，实治水之要着也。

肿病不一，或偏肿，或四肢肿，或头面肢肿，皆为水气，但有阳水阴水之分，如遍身水肿，烦渴，小便赤涩，大便多闭，此属阳水，导水茯苓汤重加麦冬；有遍身肿，不烦渴，大便自调或溏泻，小便虽少而不赤涩，此属阴水，宜实脾饮。若小便多少正常，有时赤，有时不赤，晚则微赤，却无涩滞者，亦属阴水，宜以香温行气，不可骤补，使气滞而水不行。盖肾中之真阳衰，水气不能无封蛰收藏，而泛滥无制，宜温脾补肾兼行，使水土各得其所。

有人问水肿究竟是肾阴虚还是脾阳虚？人身五脏各有其阴阳，阴阳的虚实也各有其表现，即是所谓的症状。假如脾阳虚则不能运化水谷，脾阳旺脾阴虚则多食易饥；肾阳虚则无以作强，二便失禁，肾阳旺肾阴虚则虚火上炎，津枯液竭。肿病的主因由于肾水泛滥，中土无权，可见是脾肾之阳俱虚矣。及到晚期，肿消而现干瘦，精亏液涸，是脾肾之阴俱虚矣，并且是阳虚于前而阴复虚于后，是故干瘦类型较之一般水肿尤难治也。

1960年秋，全国各地普遍发生水肿之疾，初时仅头面足跗微肿，渐遍全身，终至发生腹水，其发病情况与古文献所载之一般肿胀不同。一般肿胀多小便不利，而此则小便特多；一般肿胀多不能食而便秘，此则饥饿特甚，多有泄泻；一般肿胀很少出汗，而此则每多自汗；一般肿胀每为个人患病，而此则沿门合户，相互染易，无论老少，病状皆同。究其发病之因，总系水湿为害。按中医外感病因及其相互染易的情况来看，似当名为"湿疫"，但肿病不当以疫名之，或可名为"时行肿病"。引起水肿现象的当然是湿气，但湿气毕竟是外因，外因必须通过内因，始能发生作用，什么是内因呢？就是人身的正气。经云："正气存内，邪不可干。"可见，人身的正气充实，虽有外邪，也不能为害。如果正气虚衰，外邪便乘之而入了，所以正气先伤是此病的关键。关于肿病在《内经》说得明白，经云："寒伤形，热伤气。气伤痛，形伤肿。""因于气为肿。"说明了正气内虚，既不能御寒，也不能运水，致水气停蓄在皮肤以内，肌肉之外，而发为四肢面目浮肿，即《金匮》所谓风水、皮水等病。历时愈久，正阳愈衰，水湿愈重，排脏腑，廓胸胁，胀皮肤，是又《金匮》所称为正水、石水等病也。

补脾运脾，温中强肾

刘某，男，45岁，1965年4月7日初诊。面目浮肿，时肿时消，已有七八年历史。睡眠不好，饮食不多，大便或闭或泻，精神欠佳，有时腰部作痛，面色晦暗，口舌干燥，脉象缓弱无力。病由脾肾阳虚，不能制水，水气上泛，故面目浮肿。宜补脾运脾，温中强肾。

白术12克　茯苓15克　山药15克　法半夏9克　厚朴9克　陈皮9克　生姜皮9克　陈艾炭6克　红糖30克　菟丝子6克　淫羊藿9克

服上方 15 剂后，面目浮肿俱消，精神好转，腰痛亦减轻。

【按】病员饮食不多，大便或闭或泻，精神欠佳，面色晦暗，为脾阳不振所致。脾胃不和，则睡眠不好。腰为肾之府，肾阳不足发为腰痛。阳虚不能化水生津，故口舌反觉干燥。脉象缓弱无力，亦符合脾肾阳虚特点。《内经》说："诸湿肿满，皆属于脾。""肾者，胃之关也，关门不利，故聚水而从其类也。"故本例断为脾肾阳虚不能制水，水气上泛发为面目浮肿。治法以白术、茯苓、山药、法半夏、厚朴、陈皮等补脾运脾；以生姜皮、陈艾炭、红糖、菟丝子、淫羊藿等温中强肾。使阳行水化，则浮肿自消矣。

先清热利水，后调补阴阳

苏某，男，成年，1965 年 1 月 4 日初诊。面目及左下肢浮肿，左侧躯体感觉退减，活动欠佳，已有 10 余年历史。经医院检查，诊断为左侧躯体功能紊乱。近来大便稀黄，食欲亢进，脉来盛去急，弦滑较甚，舌上白苔。此虽久病正气不足，但近来肝郁脾滞，湿热之邪内蕴中焦，客热犯胃，消谷善饥。宜先从标治，用疏肝运脾、清热利水法。

丹皮 6 克　白芍 15 克　青皮 9 克　雅黄连 6 克　枯黄芩 9 克　茯苓皮 18 克　泽泻 12 克　防己 9 克　大腹皮 9 克　甘草 3 克

3 剂。

1 月 25 日二诊。客邪已解，虚象毕露，脉象转为虚滑无力，舌苔淡白，食少便溏疲乏。此脾肾阳虚之候，用补脾扶肾、温中行气法。

土炒党参 9 克　茯苓 12 克　炒白术 9 克　菟丝子 15

克　益智仁9克　泡姜6克　法半夏9克　厚朴9克　广陈皮9克　木香4.5克

10剂。

4月22日三诊。服上方70余剂，小便增多，水肿大减，饮食渐趋正常。但大便有时结燥，脉来细数，根气有余。此因连服温药，肾阳虽复而肾阴反亏，再从培养肾阴考虑。

熟地12克　枣皮9克　山药15克　丹皮6克　茯苓9克　泽泻9克　知母9克　炒黄柏6克　菟丝子9克　枸杞9克

6剂。

5月19日四诊。服上方18剂后，面目和左下肢已无浮肿征象，饮食和大小便均正常。但特别畏冷，动辄多汗，脉象虚数，舌苔尚属匀净。再以温养加补阴药以善其后。

制附片18克　熟地12克　桂枝9克　茯苓12克　枣皮9克　山药15克　菟丝子9克　枸杞12克　炮姜6克　广陈皮4.5克　白芍12克　厚朴9克

【按】本例阴阳并虚是其本，肝郁湿热是其标。故初诊时，先本着急则治其标的原则，解决肝郁湿热问题。邪去正衰，二诊时又出现脾肾阳虚之候，补阳则碍阴。三诊时，肾阴亏损情况又显得突出，补阴则碍阳。四诊时，又出现阳虚症状，最后在补阳药中加入养阴之品，以善其后。这说明对较复杂的病证，当分别先后缓急，根据所出现的病状，进行灵活的辨证论治，方能取得良好的效果。

通阳化气，运脾燥湿

王某，女，成年，1960年12月29日初诊。患者水肿病已9个月，初发即肿，时愈时发，腹部饱胀，夜间小便次数较多，脉象细弱，舌苔白滑。此脾肾阳虚，湿聚中焦。先予通阳化气，运脾燥湿。

薤白9克　法半夏9克　桂木4.5克　茯苓9克　广陈皮6克　苍术9克　炮姜皮6克　吴茱萸4.5克　厚朴花6克　生姜皮6克　甘草3克

4剂。

1月10日二诊。服上方后，饱胀与水肿俱减。但四肢无力，倦怠思睡，且有黄带。仍从前方立意，加入培养气血强肾之品。

土炒党参9克　炒杜仲9克　吴茱萸4.5克　桂木4.5克　苍术9克　炮姜4.5克　砂仁4.5克　炒白芍9克　当归9克　黄芪9克　炙甘草4.5克

1月18日三诊。服上方4剂后，情况良好。但因停药，又有微肿，小便减少，大便失禁。此肾气不固，用四神丸加减。

益智仁6克　五味子3克　补骨脂9克　吴茱萸3克　茯苓9克　炒白芍9克　炙甘草4.5克

4剂。

1月28日四诊。大小便恢复正常，午后尚有轻微水肿，黄带仍未全尽，脉来尚缓，舌苔白滑。再用温脾除湿法。

党参9克　藿香6克　薤白9克　桂木3克　白术9克　莲米9克　山药9克　海螵蛸9克　当归9克　广陈皮3克　吴茱萸3克　炙甘草3克

4剂。

2月6日五诊。一切症状基本消失，睡眠欠佳，带下未尽，脉象软涩，舌苔淡白。正气尚嫌不足，用归脾汤加味以收全功。

党参9克　当归9克　黄芪9克　白术9克　枣仁6克　远志3克　莲米9克　山药9克　薏苡仁9克　海螵蛸6克　杜仲9克　炙甘草3克

4剂。

【按】 本例腹部饱胀，四肢无力，倦怠思睡，脉象细弱，舌苔淡白等，为气血不足、脾阳不振之象。脾阳不振，则水湿不得运化，故出现带下、脉缓、苔滑等脾湿现象。肾司二便，肾阳不足，或为阳不化水，夜多小便；或为下焦不约，大便失禁。故本例水肿断为气血不足，脾肾阳虚兼夹湿气。由于病机复杂，治法当分先后。诸药中用党参、茯苓、黄芪、白术、莲米、山药、炙甘草等以补气扶脾；用当归、白芍以养血和营；用薤白、桂木、法半夏、吴茱萸、炮姜皮等以温阳行水；用苍术、薏苡仁、厚朴花、广陈皮、砂仁、藿香等以除湿运脾；用杜仲、益智仁、五味子、补骨脂等以强肾阳。加远志、枣仁以安神，加海螵蛸以止带。随其现症而辨证施治，有的放矢，则箭不虚发矣。

温补肾阳，兼利湿热

薛某，男，13岁，1971年8月3日初诊。7岁时即患肾炎，经常头部及下肢水肿，腰疼头昏。最近小便次数增多，尿色仍黄，胃纳不佳，脉象细数，两尺脉尤弱，舌质淡红。此系先天不足，加之久病正气亏损，肾阳不足兼夹湿热之候，用济生肾气丸加减。

生地9克　丹皮9克　牛膝9克　车前仁9克　菟丝子12克　茯苓9克　桑寄生15克　巴戟天9克　山药12克　石韦9克　茵陈12克　甘草3克

4剂。

8月15日二诊。服上方7剂，浮肿消退，腰不疼，头不昏，胃纳转佳，小便次数减少，色仍黄。经医院检查，尿中尚有微量蛋白。脉弱舌淡，再本前方加重强肾药，以巩固之。

生地9克　丹皮9克　牛膝9克　车前仁9克　菟丝子12克　茯苓9克　补骨脂9克　巴戟天9克　山药12克　泽泻9克　萆薢9克　茵陈12克

【按】本例先天不足，肾气素亏，故出现腰疼头昏、尺脉弱等肾阳不足现症。阳不化水即出现水肿，小便次数增多；尿色黄，胃纳不佳等，为湿热内聚之象；脉细数亦为虚热在里，故断为肾阳不足兼夹湿热。用济生肾气丸，一方面强肾利水，另一方面清热利湿。不用桂、附，而用巴戟天、补骨脂者，因其年龄太小，不堪刚燥，防其助热之弊。加萆薢、茵陈、石韦是增强清利湿热之功。

降气驱湿，发散风水

郭某，男，成年，1971年2月3日初诊。脸肿恶风，咳嗽身痛，左胁痛，脉浮微数，舌上有黑苔。此内有水气，表虚为风所乘，宜从风水论治，用越婢汤加减。

麻黄6克　黄芪12克　防己9克　杏仁9克　生姜2片　大枣3枚　甘草3克

3剂。

2月13日二诊。服上方3剂后，诸症缓解。后因又伤风邪，恶风咳嗽之症又发，且兼全身浮肿，手指关节亦微肿胀，咳嗽时牵引左胁作痛，牙痛，食少，腹胀，脉浮，舌上苔黄。此风邪乘肺，水湿化热之证，用越婢合黄芪防己汤加减。

麻黄6克　石膏15克　白术9克　黄芪12克　防己9克　厚朴9克　杏仁9克　生姜2片　大枣3枚　甘草3克

4剂。

2月19日三诊。身肿已消，畏风、咳嗽、胁痛、牙痛亦解，饮食增进。目前尚余咽痛，脸微肿，腹胀，指关节痛。脉已不浮，舌上有黄腻苔，是湿热未尽之象。用开泄兼清利法以善其后。

银花9克　连翘9克　板蓝根9克　豆卷9克　桔梗9克　杏仁9克　厚朴9克　刺蒺藜12克　木通6克　桑枝30克　金铃炭12克　甘草3克

4剂。

【按】《金匮》说："风水其脉自浮，外症骨节疼痛，恶风。""风水恶风，一身悉肿，脉浮不渴，续自汗出，无大热者，越婢汤主之。""风水，脉浮身重，汗出恶风者，防己黄芪汤主之。"本例恶风，脸肿，胁痛，身痛，手指关节疼痛肿胀，脉浮等，显系风水见症。此证由于外受风寒，内有水气所致，故用越婢合防己黄芪汤而奏效。咳嗽者，外受风寒也。舌上黑苔者，水气也。故初诊以麻黄、杏仁发散风寒兼以止咳，用防己以渗水气，用黄芪以固表虚，姜、枣、甘草和中补脾，故诸症因之缓解。由于邪尚未尽，复受风邪，风为阳邪，使水湿蕴热，不但原症复发，且出现胁痛、食少、腹胀、苔黄等湿热之证。故二诊时，在原方基础上，加石膏以清热，白术以燥湿，厚朴行脾以消腹胀，使诸症又得好转。三诊时，从咽痛、脸微肿、腹胀、指关节痛、脉不浮、舌苔黄腻等观察，是风水之邪已不甚重，而内蕴湿热之邪尚不了了。故用银花、桔梗以开之，用刺蒺藜、金铃炭以疏之，用杏仁、厚朴以降之，用连翘、板蓝根以清热，用豆卷、木通、桑枝以利湿，由是而湿热之邪得解，风邪亦得宁息。

清热利湿，泻肺行水

蓝某，女，23 岁，学生，1970 年 5 月 7 日初诊。病员患慢性肾炎已半年余。近来水肿情况突然增剧，全身面目手足均肿胀，以致足不能行，眼不能开。经本院同学抬至李老家就诊。主诉胸中窒闷，气粗似喘，食少腹胀，小便短赤。据最近检查，胸腔有少量积液。诊得脉象沉濡而数，舌苔黄腻而滑，以手按肿胀处呈凹陷不起。此为水湿郁遏化热，充斥三焦，影响三焦决渎之功能，使水液溢于水道之外，而发为全身水肿。湿热之邪侵犯上焦，则肺脏受邪，宣降失权，故见气粗似喘，胸腔积液，胸中窒息不舒。湿热滞于中焦，则健运失司，故食少腹胀。湿热流于下焦，则小便短赤。其脉沉濡而数，苔黄腻而滑，均符合湿热导致停水之象。根据以上分析，治当以清热利湿、泻肺行水之法，用茵陈五苓散合四妙散加减。因湿已化热，故去桂枝以防过热，又因停水甚剧，故去白术以杜其过壅。因黄柏不易购得，故用炒知母以代之，用通草、木通代苡仁，以增强利水之力。用葶苈子以泻肺行水，用莱菔子以消胀行气，取气行则水行之义。处方如下：

白茵陈 12 克　猪苓 12 克　茯苓 12 克　泽泻 12 克　苍术 9 克　牛膝 9 克　炒知母 12 克　葶苈子 6 克　莱菔子 12 克　木通 6 克　通草 3 克

4 剂。

5 月 11 日二诊。病员服上方 4 剂后，小便渐通，眼稍能开。小便黄热而痛，大便尚欠通利。前方中去苍术、木通，加枯黄芩、滑石、车前仁、槟榔。

莱菔子12克　葶苈子6克　牛膝9克　车前仁9克　泽泻9克　茯苓12克　茵陈12克　知母9克　枯黄芩9克　滑石12克　猪苓9克　通草3克　槟榔9克

4剂。

5月14日三诊。小便更行通利，色黄，已不似前之热烫，肿胀渐减，已能步行前来就诊。出气仍粗，胸腔中觉有水液流动。再本前方意，加重泻肺行水，并兼顾脾胃。

葶苈子9克　桑白皮9克　法半夏9克　防己9克　苡仁12克　泽泻9克　山药12克　木通6克　猪苓9克　石韦9克　莱菔子12克　通草3克

4剂。

5月17日四诊。二便通畅，肿胀大减，饮食增进，气喘渐平，小便仍黄。续用前方意。

莱菔子12克　桑白皮9克　葶苈子6克　杏仁6克　泽泻12克　猪苓9克　苡仁12克　木通6克　石韦9克　通草3克

4剂。

5月21日五诊。近日偶患感冒，觉头痛，鼻塞，口苦，小便又觉黄热，肿胀稍有增加。当加入解表清里，并用丹皮、泽泻以增强疏泄之力。

紫苏梗9克　防风9克　防己9克　莱菔子12克　泽泻9克　猪苓9克　枯黄芩9克　炒知母9克　牛膝9克　丹皮9克　通草3克

4剂。

5月27日六诊。病员感冒已解，肿胀更消，小便不热。

近来因生气，觉肝区疼痛，饮食稍减，舌苔仍黄腻，脉细数。此应防肝郁乘脾，更加重湿热症状。用疏肝运脾，清利湿热法。

柴胡6克　川芎6克　姜黄6克　木香6克　莱菔子12克　苍术9克　茵陈12克　泽泻9克　猪苓9克　木通6克　通草3克

4剂。

5月31日七诊。前症稍缓，饮食增进，肿胀再减，但仍觉两胁隐痛。近来睡眠欠佳，晚上手足心发热，此因久服利尿药损阴。水肿尚未全消，养阴尚非其时，用疏肝泻肺行水法。

刺蒺藜12克　柴胡6克　桑白皮9克　地骨皮12克　防己9克　泽泻9克　猪苓9克　槟榔9克　木通6克　通草3克

4剂。

续服上方数剂后，水肿即基本消退，胸闷、气粗、食少、腹胀、小便短赤等症均已缓解。睡眠不稳，手足心热，口舌微干，后用益脾养阴法以奏全功。

温补脾肾，加意扶阳

周某，女，成年，干部，1961年1月18日初诊。病员患水肿病，时发时愈。近来头身又肿，形寒畏冷，手足麻木，食少乏力，腰脊尾椎疼痛，月经提前量多，有时头昏，脉象虚细而缓，舌淡无苔。此脾肾阳虚，故出现腰痛、食少、畏冷、乏力、脉虚、舌淡等症状。阳虚气弱，清阳不升，故有头昏之症。气虚不能摄血，故月经提前量多。背为阳，系督脉所过，督脉总督一身之阳，阳虚督脉失养，故背脊尾椎疼痛。阳气虚,则卫气不行,《内经》说:"卫气不行,则为不仁。"故有手足麻木之症。脾主水湿之运化,肾司水湿之排泄,脾肾虚寒,功能失调,故聚水而发为肿胀。治宜温补脾肾为主,故用党参、茯神、白术、砂仁、甘草补气而兼温运脾土;用鹿角霜、杜仲、续断强阳又兼暖补督脉;加焦陈艾、黑炮姜、吴茱萸以温摄下元。此种证型,切忌渗利导水,必须加意扶持阳气,阳强则停水自化,肿胀自然消除。处方如下:

党参9克　茯神9克　鹿角霜6克　焦陈艾3克　黑炮姜3克　白术6克　炒杜仲9克　续断9克　砂仁(淡盐水炒)6克　吴茱萸6克　炙甘草3克

2剂。

1月24日二诊。病员服上方2剂后,诸症俱减,水肿渐消,精神转好,饮食增加,舌稍转红,渐布薄苔,此为胃气逐渐充盈之象。左脉稍有力,右脉尚觉虚软。于前方中再加重药味。

党参9克　白术9克　黄芪9克　鹿角霜6克　焦陈艾3克　广陈皮6克　炮姜6克　续断9克　牛膝9克　杜仲9克　吴茱萸6克　补骨脂6克　炙甘草3克

2剂。

2月2日三诊。服上方后,诸症更减,尤以腰脊疼痛明显减轻。时值月经来潮,虽较前改善,但仍属提前量多,脉象空弦,气机尚不充盈。于前方意中,加养血调经之品。

党参9克　当归9克　炒杜仲9克　菟丝子9克　狗脊6克　吴茱萸6克　杭白芍9克　黄芪9克　炮姜6克　白术9克　桑寄生9克　炙甘草3克

2剂。

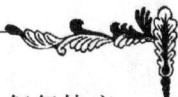

病员服上方后，诸症若失，水肿亦全部消退。但仍体瘦脉弱，嘱以增加营养，缓缓调理。后经随访，身体已较健康，10 余年来很少患病。

眩 晕

《内经》言："诸风掉眩，皆属于肝。"风主动，善行而数变，故风又以木动为其征象。风气通于肝，肝气旺则风动，肝主筋，开窍于目，其经脉与督脉会于巅顶，故风邪内扰，可见头目眩晕、摇动旋转等证。凡属此类疾患，总为木气太过，或因阳旺而肝气上逆，或因阴虚而致肝阳偏亢等，病情不一，皆不离乎肝木。

外感所致的眩晕，常见于四时感冒及各种热性疾病过程中，此类眩晕多有表证可察，故在治疗时只须针对外感表证着手，眩晕即可减除。例如症见头痛，身痛，恶寒，发热，无汗，鼻塞声重，脉浮紧者，即以解散风寒为主，常用方剂如川芎茶调散。又如发热汗出，口苦咽干，目赤心烦，脉洪数者，即以清解风热为主，常用方剂如神解散。其他如伤暑头晕，症见脉虚有汗，烦闷不宁者，则以消暑益胃为主，常用方剂如黄连香薷饮。伤湿头眩，症见肢体重滞，胸闷呕逆，不思饮食，脉沉迟者，则以燥湿运脾为主，常用方剂如藿香正气散。

痰饮所致的眩晕，多为胃内停水或胃肠无力，其症心下膨满，心悸亢进，食欲不振，甚则呕吐涎沫，脉象沉弱。治疗方法以涤痰逐饮为主，常用方剂如苓桂术甘汤、半夏白

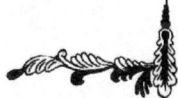

术天麻汤。如痰热兼夹，症见眩晕身重，烦渴面赤，脉洪滑有力者，即是丹溪所谓火痰，其实此等症状最常见于高血压症，治疗方法可于祛痰药中加入平肝泻火之剂，常用方剂如钩藤散，或二陈汤加黄芩、黄连、龙胆草。

虚证眩晕当分气虚、血虚及气血俱虚。气虚者多因劳役过多，房室过度，或大汗亡阳，或吐泻后损伤脾胃所致。其症眩晕头痛，自汗畏风，不思饮食，心累气短，腰膝酸软，二便清利，脉细无力。治疗此等症状，以升阳补气为主，常用方剂如补中益气汤。血虚者多因吐衄过多，或便血不止，或金疮破伤，疮疡溃烂所致。在妇女则常为崩漏或产后去血过多。其症眼花耳鸣，头痛昏重，面色萎黄，四肢掣痛，倦乏嗜卧，脉象虚细芤迟。治疗此等症状，以滋补血液为主，常用方剂如人参养营汤。气血两虚者多系体质素弱，或老年积损，或大病之后。其临床症状则常兼有上述气虚、血虚之各种见症。治疗方法以强壮补虚，养血健胃为主，常用方剂如鹿茸肾气丸。

育阴清热

孙某，男，31岁，1959年12月15日初诊。主诉眩晕，心累。唇红舌赤，经西医检查为高血压和心脏病。脉象弦劲有力，此心肝阴亏，阳亢化火之象，用育阴清热法。

鲜石斛9克　麦冬9克　花粉9克　玄参9克　焦栀子9克　丹皮9克　龙胆草9克　枯黄芩9克　连翘9克　薄荷6克　知母9克　甘草3克

服上方4剂，诸症即缓解，血压亦趋正常。

【按】本例头晕，脉弦动，为肝阴亏损，阳热偏亢所致。心累，唇红，舌赤，为心阴亏损，心火旺盛所致。脉症合参，断为心肝阴亏，阳亢化火。故用鲜石斛、麦冬、花粉、玄参、知母以育阴；用焦栀子、丹皮、龙胆草、枯黄芩、连翘、薄荷以清解火热。由此而阴分得养，火热得除，而诸症即缓解。

益血养肝，潜阳息风

瞿某，男，35岁，初诊。于1956年发作头目眩晕，长期不能工作，经治愈后历时4年，至今夏又复发，服中西药一直未见好转。每半月或1月即发作一次，每次持续约1日之久。症见眩晕，呕吐，神志若失，过此便数日不能起床。平素性情急躁易怒，不能自己，夜眠甚短。经医院检查，诊断为美尼尔氏综合征。诊得脉象细微，至数正常，面色青白，舌质红，目睛赤，精神困乏。此肝脏阴血不足，阳亢生风，上扰清窍，发为眩晕。当其中乘胃土，呕吐频作之时，肝郁借此一泄，风阳得以暂缓其势，此眩晕发作所以有时也。脉症合参，宜予益血养肝，潜阳息风，俾阴阳和协而风气亦趋平静，即所谓"治风先治血，血行风自灭"也。

菊花9克　刺蒺藜9克　蚕砂9克　防风9克　当归9克　白芍9克　黄柏9克　石决明2克　女贞子12克　川芎6克　甘草3克

10剂。

二诊。服上方后历时半个月，未见发作。有时稍感头昏，睡眠食欲均无不良，脉象与前无异。再本前法论治。

生地黄9克　当归9克　白芍9克　川芎9克　石决明15克　生谷芽12克　女贞子12克　龙骨9克　钩藤9克　菊花9克　防风6克　全蝎6克　天麻3克　甘草3克

10剂。

三诊。眩晕一直未发，病情相继好转，精神逐渐恢复正常。脉象较平，唯舌尖尚红，目睛尚有细小赤纹。肝阴未充，风阳未得宁熄。再以前方增损，俟稳定稍久，再用丸药巩固之。

上方去女贞子，加草决明 12 克，沙参 15 克，丹皮 9 克。10 剂。

四诊，前症基本消失，已能上班工作，再用丸方调理，以杜再发。

沙参 30 克　生地 30 克　钩藤 30 克　石决明 30 克　女贞子 30 克　旱莲草 30 克　丹皮 15 克　泽泻 15 克　当归 15 克　川芎 15 克　蚕砂 15 克　天麻 15 克　防风 15 克　龙骨 15 克　牡蛎 15 克　全蝎 10 只

炼蜜作丸剂服用，淡盐汤下。

【按】本例面色青白，精神困乏，神志若失，脉象细微，皆属血虚之象。《古今医统》说："眩晕一证……有血虚者，乃因亡血过多，阳无所附，当益阴补血。"本例眩晕，血虚为其因素之一，肝藏血，血属阴，血虚则易导致肝阴不足，肝阴不足更易导致阳亢生风，因而出现呕吐、急躁、失眠、舌红、目赤等一系列阴虚阳亢之象。肝风内动，则眩晕发作更为严重。故治法当以益血养肝，潜阳熄风为主。用四物汤以补血，用女贞子、沙参、旱莲草以养肝，用菊花、石决明、龙骨、牡蛎、钩藤、天麻以平肝潜阳，用防风、蚕砂、全蝎以驱风邪。因折其阳亢化火之势，故加黄柏、草决明以清解之，加刺蒺藜、丹皮、泽泻等以疏解之。

益中养阴镇逆

董某，女，28 岁，初诊。于 1960 年 1 月 20 日突然昏倒，眩晕呕吐，发病时正值月经期，经急治后，神志已渐恢复。两旬以来，头目仍苦眩晕，四肢无力，倦怠尤甚。目前虽能勉强行动，但需人扶持。大便时见燥结，胃纳亦少。诊得脉象弦细而微，身体瘦弱，气怯神疲，舌质淡，苔白。此缘中气不足，肝血素虚，经后冲脉空乏，肝失所养，又值克令，风气动而上逆，所以有如此病态。现在肝逆虽降，但中气败馁，风气未宁，拟益中养阴镇逆法处理。

党参12克　黄芪12克　茯神9克　枣仁9克　法半夏9克　当归9克　白芍9克　菟丝子9克　龙骨9克　甘草3克

2剂。

二诊。服上方2剂后，无不适反应，眩晕较前有所减轻，但动则加剧，其他症状如前。再用前法治之。

党参12克　山药12克　桑寄生12克　当归9克　菟丝子9克　枸杞9克　牡蛎9克　龙骨9克　石决明9克　黄芪9克　升麻3克　甘草3克

5剂。

三诊。服上方5剂后，诸症均有好转，精神亦佳。但面部发生疖疮，口干，鼻衄。予滋阴潜阳降逆之剂，助其恢复。5剂之后，诸症皆痊愈。

【按】本例身体瘦弱，气怯神疲，脉微细，舌淡白，均为气血不足之证。经后气血更虚，气虚则清阳不升，血虚则阳无所附，故使虚风内动，而发为眩晕、呕吐、昏仆、脉细微而带弦象等症。故用党参、黄芪、升麻、甘草等以补气升清，用当归、白芍、龙骨、牡蛎、石决明等以补血育阴镇逆，用法半夏、山药以和胃止吐，加茯神、枣仁以宁心，用菟丝子、枸杞、桑寄生以滋肾。意使水火既济，阴阳调和，诸症即缓解。

补气不宜峻猛，育阴不宜寒柔，
疏肝不宜克伐，除湿不宜损液

黄某，女，26岁，干部，1959年6月13日初诊。病员
于1955年后即开始患肺结核，曾经咳血，服雷米封及对氨
基水杨酸，则引起腹泻。两月前透视，仍有浸润性肺结核。
长期以来，头部眩晕昏痛，极易晕倒，身体消瘦，面色㿠
白，食少，失眠，精神不佳，易犯感冒。月经虽每月皆至，
但经来时少腹坠痛，脉象虚弦，舌心微黄。从现症分析，饮
食不振，服药易引起腹泻，身体消瘦，面色㿠白，精神不佳
等症，应属脾胃阳气不足之象。血为气之母，经来失血，使
阳气更加不足，下陷而为小腹坠痛。脾虚水湿难化，故舌心
微黄。脾虚更加脾湿，则更易形成食少腹泻等症。脉象虚弦
为肝阴亏损、肝气郁滞之象。足厥阴肝经上连巅顶，阴亏阳
亢，虚风上扰，故出现失眠、眩晕、头部昏痛。本案兼有气
虚，清阳不升，故眩晕头痛之症长期未能了了。且肝郁逆气
冲肺，肺主皮毛，使皮毛失于固护，故易患感冒。其心累心
跳系气阴不足所致。病员体质已极衰弱，病机又较复杂，补
阳气又恐虚阳更亢，补阴液又恐助寒腻湿，疏肝则虑耗正，
燥湿又虑伤阴。因思此类患者，补气不宜峻猛，育阴不宜寒
柔，疏肝不宜克伐，除湿不宜损液。且脾胃为生化气血之源
泉，故当以脾胃为重点，慎重选药，待脾运得健，再图议治。
药用茯苓、甘草缓补脾阳，山药、扁豆炒过，补脾不壅滞，再
加鸡内金以消食，其中茯苓、扁豆除脾湿而不损阴。并用玉
竹、牡蛎育肝阴以潜亢阳，玉竹炒过，可减其滋腻之性。用刺

蒺藜疏肝而不伤正，白芍敛肝和营以固表。病员虽经西医检
查为肺结核，但因肺痨日久，五脏精气日渐消烁，目前所表
现症状，多在肝脾两脏，故应从调理肝脾入手。方中以补脾
为重点，即寓补土生金，健中土以灌四旁之义。处方如下：

刺蒺藜 12 克　杭白芍 12 克　牡蛎 9 克　炒玉竹 12
克　茯苓 9 克　炒山药 12 克　炒扁豆 15 克　鸡内金 6
克　甘草 3 克

4 剂。

7 月 29 日二诊。服上方 7 剂后，目前眩晕大减，食欲
增进，1 月多来未发生感冒腹泻现象，精神较好，面色已渐
红润。但在劳动后仍感心累，午后仍觉头昏，失眠情况未见
改善，脉仍虚弦，舌净无苔。此肝脾已得初步调整，湿邪已
去，因痨伤精气，宜五脏阴阳平调法，以冀余症缓解，身体
康复。故用泡参、山药、天冬、甘草以平调脾肺之阴阳；枸
杞、生地、牡蛎、菟丝子以平调肝肾之阴阳；茯神、远志、
石菖蒲、柏子仁以平调心脏之阴阳，其中柏子仁去油以防腹
泻。处方如下：

泡参 9 克　山药 15 克　天冬 9 克　枸杞 9 克　生地 9
克　菟丝子 9 克　牡蛎 15 克　茯神 9 克　远志 6 克　石菖
蒲 4.5 克　柏子仁（去油）6 克　甘草 3 克

7 剂。

11 月 23 日，病员因其他病来诊，她说，服上方 7 剂后，
诸症若失，以后即停止服药。4 个月来，精神均较好，大便
始终未见溏泄，已可做伏案工作。

益血养肝，潜阳息风，清热和胃

徐某，女，成年，干部，1970 年 2 月 13 日初诊。患者

时发眩晕，每发则呕吐不止，睡觉不能正卧和左侧卧，只能偏向右侧卧，走路时亦不自觉地往右侧偏倾。每在读书看报时，眩晕立即发作。以往曾患过肺结核，现已钙化。肝脏微大，血色素和红细胞均低于正常值。平时尚有耳鸣眼花，性急易怒，手指随时痉挛，不得屈伸等症。近来眩晕呕吐频发，两目白睛微红，心烦，尿黄。经医院检查诊断为美尼耳氏综合征。诊得脉象浮大而数，舌红少苔。此应属肝脏阴血不足，阳亢化火生风之象。肝主筋，开窍于目，肝脏之阴血不足，血不荣筋则手指拘挛，目不受血则两眼昏花。肝其用在左，肝血不足，故左侧躯体失调。阴虚则易阳亢，阳气并走于上，肝气上逆则易怒，胆气上逆则耳鸣，胃气上逆则呕吐。且阳亢最易化火，故现目赤、心烦、尿黄等症。火盛则易动风，《内经》说："诸风掉眩，皆属于肝"，阳热随足厥阴肝经上达巅顶，而成此肝风眩晕之症。读书看报用脑，引动阳气上升，最易诱发。其脉象浮大而数，舌红少苔，亦符阴虚阳亢化火生风之证，治当益血养肝，潜阳息风，清热和胃。本"治风先治血"之义，用当归、制首乌、白芍、生地、女贞子、玉竹等重在补益肝血，用钩藤、牡蛎、珍珠母以潜阳息风，用枯黄芩、知母以清热散火，用法半夏、甘草以和胃降逆。处方如下：

当归9克　制首乌12克　白芍12克　生地9克　玉竹9克　女贞子12克　钩藤12克　牡蛎12克　枯黄芩9克　珍珠母9克　知母9克　法半夏9克　甘草3克

4剂。

3月3日二诊。病员服上方4剂后，觉病情减轻，乃续服4剂，自觉诸症悉退。眩晕一直未发，读书看报、口念文件均无不适感觉，已无呕吐现象，且食欲大增，精神颇好，睡觉走路均如常人。乃停药 10 余日，最近又觉头微发昏，肝区微痛，时发干咳，脉象浮弱，舌质干红。此风阳虽暂宁熄，但阴精尚属不充，肝气尚欠条达。仍本前方意中加入疏肝理肺药物以巩固之。

制首乌 15 克　女贞子 12 克　白芍 12 克　生地 9 克　玉竹 9 克　钩藤 12 克　牡蛎 12 克　枯黄芩 9 克　刺蒺藜 12 克　金铃炭 12 克　川贝母粉（冲）6 克　甘草 3 克

4 剂。

病员服上方 4 剂后，各症都告解除。以后停药观察，未见反复。

通阳化气行水

王某，男，58 岁，工人，1974 年 7 月 4 日初诊。病员突于最近头晕眼花，不思饮食，口中干燥，但饮水即吐，小便不利。曾经西医检查，诊断为美尼耳氏综合征。

诊得脉象濡软乏力，舌质淡，上有白腻苔。见病员形体消瘦，少气懒言，结合舌淡脉软，知其素禀阳气不足。时当盛夏，暑邪更伤元气，以致中阳不振，脾神困顿，使水谷难以运化。水饮停滞中焦，脾胃升降失调，故出现不思饮食，饮水即吐等症。《素问·灵兰秘典论》说："膀胱者，州都之官，津液藏焉，气化则能出矣。"今阳气不振，气化失司，不但使小便不利，且使津液不能上承而发生口干现象。《金匮》说："假令瘦人脐下有悸，吐涎沫而颠眩者，此水也。"故知其头晕眼花为水饮上逆所致。再从脉濡、舌腻观察，其为水湿内停更无疑矣。《伤寒论》说："渴欲饮水，水入则吐者，名曰水逆，五苓散主之。"故以五苓散通阳化气行水为主，加入藿香芳香醒脾以止吐，再加厚朴以降逆，甘草以和中。处方如下：

桂木9克　白术9克　茯苓9克　猪苓9克　泽泻9克　厚朴9克　藿香9克　甘草3克

2剂。

7月6日二诊。病员服上方2剂后，诸症均减，小便通利。在晨起时，有如戴帽感觉，饮食尚未完全恢复，手足乏力，脉象软弱，舌苔白腻。此虽有阳行水化之势，但正气颇嫌不足。清阳不能充分达于巅顶，故晨起有如戴帽感觉，清阳不能实于四肢，故手足乏力。仍应以通阳行水之法，加入补气和胃之品。于前方中加党参、神曲。处方如下：

桂木9克　白术9克　茯苓9克　猪苓9克　泽泻9克　厚朴9克　藿香9克　党参9克　神曲9克　甘草3克

病员服上方2剂后，即完全康复。随访至1976年1月，均未见复发。

中　风

中风是一种比较严重而又常见的疾患，在中医文献中关于本病的记载颇为丰富，且不断向前进步。对于中风的治疗，应把握以下几点：

1. 前驱症状的处理

中风在发病之前，可能发生许多不定性症状，例如全身不适、头重、眩晕、精神兴奋、嗜眠、多痰、健忘、轻度语言障碍、全身无力、四肢之异常知觉等。这些征象，在中医文献上有所记载。元·罗天益说："凡大指次指麻木，或不

用者，三年中有中风之患。"明·张三锡说："中风症必有先
兆，中年人但觉大指时作麻木，或不仁，或手足少力，或肌
肉微掣，三年内必有暴病。"根据这些先驱症状，就应当预
防中风。明·薛立斋说："预防者，当养气血，节饮食，戒
七情，远帏幕。"张三锡也说："急屏除一切膏粱厚味，鹅肉
面酒，肥甘生痰动火之物，更远色戒性，清虚静摄，乃得有
备无患之妙，肥人更宜加意慎口绝欲。"事实上，这些养生
的方法，对于预防中风，也确实具有积极的意义。对于中风
的前驱症状，也可使用药物疗法，选用天麻丸、四神丹、二
参丹等方，效果都相当良好。

2. 卒中发作的治疗方法

卒中发作，有轻重的区别，轻者仅仅眩晕及一时性的意
识模糊，重者呈中风性昏睡，病人突见意识消失，昏倒地
上，运动、知觉及反射机能完全麻痹，呼吸深长，发鼾声，
昏睡的时间并不一致，大抵数分或数小时，以至一二日，偶
可达数日，然后恢复意识。亦有部分患者，陷于昏睡后，往
往竟不能再醒而归死亡。在临床上处理中风重症，通常着重
分辨闭证与脱证，凡病人平素体质较好，当中风之后，神昏
不语，痰涎涌塞，两手握固，牙关紧急，面赤气粗，或二便
闭塞者，便是属于闭证；如病人平素体力较差，当中风之
后，不省人事，口开手撒，汗出如珠，二便失禁，肢体厥
冷，便是所谓脱证。闭证可先用牛黄清心丸、三化汤等方；
脱证可选用通关散、苏合香丸、独参汤、参附汤或三生饮加
人参等方。如中风症状较闭证与脱证稍轻，而有恶寒发热、
无汗、头痛身疼等症者，可用小续命汤。

3. 后遗症状的治疗方法

中风发作经一定时间后，患者意识逐渐恢复，并逐渐呈

现各种中风后遗症状。其中特以半身不遂为最常见，在面部可见口眼歪斜，有涎液自口角流出。此外常见意识钝麻，智力薄弱，记忆障碍等现象。对此等症状，以地黄饮、大秦艽汤、资寿解语汤、补阳还五汤、张氏中风方等予服。

滋养肾阴，佐以潜阳息风，豁痰开窍

王某，男，60岁，干部，1969年1月初诊。病员素有腰膝酸痛、头晕、失眠、耳鸣、咽干等症。最近因思想紧张，随时处于恐怖之中，遂至猝然昏倒。当即送某医院进行抢救，诊断为脑溢血。因病情危重，特来邀李老前去会诊。见病员昏睡，面部发红，喉间痰声辘辘，牙关紧闭。由家属叙述了以往病史。诊得脉象浮弦而大，左尺脉重按似有似无。撬开牙关，用电筒观察舌象，见舌质红赤，上有滑液。此由病员素禀肾阴亏损，腰为肾之府，肾主骨，故平时即有腰膝酸痛。肾主髓，开窍于耳，脑为髓海，肾精不充，复加肝阳上亢，故见失眠、脑转耳鸣等症。肾脉络于舌本，肾阴本已亏耗，再加恐怖伤肾，使肾精更加受损。肝肾同源，肾精愈亏，则肝阳愈亢，肝阳愈亢则阳热上冲，热盛炼痰，阳亢生风，风痰交阻，故见猝然昏倒、面部发红、喉间痰涌、牙关紧闭等症。其脉浮弦而大，左尺脉重按似有似无，舌红苔滑，亦符肾阴不充、肝风挟痰之证。《内经》说："治病必求其本。"此肾阴亏损为本，肝风挟痰是标，治当以滋养肾阴为主，潜阳息风、豁痰开窍为辅。故以六味地黄丸以养肾阴，加牡蛎、龙骨、白芍以养肝潜阳息风，再加石菖蒲、远志、竹茹以豁痰开窍。意使阴足阳潜，风静痰消，则诸症可冀缓解。因病情危重，嘱以急煎，频频灌服。

生地12克　丹皮12克　泽泻12克　茯苓12克　山

药 15 克　枣皮 12 克　牡蛎 12 克　龙骨 12 克　石菖蒲 9 克　远志肉 6 克　竹茹 12 克　白芍 12 克

3 剂。

二诊，病员服上方 3 剂后，神志已稍清醒，痰黏稠与面红退减，已能开口讲话。但仍舌强语謇，右侧手足能稍伸展，左侧尚不能动。脉仍浮弦，但左尺脉已较明显，舌象同前。仍本前方，加桑枝 30 克，牛膝 9 克。3 剂。

三诊，病员神志更转清醒，痰量减少，说话已能听清，身体已转活动，只左足尚不能动，饮食增加，睡眠尚可。脉象稍转柔和，舌质红净，滑液不多。再本前方，减去石菖蒲、远志肉，加玉竹 12 克，玄参 12 克，以增强养阴柔筋之力。4 剂。

3 天后，病员家属又来请诊，询其病情，知又有好转，嘱以守服原方。1 月后，病员康复出院，特来致谢。据称，上方续服 10 余剂后，身体已基本恢复正常。目前只遗左足颠跛，求再处方以巩固疗效。仍以六味地黄丸加龙骨、牡蛎、白芍、桑枝、牛膝、甘草与之。

随访至 1974 年，5 年中甚少患病，只左足有些颠跛。

养肝潜阳，豁痰开窍，清心行血

徐某，男，成年，1972 年 3 月 19 日初诊。病员素嗜烟酒，突然剧烈头痛，时发昏迷，不能言语，鼾声如雷，满面红赤，唇口干燥，大便秘结，小便黄少，左侧手足不能活动。经医院检查，确诊为脑溢血。诊得脉浮弦大，舌干赤，上有黄苔。此因病员素禀阴亏，兼嗜烟酒，使津液更行亏耗，故发病时即出现唇口干燥，大便秘结。肝主筋，肝阴亏损，则筋脉失其濡养，而出现左侧手足不能自由伸展。阴虚则阳亢，阳亢则生热，热甚则生风，故出现头痛，咽痛，满面红赤，小便黄少，舌上黄苔，脉浮弦大等。热甚则炼液成痰，痰阻心窍，则出现时发昏迷，不能言语，鼾声如雷。证属肝阴素亏，阳亢生风，心窍闭阻。治宜养肝潜阳，豁痰开窍，清心行血。故用女贞子、白芍、玉竹等以育阴，用牡蛎、钩藤、石决明以潜阳，用远志、石菖蒲以涤痰开闭，用地龙凉血行血。

女贞子12克　白芍12克　玉竹12克　牡蛎12克　钩藤12克　石决明9克　石菖蒲6克　远志6克　知母9克　莲心6克　地龙6克　甘草3克

3月21日二诊。服上方2剂后，鼾声消失，上午神清，右手已能自由伸展，两足均能曲伸，饮食改善，尿量增加，大便正常，喜喝水，稍能说话。能自述头部尚有些昏痛，咽痛，心中难受，左手酸痛。脉浮弦稍减，舌干红，上有黑苔。仍本前法立意。

竹茹12克　牡蛎12克　龙骨12克　白芍12克　麦冬9克　知母9克　莲心6克　石菖蒲6克　地龙6克　生地9克　花粉12克　石决明9克　甘草3克

服上方3剂后，情况继续好转，头痛大减。后以养阴益胃潜阳法出入加减，共服100余剂，头痛与全身症状均已消失，仅遗左侧手足不太灵便。

养阴柔筋通络，潜阳安神息风，豁痰开窍涤热

胡某，男，成年，退休工人，1973年1月29日初诊。病员于两天前突然左手失灵，神志模糊不清，语言謇涩，口角流涎。当即送入该厂医院，经检查，确诊为脑血栓形成。

两日后，病员由于心跳太快，病势危急，由家属和医院

来请会诊。初去时，见病员昏睡在床，神志不清，口中喃喃自语，唇缓不收，口角流涎。叫其伸舌，尚能勉强合作，但不能伸出口外，且舌体颤动，舌质红净而滑。面色微红，右手足尚能自主伸缩，左手足则不能活动。诊其脉象浮细而滑数，尤以左寸为甚。据称，病员以往有心动过速病史。综合脉症分析，应属中医之中风危症。因患者以往有心动过速病史，应考虑其素有心阴亏损之疾，未能及时治疗，心阴愈亏则心阳愈亢。由于心藏神，主语，其华在面，故心脏之阳热上冲，则使神不能藏，产生幻觉，而出现喃喃自语，面色微红等症。且阳热上亢最易夹痰动风，舌为心之苗窍，其反应在舌之部位，为舌体不能自由伸缩且颤动等风痰阻窍之象。风痰蒙蔽心窍，则神志迷糊。心为肝之子，心脏之病波及肝脏，亦同时兼见肝阴亏损、阳亢生风之象。由于肝主筋，其用在左，肝脏之阴血不足，使筋脉不得濡养，故使左手足不能自由伸缩，口唇筋肌松弛，而出现唇缓不收，口角流涎等症状。舌质红净而滑，为阴亏挟痰。脉象浮细而滑数，亦符阴亏阳亢挟痰生风之证。其左寸反应最为明显，说明其主要发病部位属心。综合脉症分析，诊断为心阴亏损，阳亢生风，挟痰阻窍。确定的治则是：养阴柔筋通络，潜阳安神息风，豁痰开窍涤热。药用丹参、麦冬、玉竹、女贞子、桑枝、白芍、甘草等以养育心肝之阴，并兼以柔筋通络；用牡蛎、钩藤、茯神、柏子仁等以潜阳安神息风，用远志、竹茹、石菖蒲等以豁痰开窍，用知母以除浮热。处方如下：

丹参 12 克　玉竹 12 克　麦冬 9 克　女贞子 12 克　白芍 15 克　牡蛎 12 克　钩藤 12 克　茯神 9 克　柏子仁 9 克　远志 6 克　竹茹 12 克　石菖蒲 6 克　知母 9 克　甘草 3 克

4剂。

2月12日二诊。病员服上方后，其神志逐渐清楚，左侧手足渐能活动，已能坐起来解小便，面部潮红已退。但精神困乏，口干不思饮食，自觉心中累跳慌乱。舌质淡净，脉象已不似初诊时之滑数，出现浮细而弱之象。此风阳挟痰之势已得缓解，心窍已稍开豁。阳热之势虽缓，而正气又感不支。其精神困乏，口干不思饮食，心中慌乱累跳，舌质淡净，脉象浮细而弱，均为气阴两虚之象。故于前方中去潜阳清热豁痰药物，加意调补气阴，扶脾益胃。

大红参6克　白芍9克　石菖蒲6克　桑枝30克　丹参12克　柏子仁12克　花粉12克　茯苓9克　玉竹12克　莲子15克　甘草3克

3剂。

2月19日三诊。服上方3剂后，精神显著好转，幻觉消失，神志已十分清楚，能坐起自述病情。左侧手足已活动自如，心中已不觉累跳慌乱。但口中仍觉干燥，饮食仍感无味。舌质淡红而干，脉象稍转有力，根气尚好。此为邪去正衰，气阴亏耗之象，与其病前身体素质亦有关系，应缓缓调理才能逐渐恢复。立方以调补气阴、扶脾益胃为主。

大红参6克　麦冬9克　山药12克　茯苓9克　莲子15克　芡实15克　白术9克　白芍9克　谷芽12克　扁豆12克　神曲9克　百合15克　甘草3克

3剂。

病员服上方3剂后，饮食已得改善，口干亦缓解，精神情况更加好转。后以此方加减续服30余剂，即完全康复，行动自如，无后遗症。随访至1975年9月，均较正常。

养肝潜阳，豁痰开窍，兼以除湿通络

赵某，男，老年，退休职工，1976 年 3 月 13 日初诊。病员家住天津，其子曾随李老学医，因此急将症状写信告知，求处方以救危急。病员于 1976 年 2 月底突发眩晕呕吐，随即转入昏迷。经当地医院检查，诊断为脑血栓形成。经抢救后，其眩晕、呕吐、昏迷症状均有改善。但仍神志不清，仅偶尔能认识亲人。痰涎较多，舌体僵硬，语言难出，有时亦能说话，但含糊不清。瞳孔散大，左侧瘫痪，每天仅能进一二两饮食。前几日大便先硬后溏，最近几天未解大便，小便黄少，舌黑，有黄厚腻苔，脉象浮滑微数。

据所述症状，舌质发黑颇似阴血虚极之象。肝其用在左，肝脏之阴血不足，则血不荣筋而成偏瘫。从现症推测，其人应为素禀肝阴不足之体，其发病之初为阴亏肝旺动风之象，气血并走于上，故见眩晕呕吐。再从其苔黄厚腻、小便黄少、前几日大便先硬后溏等分析，又知其素蕴湿热。湿热久羁则炼成痰浊，肝风挟痰，上蒙清窍则见神识昏迷，痰阻舌根则舌强语謇。气逆于上，湿阻中焦，故饮食甚少。食少复加气不下降，故近几日不能大便。其脉象浮滑微数，亦符阴虚风痰交阻之象。综观诸症，应属素禀阴虚湿热，阳亢生风挟痰之候。此病病机复杂，颇难下手，养阴则碍湿，除湿则伤阴，且阴易耗而难养，大有远水难救近火之感。目前气血并逆于上，救垂危为当务之急。勉用养肝潜阳、豁痰开窍兼以除湿通络之法，并宜慎重选药，伺病机转化，再议治法。处方如下：

法半夏 9 克　茯苓 9 克　竹茹 12 克　牡蛎 12 克　白芍 12 克　枳实 9 克　钩藤 12 克　桑枝 30 克　牛膝 9 克　石

菖蒲9克　瓜蒌20克　琥珀（冲）6克　冬瓜仁12克　花粉12克　郁金9克　甘草3克

3月24日二诊。其子来信说，其父于3月17日、18日两日服药两剂，病情已大有起色。目前神志、语言较前清楚，痰量大减，左手足原不能动，现左手已可摸到前额。双下肢能屈不能伸，尤其左腿稍伸则剧痛。已解出黑色溏粪，小便转为淡黄。舌黑稍减，黄厚腻苔逐渐剥落，舌尚不能伸出口外，饮食仍少，脉象转为濡数。

前方已见效果，病情已有转机。看来湿热渐撤，积痰已稍开豁，阴液渐复，气亦有下行之势，故舌苔厚腻、小便黄少、舌强语謇、半身瘫痪、神识昏迷、大便不解等症均有所缓解。但从脉象濡数、食少、大便黑溏等分析，应属湿热尚未退尽。且舌尚不能伸出口外，亦属积痰不清之象。其双下肢曲伸不利，左手足活动不灵，动则痛剧，以肝主筋，肝阴尚亏，阴液不能柔润筋脉之故。治法除继续扫清湿热，荡涤顽痰外，重点以滋养肝阴为主。因湿热尚存，育阴不得过于滋腻，并宜饮食清淡，忌食肥腻。处方如下：

桑枝30克　白芍12克　花粉15克　芦根9克　瓜蒌20克　牡蛎15克　石菖蒲9克　牛膝9克　山药15克　茯苓12克　竹茹12克　女贞子12克　甘草3克　川贝母粉（冲）9克

病员服上方数剂后，其子来信说，其父病情更有明显好转，神志更为清醒，已能认字，并能握笔写字，左上下肢已可活动，只是微有抖颤。舌头已可伸出口外，吐痰甚少，食量增加，二便正常。黄腻黑苔已消失，脉象平和略数。嘱其仍参照上方服用。

温中健脾，化痰开窍，佐以养肝平肝通络

严某，男，76岁，农民，1975年10月2日初诊。病员突发手足麻木僵硬，足不能行，手不能握，口眼向左歪斜，舌强语謇，呃逆连声，神志昏糊。经当地医院检查，诊断为脑血管意外，建议送大医院抢救。因其家经济困难，不拟住院治疗。经人介绍，来李老处求诊。其子述其症状，除如上述外，还询知平素痰多，近来更吐出大量白色泡沫痰，大便中亦混杂如痰样的白色黏液。发病前饮食明显减少，白天亦嗜睡，前因动怒而卒然发病。诊得两手脉均浮弦而滑，叫其张口，尚能勉强张开，但舌头不易伸出，舌体上滑液甚多。据舌脉症状看，显系湿痰为患。脾为生痰之源，其发病前由于脾运更衰，水湿停滞，故饮食减少，痰液增多。湿痰蒙蔽清阳，故白昼嗜睡。加之动怒引肝气上逆，遂致痰随气升，堵塞清窍，故神志昏糊。痰阻筋隧，筋脉失养，故见手足麻木僵硬，口眼向左歪斜。痰阻舌根，故见舌强语謇。痰积中焦，以致阳气不得发越，故呃逆连声。《金匮翼》论中风之证说："即痰火食气从内发者，亦必有肝风之始基，设无肝风，亦只为他风已耳，宁有卒倒、偏枯、歪僻等症哉。"经云："风气通于肝。"又云："诸风掉眩，皆属于肝。"从本例中风病员来看，其病因虽为脾湿生痰而发，但与肝脏确有密切关系。从其脉象浮弦观察，应属肝阴亏损、肝气郁滞之象。从其发病诱因观察，是为怒引肝气上逆而发。从其发病表现观察，多属筋脉强急之症。肝主筋脉，如平素肝阴充足，肝气条达，纵有湿痰为患，亦不致如此猖獗。故本例应为湿痰而兼挟肝虚之证。现症痰浊如此胶固，应以温中健脾化痰开窍为主，佐以养肝平肝通络之法。选用温胆汤加味。

法半夏9克　茯苓9克　化橘红9克　枳壳9克　竹茹9克　远志肉6克　石菖蒲6克　麦冬9克　牡蛎12克　桑枝30克　牛膝9克　甘草3克

3剂。

10月6日二诊。服上方3剂后，其神志已渐清楚，白天已无昏睡现象，手足麻木僵硬及口眼歪斜情况明显减轻，痰量大减，说话较前清楚，饭量增加。但舌尚不能伸出口外，呃逆稀疏，胸闷噫气。仍本前法，加重舒肝柔筋。

刺蒺藜12克　丹皮9克　白芍12克　桑枝30克　竹茹12克　法半夏9克　远志肉6克　陈皮9克　茯苓9克　枳壳9克　石菖蒲3克　石斛9克　甘草3克

4剂。

病员服上方4剂后，即基本恢复正常。随访至1977年7月，未见复发。时已78岁，仍能参加一般劳动。

活血逐瘀，兼以补气

许某，女，32岁，医生，1976年5月14日初诊。病员于1968年12月30日突然语言謇涩，左手颤抖，口角流涎，口眼向右歪斜，头部剧痛如针刺。继则呕吐黄水，小便失禁，左手握固，呈半昏迷状态，左侧上下肢偏瘫。立即送某医院抢救，诊断为脑血管瘤破裂并蛛网膜下隙出血。因颅内压过高，曾做腰椎穿刺，抽出粉红色液体，并用降压、镇静、脱水、止血等药物，病情得以控制。后遗左侧上肢不灵活，左半身感觉迟钝，肌肉酸痛，温度明显低于右侧，走路时左足甩动，口眼向左歪斜，口角流涎，说话不清楚，头部刺痛有定处。经治疗无效，乃于1969年2月出院，改用针灸治疗达3年之久，左足甩动情况有所改善，但左足仍内翻，走路颠跛，余症则仍在。诊得脉象弱涩，舌质暗淡。此证在王清任《医林改错》中诊之甚详，其论半身不遂、口眼歪斜、口角流涎、小便失禁、语言謇涩等，皆责之元气虚衰，结合本例脉弱舌淡，固属气虚无疑。但本病员头部刺痛有定处，脉涩舌暗，再结合脑部有出血史考虑，其中挟瘀可知。王氏立补阳还五汤，用治半身不遂、口眼歪斜、语言謇涩、口角流涎、大便失禁、小便频数、遗尿不禁等症，是针对气虚挟瘀而设，于本例颇为适应。然王氏虽细察人体构造，毕竟由于条件的限制，尚不能完全知其详尽，其立方乃从经验而来。从现代生理解剖探讨，本例先由脑血管瘤破裂并发蛛网膜下腔出血，主要由于出血部位脑组织的破坏和周围脑组织受血肿压迫推移，后期则为瘀血停滞于脑组织而引起运动、感觉、语言等中枢障碍而发。故本例重点在于逐瘀，兼以补气，故将补阳还五汤中之黄芪份量大为削减，而加重逐瘀药物份量。处方如下：

黄芪12克　赤芍9克　川芎6克　当归尾9克　地龙9克　红花6克　桃仁6克

2剂。

5月18日二诊。试服上方2剂后，自觉手足稍转灵活，舌质仍淡，脉象细涩。再本原方，加入桑枝30克，牛膝9克。

6月10日三诊。续服上方12剂后，手足更加灵活，已能从事针线活，口角不流涎，说话较前清楚，左脸感觉亦转灵敏，头部和左侧肌肉均不疼痛。患侧温度仍明显低于健侧，自觉疲乏，舌淡净，脉细涩。此瘀积稍减，正气不足之象又显得突出，乃于前方意中加重补气药物。

太子参12克　黄芪18克　白术9克　茯苓9克　香附

9克　当归尾9克　赤芍9克　川芎6克　桃仁6克　红花6克　鸡血藤12克　甘草3克

6月24日四诊。病员服上方14剂，服至6剂时，自觉手足关节均疼痛，患侧手指尖胀。续服则胀痛消失，手足亦灵活，左足内翻现象亦较前改善，两手温差明显缩小，平时口眼无歪斜现象，只在张口笑时右嘴角微朝上歪，左脸感觉尚未完全恢复，精神较佳，舌质淡红，脉稍转有力。用补正、逐瘀、通利三法并进。

当归尾9克　赤芍9克　川芎6克　桃仁6克　红花6克　地龙6克　黄芪15克　太子参12克　桑枝30克　姜黄9克　威灵仙9克　牛膝9克

10月5日五诊。服上方12剂后，各方面又有明显好转，手足关节更加灵活，左足内翻情况更加改善，已能使用缝纫机，口眼亦完全恢复正常，患侧温度与感觉仍不如健侧。因自觉情况良好，即停药2月，停药期间未见反复。最近因感冒，鼻塞流涕来诊，右脉较有力，左脉仍沉涩，只宜前方意中加温通药物。

苏条参9克　黄芪12克　当归尾9克　地龙6克　桑枝30克　红花6克　桃仁6克　姜黄9克　桂枝6克　威灵仙9克　牛膝9克　赤芍9克　川芎6克

11月2日六诊。服上方2剂后，感冒即解。又本上方加减共服14剂，走路已无偏跛现象，说话清晰，患侧感觉渐恢复，只温度不一，天气转冷尤其，舌尖尚微强，左足尖尚不灵活，脉虽稍转有力，但仍嫌不足，舌质淡红。再按原法加服大活络丸。

苏条参12克　白术9克　茯苓9克　当归9克　赤芍9克　川芎6克　桂枝6克　丹参12克　桑枝30克　牛膝

9克　姜黄9克　甘草3克　桃仁6克

加服大活络丸，每日早晚各1粒。

1977年8月28日随访，据称，服上方10剂和大活络丸10粒，诸症即基本消失，以后因受孕停药，做人流术后，情况亦始终稳定，一直坚持全天工作，半年多来未见反复。目前只觉左侧手足温度微低，足趾尖微麻木，余无异常。

胁　　痛

胁痛一症，多归属足厥阴肝经。《素问·脏气法时论》说："肝病者，两胁下痛引少腹，令人善怒。"足厥阴脉自足而上，环阴器，抵少腹，又上贯肝膈，布胁肋，故两胁下痛引少腹。不独厥阴肝经布胁肋，而肝脏亦内舍于胠胁，故胁痛多归于肝。肝胆相连，胆的症状与治法与肝亦颇相似，肝胆相为表里，故并于肝病中论之。肝病胁痛大体可分为以下几种：肝脏瘀滞不通，不通则痛。其因或为郁怒伤肝，发为气滞；或为死血停留，发为血瘀；或为湿热之邪内聚肝脏。近世运用科学检查，更有胆石症、胆道蛔虫诸症，可根据辨证，加入排石、驱蛔药物，使疗效更加显著。火气盛则肝气急，其发多暴痛剧痛，多因于大怒动火或五志化火，此为肝实，治宜伐肝清肝。肝虚者，多为血虚阴虚，肝脏失养，其痛绵绵，多由于久痛伤阴损血，治之取效甚缓。

胁痛症不发于肝之脏，而伤于肝胆经络者，如少阳半表半里之证，治之则取效甚速。亦有因跌仆损伤，瘀血积于胁下而致痛者，其治法应与在脏在经者稍有区别。此外，邻近肝胆的其他脏腑病变，亦可波及肝区而发生胁痛，如肺中停痰积水、肠胃积滞等，又应寻其发病本源而治之。张景岳说："心肺脾胃肾与膀胱，亦皆有胁痛之病，此非诸经皆有此证，但以邪在诸经，气逆不解，依次相传，延及少阳厥阴，乃致胁肋疼痛。故凡以焦劳忧虑而致胁痛者，此心肺之所传也。以饮食劳倦而致胁痛者，此脾胃之所传也。以色欲内伤，水道壅闭而致胁痛者，此肾与膀胱之所传也。传至本经则无非肝胆之病也。……病在本经者，直取本经，传至他经者，必拔其所病之本，辨得其真，自无不愈矣。"

疏肝运脾，清热除湿

杜某，男，成年，1971年2月14日初诊。主诉近日突发右胁疼痛，手足发冷，战栗不止，口干，食少，自觉有积食停在心下，巩膜发黄。经医院检查，诊断为急性胆囊炎。脉象微浮，舌苔黄腻。此肝郁脾滞兼夹湿热之候，用疏肝行脾、清热除湿法。

柴胡6克　吴茱萸6克　白芍9克　金铃炭12克　延胡索9克　郁金9克　木香6克　枳实9克　黄连6克　茵陈12克　茯苓9克　白术9克　甘草3克

服上方1剂后，即手足转温，寒战停止，胁痛消失，诸证缓解。

【按】本例胁痛，病起于肝郁，肝郁则脾滞，故出现食少，饮食停滞。脾运不畅则湿停中脘，湿郁则化热，故出现巩膜发黄，舌苔黄腻等湿热征象。湿热内聚则口中干燥，热深厥亦深，致使手足发冷，战栗不止。因初病正气尚足，邪有外解之势，故脉象微浮。因势利导，以四逆散为主疏肝运脾，流畅气机，阳气一通，则厥逆胁痛等症亦解。

疏肝清热和胃

甄某，女，33岁，1959年6月初诊。患传染性肝炎，肝大3指，右胁作痛，头昏口苦，月经先期，脉象弦数。此肝郁化火之证，治宜疏肝清热和胃。

刺蒺藜9克　丹皮6克　柴胡6克　白芍9克　青皮9克　枳实9克　枯黄芩9克　焦栀子9克　茵陈9克　谷芽9克　甘草3克

服上方5剂后，病员经医院检查，肝脏由3指缩小至仅能触及，症状亦全部消失。

【按】　本例脉象弦数，口中发苦，均为肝热现症。足厥阴肝经循少腹络阴器，肝热则易导致月经先期。肝经上连巅顶，肝热上冲，则头部发昏。胁部为肝经所过，肝郁则胁痛。综合诸症分析，所出现肝热症状，系肝气郁结、气滞化火所致。故用刺蒺藜、丹皮、柴胡、青皮以疏肝；用枯黄芩、焦栀子、茵陈以清火；用白芍以敛横逆之肝气兼止痛；用枳实、谷芽运脾和胃。因病属急性，正气不损，故好转较快。

疏肝清利湿热，兼以镇摄

张某，女，34岁，1965年4月5日初诊。久病右胁疼痛，胃纳不佳，食后反饱，睡眠多梦，头部昏痛。经西医检查，诊断为慢性肝炎。诊得脉象弦细微数，舌苔黄厚。此属阴虚阳亢，肝郁脾膈兼夹湿热之候，治宜疏肝清利湿热，兼以镇摄。

刺蒺藜12克　丹皮9克　郁金6克　青皮9克　白芍9克　剪黄连6克　连翘12克　赤小豆9克　茵陈9克　石决明12克　甘草3克

4剂。

4月19日二诊。服上方后，胁痛已止，食欲增进，全身症状亦趋好转。但尚感疲乏，脉象已接近正常，舌苔白滑。前方中稍佐滋阴之品以巩固之。

刺蒺藜9克　枳壳9克　青皮9克　白芍9克　枯黄芩9克　连翘9克　薏苡仁12克　茯苓9克　草决明9克　玉竹12克　甘草3克

6剂。

【按】本例脉细，头部昏痛，睡眠多梦，为肝阴亏损，肝阳上亢之象。脉弦胁痛为肝气郁结，肝郁则易克脾，故出现胃纳不佳，食后反饱等脾滞现象。脉象微数，舌苔黄厚为湿热内聚之征。综合诸症，断为阴虚、肝郁、脾滞、湿热。用白芍、玉竹、石决明、草决明等以育阴潜阳；用刺蒺藜、丹皮、郁金、青皮、枳壳等以疏肝运脾；用茵陈、剪黄连、连翘、赤小豆、枯黄芩、薏苡仁、茯苓等以清利湿热。一般阴虚合并湿热证型，应以清热利湿为主，兼顾阴分，使其清利湿热而不伤阴。如滋阴药过多，则湿热有胶结难解之弊。

疏肝行气，燥脾利湿

李某，男，成年，1960年6月6日初诊。主诉两胁不舒，右边有痛感，胸腹胀痛，夜眠不安，大便溏薄。经西医检查，诊断为无黄疸型肝炎。诊得脉象弦而动数。此为肝郁脾湿，用疏肝行气燥脾利湿法。

白芍9克　青皮9克　木香6克　厚朴花9克　陈皮6克　苍术9克　茯苓9克　法半夏9克　薏苡仁15克　生谷芽9克　甘草3克

3剂。

服上方 3 剂后，胁痛消失，大便正常，诸症亦缓解。

【按】 本例两胁不舒，右胁疼痛，脉象弦而动数，为肝气郁结之证。肝郁则克脾，故出现胸腹胀痛，脾滞则易生湿，湿甚则大便溏薄，脾胃不和则夜眠不安，故本例断为肝郁脾湿。用白芍、青皮、木香、厚朴花、陈皮等以疏肝运脾；用生谷芽、法半夏以和胃安神；用苍术、茯苓、薏苡仁以燥湿行水。使肝不传脾，湿不内聚，诸症即缓解。

舒肝郁，宽胸膈

袁某，男，35 岁，初诊。于 1 月前发现右胁肋下端有块状物形成，常觉窒痛不舒，胸胁胀满拒按，同时向肩背牵引作痛，心中慌乱，情绪不安，眠食均差，神倦，不耐久坐。经医院检查，最初怀疑为胃癌，后来确诊为胸膜炎。就诊时脉象弦细，舌苔薄白微干，此属木郁不舒，肝实之候也。肝性喜条达而恶凝滞，郁则气无所泄，故出现结聚、痛满苦烦等症。应先予舒肝郁、宽胸膈以观进止。

刺蒺藜 9 克 青皮 9 克 金铃炭 9 克 厚朴花 9 克 郁金 9 克 薤白 9 克 瓜蒌子 9 克 茯神 9 克 沙参 9 克 木香 4.5 克 甘草 3 克

5 剂。

二诊。服上方后，经拍胸片，胁肋部疑似现象已消失。仅是先天性畸形，于病情无碍。胸膜炎症减轻，脉象已见好转，但根气尚差，阴精尤当顾及。

明沙参 15 克 牡蛎 15 克 豆卷 15 克 生谷芽 15 克 刺蒺藜 9 克 瓜蒌壳 9 克 白芍 9 克 花粉 9 克 金铃炭 6 克 茵陈 6 克 丹皮 6 克 川贝母 6 克 雅黄连 3 克 甘草 3 克

5剂。

三诊。前症继续减轻，胸胁肩背尚牵引作痛，眠食欠佳，精神倦怠，再予疏肝中寓以益阴之法。

柴胡6克　郁金6克　刺蒺藜9克　白芍9克　青皮9克　瓜蒌壳9克　夜交藤9克　麦冬9克　鸡内金4.5克　甘草3克

4剂。

四诊。胁下包块全消，疼痛不作，唯右胁下尚有压痛，睡眠较差，脉象微弦而细，舌苔干白。此肝阴未复，宜再进前药。

上方去鸡内金、牡蛎，加丹皮6克，香橼6克。

服6剂后，病即痊愈。

【按】本例右胁结块，窒痛不舒，胀满拒按，心中慌乱，情绪不安，脉象弦细，均为肝气郁结不舒所致；并进而影响到胸中阳气不宣，发为胸部胀满，痛引肩背等胸痹症状；肝郁则克脾，脾滞则食差；舌苔干白、睡眠不佳是阴精不足之故。综合诸症，断为阴亏肝郁胸痹。用刺蒺藜、青皮、金铃炭、郁金、丹皮、柴胡等以舒肝解郁；用厚朴花、木香、鸡内金、香橼、生谷芽等以健脾消食；用薤白、瓜蒌子、瓜壳以宽胸开痹；用沙参、茯神、牡蛎、白芍、花粉、川贝母、夜交藤、麦冬等以育阴安神；用茵陈、雅黄连者，是防其肝郁化火之弊。

疏肝理脾

薛某，男，43岁，初诊。右胁肋疼痛，噫气，两腿有酸软疼痛感，面色萎黄，略消瘦，饭后反饱，食欲欠佳。经医院检查，诊断为胃下垂及早期肝硬化。脉象两关俱弦。脉症合参，此属肝气横逆，伤克脾胃，迁延日久，正气受损，阴阳并虚，郁久成结，虚实相兼，病情复杂，取效较缓。此胃气嫌虚，脉症嫌实，如不先予抑肝，胃气始终难以扶持。治以疏肝益胃为主，同时先予加意涵养肝阴。

　　刺蒺藜 15 克　郁金 6 克　青皮 9 克　白芍 9 克　木香 6 克　玉竹 15 克　瓜蒌壳 12 克　薤白 6 克　枳实 9 克　生谷芽 9 克　左金丸 4.5 克　甘草 3 克

　　5 剂。

　　二诊。初服上方 1 剂后，有肠鸣反应，自觉气机运转，腹中较为舒适。服 2 剂后，反应便不明显。近日因气候转变，曾一度感冒，咳嗽，微汗出，夜不成寐，自觉吸气不能下达丹田。此因肝郁未解，脾气不伸，久病正虚，故一触新邪，肝胃更加失调。正虚不耐发表，仍当从和脾理肝论治，使气机流畅，则感冒自解。

　　刺蒺藜 9 克　制香附 9 克　乌药 9 克　青皮 9 克　白芍 6 克　茯苓 9 克　远志 6 克　茅术 9 克　厚朴 9 克　广陈皮 6 克　薤白 6 克　炙甘草 3 克

　　7 剂。

　　三诊。呼吸比较深长，胃纳渐增，前症相应好转，但两胁肋仍痛，咳嗽。此肝脾之气尚结滞中焦，宜疏肝理脾行气。

　　制香附 9 克　南藿香 6 克　乌药 9 克　炒柴胡 6 克　鸡内金 6 克　茯苓 9 克　茅术 9 克　厚朴 9 克　杏仁 9 克　生谷芽 15 克　炙甘草 3 克

　　3 剂。

　　四诊。服前方 3 剂后，精神好转，食欲增加。唯小便时黄，鼻孔偶尔见血，自觉干燥，胁间阵发刺痛，脉象弦细，舌红无苔。是肝郁未达，阴分尚虚，治宜疏肝益胃生津，并入咸寒软坚之品。

刺蒺藜 9 克　玉竹 9 克　牡蛎 15 克　海藻 9 克　山药 12 克　石斛 9 克　枳实 6 克　茯苓 9 克　茵陈 9 克　麦冬 9 克　白芍 9 克　生甘草 3 克

五诊。前症略有好转，唯呃气未平，再从前法论治。

刺蒺藜 12 克　牡蛎 15 克　海藻 9 克　旋覆花 6 克　代赭石 9 克　石斛 9 克　麦冬 9 克　玉竹 9 克　玄参 9 克　茵陈 12 克　枳实 9 克　薏苡仁 9 克　甘草 3 克

六诊。胁间刺痛减轻，诸症都有好转，但因病久正虚，抵抗力较弱，又受感冒，鼻流清涕，头晕，呼吸时牵引胁下作痛，脉象浮弦，舌苔黄，但不甚燥。此新感风热，与原病无涉。暂予辛凉平剂。

薄荷 6 克　石斛 9 克　焦栀子 9 克　淡豆豉 9 克　枳壳 9 克　青皮 9 克　连翘 12 克　菊花 9 克　白芍 9 克　木通 6 克　甘草 3 克

七诊。服药后，感冒减退。腰脐连小腹部又发酸胀疼痛，脉象沉取微弦。此肝脾郁气又现结滞，而肾家亦感虚寒，法当温养下焦与疏肝扶脾并进。

菟丝子 9 克　沙苑子 9 克　金铃炭 6 克　吴茱萸 6 克　茅术 9 克　厚朴 9 克　木香 4.5 克　柴胡 9 克　茯苓 12 克　杜仲 12 克　益智仁 6 克　甘草 3 克

八诊。诸症递减，自言饮食精神与健康前无甚差别，脉象柔和。经医院检查，钡餐试验和肝功能均正常。唯自觉胁间疼痛尚未完全消失。此久病初愈常见现象，不足为虑。再以疏肝扶脾、温养肝肾之药进行调治。

党参 12 克　炒柴胡 9 克　沙苑子 9 克　菟丝子 9

克　白术9克　当归9克　木香3克　茯苓12克　厚朴9克　杜仲18克　益智仁9克　吴茱萸6克　砂仁6克　炙甘草3克

九诊。胁间疼痛完全消失，精神食欲更佳，肝胃病变亦痊愈，欣然返回兰州工作。拟用丸方以巩固疗效。

党参30克　茯神30克　柴胡15克　龙骨15克　菟丝子60克　枸杞30克　熟地30克　当归30克　山药60克　杜仲30克　益智仁15克　砂仁15克　木香9克　白术30克　沙苑子15克　法半夏18克　黄芪30克　桂木15克　广陈皮15克　琥珀9克　甘草15克

上药共研成极细末，炼蜜为丸，每次服6克，日服3次，饭前淡盐汤下。

【按】　本例根据脉症断为阴阳并虚，肝郁脾滞积聚，因病情复杂，故治有先后。初诊至三诊均以疏肝理脾为主，是使肝郁得伸，脾运健旺，虽未专力补虚去积，已寓补益阴阳、疏通积聚之义。四诊以后，肝郁脾滞症状虽渐缓解，阴虚症状又显得突出，故随即以育阴软坚散结之法为主。七诊以后，阴液有来复之象而阳又偏虚，故又以扶阳为主。九诊时，以阴阳并补而收全功。其间因体虚曾两度外感，二诊时感冒较轻，故只在疏肝运脾药中选用辛通不腻之品，使气行流畅，则轻感自解。如此则既不失疏理肝脾本义，又防发汗伤正之弊。六诊时，因感冒较重，故稍用辛凉平剂，使其微汗而解。切不可用解表重剂以重虚其阴阳。由此看来，对于复杂病症，应随症分出阶段，辨清标本先后缓急，审慎用药，则疗效自显。本例四、五诊中，同用了药性相反的海藻与甘草，是取其软坚作用更强，仿仲景甘遂甘草汤之义。由此可见，中药中的药性相反药物，并不是绝对不能同用，只要根据情况，使用恰当，是可以收到较好疗效的。

补气血，培脾土，壮肾阳，疏肝行气

魏某，男，成年，1971 年 2 月 10 日初诊。从去年 9 月开始，每于饭后两胁疼痛，腹部发胀，经常头晕，头痛，眼花，心累，口干，腰痛腿麻，面色萎黄，倦怠思睡。经医院检查，确诊为肝硬化。脉象细弱，右尺脉尤弱，舌红少苔。此气血不足，脾肾阳亏，肝气郁滞之候。治宜补气血，培脾土，壮肾阳，疏肝行气。

当归 9 克　白芍 12 克　党参 9 克　茯苓 9 克　刺蒺藜 12 克　五味子 6 克　菟丝子 12 克　木香 6 克　青皮 9 克　炒白术 9 克　炮姜 6 克　甘草 3 克

6 剂。

2 月 17 日二诊。服上方后，头部已不昏不痛，眼不发花，放屁较多，腹已不胀，心累腰痛已大减，口干好些，精神转佳，小便晚上清长，白天发黄。现感足跟上至膝关节，阴部直到两胁两肩发痛，有时全身发冷，足麻木，舌净无苔，脉浮弱。仍本扶正行气之法。

当归 9 克　白芍 12 克　吴茱萸 6 克　补骨脂 9 克　牛膝 9 克　太子参 12 克　刺蒺藜 12 克　菟丝子 12 克　茯苓 9 克　小茴香 6 克　青皮 9 克　甘草 3 克

6 剂。

2 月 26 日三诊。服上方 30 余剂，自觉头目清快，胁痛减，腹已不胀，屁亦不多，全身亦不发冷。目前，觉脐下跳动，两腿尚软，并觉微麻，睡眠不好，牙痛，尿黄，脉阳浮阴弱，舌红无苔。此因多服阳药，形成阴虚气滞浮火，改用养阴疏肝涤热法。

生地 9 克　白芍 12 克　地骨皮 12 克　刺蒺藜 12 克　丹皮 9 克　茵陈 12 克　知母 9 克　金铃炭 12 克　钩藤 12 克　郁金 9 克　瓦楞子 9 克　木通 6 克

4 剂。

4 月 17 日四诊。服上方 10 余剂，经医院检查，肝已变软，无肿大现象，睡眠饮食均正常。但又感全身发冷，阳痿精少，两足麻软，腹微胀，腰痛尿频。此又多服阴药使脾肾之阳不足，用还少丹加减以补脾肾。

菟丝子 12 克　山药 12 克　茯苓 9 克　熟地 9 克　续断 9 克　牛膝 9 克　肉苁蓉 9 克　楮实子 9 克　小茴香 6 克　巴戟天 9 克　枸杞 9 克　五味子 6 克　淫羊藿 9 克　甘草 3 克

6 剂。

5 月 12 日五诊。服上方 20 余剂，腹已不胀，牙已不痛，头亦不晕，已无阳痿现象，脐下跳动大减，眠食俱佳，已不怕冷，小便通利，脉转有力，舌红少苔。经医院化验，各项肝功能均正常。只微感腰痛，足重腿软，再以平补阴阳，强腰膝而收全功。

丹皮 9 克　熟地 9 克　山药 12 克　茯苓 9 克　益智仁 9 克　泽泻 9 克　茵陈 9 克　牛膝 9 克　续断 9 克　菟丝子 12 克　补骨脂 9 克

6 剂。

【按】本例肝脏硬化，系由正气不足，气机不畅所形成，故始终以扶正疏导为主，使正气充足，气血流畅，则积聚自得疏通。如滥用攻坚破积之品，则正气愈伤，而积聚愈甚。在治疗过程中，因病人居住较远，复诊困难，如二诊时所拟的药方竟服至 30 余剂，致使阴分受损。三诊时所拟的药方竟服至 10 余剂，以致阳气受伤。由此看来，服药不遵医嘱，必致耽延时日，影响治疗效果。

疏肝利胆，清热除湿，运脾降逆，补益气血

关某，女，30 岁，工人，1971 年 2 月 23 日初诊。病员患慢性胆囊炎多年，长期反复低烧，右胁下胀痛，胸闷不舒，嗳气频频，少食恶心，口中干苦，心累气紧，全身发痒，坐卧不安，四肢乏力，小便发黄。诊得脉象弦细，舌质甚淡，上有细黄腻苔。

《灵枢·胀论》说："胆胀者，胁下痛胀，口中苦，善太息。"本案右胁下胀痛，嗳气频频，口中干苦，恰与此相合，故应以胆胀名之。《灵枢·经脉》说："胆足少阳之脉，……下胸中，贯膈，络肝属胆，循胁里……，其支者，从缺盆下腋，循胸过季胁。"由于胆经气滞，胸膈胁肋部位气机不畅，故出现右胁胀痛，胸闷不舒，嗳气频频，心累气紧等症。缘胆气之滞，实由于湿热久羁之故。观其反复低烧，全身发痒，小便发黄，苔黄细腻，即可知矣。胆气郁热，故口中干苦，肝胆相连，木横侮土，脾土受克，健运失常，故见食少恶心。久病正气耗损，故舌质甚淡，四肢乏力。综观诸症，此病应为湿热久羁，肝胆郁滞，脾运失常，气血受损之证。治当疏肝利胆，清热除湿，运脾降逆，补益气血，用逍遥散、柴芍六君子汤、金铃子散加减。方中柴胡、金铃炭、延胡索、刺蒺藜疏肝利胆，茵陈、枯黄芩清热除湿以利胆，法半夏、枳实运脾降逆，加泡参、白术、茯苓以补气，当归、白芍、川芎以养血。

柴胡 6 克　刺蒺藜 12 克　金铃炭 12 克　延胡索 9克　枯黄芩 9 克　法半夏 9 克　枳实 9 克　泡参 9 克　白术

9 克　茯苓 9 克　当归 9 克　白芍 12 克

4 剂。

3 月 3 日二诊。近几日来未见低烧，自觉精神好转，心情较舒畅，右胁痛稍减。仍食少恶心，身痒尿黄，睡眠欠佳，脉微浮弦，舌上仍有细黄腻苔。此气血稍旺，应重在清热除湿，疏肝利胆，兼顾气阴，用茵陈四苓散加减。

茵陈 12 克　白术 9 克　茯苓 9 克　泽泻 9 克　豆卷 12 克　桑枝 30 克　木通 6 克　刺蒺藜 12 克　丹皮 9 克　郁金 9 克　知母 9 克　白芍 12 克

4 剂。

3 月 9 日三诊。右胁已不疼痛，舌上细腻苔渐退，小便不黄，身痒微减，知饥欲食，但食后胀闷，睡眠尚差，时发心累，午后精神欠佳。此湿热渐退，肝胆稍舒，恐渗利有损阴之虞。在上方意中加二至丸以护阴液。

茵陈 12 克　苍术 9 克　茯苓 9 克　泽泻 9 克　豆卷 12 克　桑枝 30 克　刺蒺藜 12 克　丹皮 9 克　郁金 9 克　知母 9 克　女贞子 12 克　旱莲草 12 克

4 剂。

3 月 17 日四诊。服上方 4 剂后，自觉诸症大减。因故停药数日，现饮食已恢复正常，右胁不痛，只在午后觉胸闷胁胀，身痒续退，口已不苦，但渴不欲饮，脉微弦数，舌质干红，细黄腻苔续退。仍属邪退阴伤，再本上方意，加重育阴之品。

茵陈 12 克　茯苓 9 克　泽泻 9 克　豆卷 12 克　刺蒺藜 12 克　丹皮 9 克　金铃炭 12 克　白芍 12 克　郁金 9 克　玉竹 12 克　石斛 9 克　女贞子 12 克　知母 9 克

4 剂。

3月25日五诊。各症续减，在服药过程中已未见再低烧，饮食正常，精神充沛，小便不黄，舌上细腻苔已基本消退，身痒轻微，上午不觉胁胀胸闷，只在下午微有感觉，脉微浮弦。仍本上方意，减去渗利药，重在疏肝育阴兼以顾气。

刺蒺藜 12 克　丹皮 9 克　金铃炭 12 克　郁金 9 克　白芍 12 克　女贞子 12 克　旱莲草 12 克　玉竹 12 克　制首乌 15 克　泡参 12 克　茵陈 12 克　木通 6 克　甘草 3 克

4 剂。

服上方后，病员身体即基本恢复正常，虽紧张剧烈劳动，亦未见反复。

疏肝理气，活血软坚，补气运脾，兼除湿热

章某，女，35 岁，干部，1970 年 4 月 24 日初诊。病员 1960 年即患肝炎，迁延日久，即转为慢性肝炎。几年来，曾急性发作 4 次，肝脾逐渐肿大，经医院诊断为早期肝硬化。目前两胁下胀痛，微突，腰部疼痛，饮食甚少，口中乏味，食糖亦觉口苦，睡眠不好，多梦易惊，精神萎靡，四肢乏力，全身微肿，小便色黄，月经推迟，舌质淡，上有水黄苔。《灵枢·邪气脏腑病形》说："微急为肥气，在胁下，若覆杯。"本案两胁下胀痛微突，应属古之肥气范畴。《难经·五十六难》说："肝之积，名曰肥气。"故肥气主要病理为肝气郁积可知。

本案因长期患肝病，迁延失治，气结血郁，使肝脏日益肿大变硬，故有胁痛微突之症。《灵枢·经脉》说："肝足厥阴之脉，是动则病腰痛，不可以俯仰。"以肝肾同源，肝病经脉失养，故见腰部酸痛，肝经入毛中，过阴器，抵小

腹，肝经气滞，故月经推迟。肝为藏魂之脏，肝病则魂不能藏，故有睡眠不好，多梦易惊之症。肝郁则乘脾，脾虚则健运失常，故见饮食减少，口苦尿黄。其脉弦细而迟，舌质淡，上有水黄苔，亦是肝郁脾虚，兼挟湿热之象。此种虚中挟实之证，最忌恣意攻伐，以免重伤其正气，只宜以疏肝理气，活血软坚，补气运脾，兼除湿热为法。疏肝用柴胡、郁金、刺蒺藜，加白芍以取其疏中有敛；活血用桃仁、延胡索、丹参，加鳖甲、牡蛎以取其行中兼软；补气用党参、甘草，加枳壳以取其补中且散；用茵陈以涤兼挟之湿热。处方如下：

柴胡9克　刺蒺藜12克　郁金9克　白芍12克　桃仁6克　丹参12克　延胡索9克　酥鳖甲12克　牡蛎12克　党参9克　枳壳9克　茵陈12克　甘草3克

4剂。

5月27日二诊。服上方4剂后，自觉两胁痛缓，睡眠转好，饮食增加，舌上黄苔已去。但尚觉头眩，易怒，多食则恶心，身体困倦无力，脉仍弦细而弱，舌质淡，中微带青色。此肝气稍舒，郁热已解，脾神尚属困顿，前方意中加重扶持脾阳，缓缓图治。

党参12克　白术9克　茯苓12克　刺蒺藜12克　丹参12克　白芍12克　酥鳖甲12克　枳壳9克　郁金9克　川芎6克　桃仁6克　鸡内金9克　青皮9克　甘草3克

4剂。

病员后来离开成都，用以上两方交替服用，共服药100多剂。半年后，前来告知，诸症全消失，经医院检查，肝脾均正常，身体已较健康。

疏肝清热除湿，兼顾阴分

傅某，男，成年，教师，1972 年 9 月 15 日初诊。病员于两月前发生腹痛及胁痛，经医院检查，证实其存在少量腹水。两月来，曾服双氢克尿噻、肝乐、肌醇、康得宁、力勃隆、谷氨酸等药，并曾静脉注射葡萄糖及大剂量维生素 C，除腹痛有所缓解外，胁痛一直未减，并伴有胸闷腹胀，食欲不振，大便溏薄，小便茶色，睡眠甚差，周身乏力等症。据最近医院检查，肝在肋下 1 厘米，剑下 2.5 厘米，血清谷丙转氨酶增高，肝脏中等硬度，已确诊为肝硬化。诊得脉象浮弦而细，满面舌黄腻苔，舌心微有裂纹。综观诸症，应属中医肥气病范畴，其病机为肝郁湿热，并有伤阴之势。胸胁为肝经所过，肝气郁滞，故见胸闷胁痛，脉弦。木横侮土，湿热困脾，故见食欲不振，腹部胀满，大便溏薄，小便茶色，周身乏力，满舌面黄腻苔等症。其睡眠甚差，脉象浮细，舌有裂纹，为湿热久羁，伤及阴分之象。此证疏肝不宜劫阴，除湿宜用甘淡，清热宜用甘凉。宜以疏肝清热除湿兼顾阴分为法。故用刺蒺藜、郁金、青皮以疏肝气，佐少许薤白开胸痹，而行水之上源；用法半夏、茯苓、冬瓜仁运脾，而除中焦之湿热；用知母、泽泻、芦根引导湿热从小便出，而兼以保津；再加豆卷、桑枝通络除湿，以健筋骨。处方如下：

刺蒺藜 12 克　青皮 9 克　郁金 9 克　薤白 6 克　法半夏 9 克　茯苓 9 克　冬瓜仁 12 克　知母 9 克　泽泻 9 克　芦根 9 克　豆卷 9 克　桑枝 30 克　甘草 3 克

8 剂。

9 月 27 日二诊。服上方 8 剂后，食欲有所增进，四肢较前有力。仍胁痛腹胀，口干乏津。上方意中加重疏肝运脾行水，兼以保津。

　　刺蒺藜 12 克　郁金 9 克　青皮 9 克　薤白 6 克　金铃炭 12 克　厚朴 9 克　茯苓 9 克　木通 6 克　槟榔 9 克　茵陈 12 克　花粉 12 克　甘草 3 克

　　6 剂。

　　10 月 6 日三诊。病员胸闷已除，胁痛腹胀稍减，精神再增，续用上法。

　　刺蒺藜 10 克　丹皮 9 克　白芍 12 克　厚朴 9 克　槟榔 9 克　香附 9 克　茵陈 12 克　白术 9 克　茯苓 9 克　泽泻 9 克　郁金 9 克　冬瓜仁 12 克　芦根 9 克　甘草 3 克

　　8 剂。

　　10 月 18 日四诊。胁痛腹胀再减，但胁间仍觉不适。经医院检查，肝脏仍属中等硬度。上方意中增强疏肝之力，并加入软坚散结之品。

　　酥鳖甲 12 克　牡蛎 12 克　丹参 9 克　茵陈 12 克　柴胡 6 克　白芍 12 克　郁金 9 克　茯苓 9 克　香附 9 克　枳壳 9 克　芦根 9 克　厚朴 9 克　甘草 3 克

　　10 剂。

　　11 月 4 日五诊。续服上方 22 剂，自觉肝脏有变软趋势，近来睡眠稍差，又觉口中干燥。仍本上方意，加意顾护阴液。

　　酥鳖甲 12 克　花粉 9 克　茯苓 9 克　厚朴 9 克　牡蛎 12 克　青皮 9 克　茵陈 12 克　枳实 9 克　刺蒺藜 12 克　丹皮 9 克　钩藤 12 克　甘草 3 克

　　10 剂。

　　1973 年 2 月 21 日六诊。服上方 10 剂后，感觉良好，乃续服 50 余剂，自觉诸症减缓，仍本上方加减。

酥鳖甲 9 克　牡蛎 12 克　丹参 9 克　郁金 9 克　枳壳 9 克　瓜壳 12 克　金铃炭 9 克　白芍 12 克　厚朴 9 克　茵陈 12 克　茯苓 9 克　花粉 12 克　鸡内金 9 克　甘草 3 克

10 剂。

4 月 27 日七诊。续服上方约 40 余剂，以 5 月开始，胁痛腹胀已愈，食欲大增，每餐可进三四两饮食，大便正常，小便呈淡黄色，睡眠较好。经医院检查肝功已全部正常，只有时自感胁间有轻度不适。从 3 月开始，改全休为半休，每周去学校上 9 节课，并参加政治学习。再要求处方以巩固疗效。

酥鳖甲 12 克　牡蛎 9 克　花粉 12 克　茯苓 12 克　冬瓜仁 12 克　白芍 12 克　刺蒺藜 21 克　枳壳 9 克　厚朴 9 克　郁金 9 克　茵陈 12 克　金铃炭 12 克　丹参 12 克　甘草 3 克

10 剂。

上方续服至 1975 年，每年检查肝功均属正常，肝硬化已基本治愈。只在过度劳累后，肝区尚有轻度不适，但休息一晚便复原。1976 年以后已全天上班。

补益阴血兼以顾气，疏肝运脾兼以软坚

赵某，女，30 岁，教师，1970 年 11 月 25 日初诊。病员长期两胁肋胀痛，饮食不佳，大便溏薄，小便黄少，头晕耳鸣，心慌心累，夜多噩梦，午后低烧，眼周围有黑圈，腹部两侧有包块突起，形体消瘦。经医院检查，肝脾肿大，肝脏中等硬度。诊得脉象弦细，舌质淡红，上有黄腻苔。本案肝脾肿大突起，应属中医肥气病范畴。究其病理，长期两肋胀痛，腹部两侧突起，眼周黑圈应为肝经气滞血阻之象。饮

食不佳，大便溏薄，小便黄少，形体消瘦，应为肝郁脾滞，湿热内聚之证。头晕耳鸣，夜多噩梦，午后低烧，又为肝脏阴亏阳亢所致。肝病及心，故见心慌心累。其脉象弦细，舌质淡红，上有黄腻苔，亦符阴虚肝郁，兼挟湿热之候。故当以疏肝运脾，活血软坚，育阴潜阳，兼利湿热之法治之。处方如下：

刺蒺藜 12 克　丹皮 9 克　茵陈 12 克　银柴胡 9 克　牡蛎 12 克　酥鳖甲 12 克　金铃炭 12 克　桃仁 6 克　丹参 9 克　白芍 12 克　女贞子 12 克　旱莲草 12 克　枳实 9 克

12 月 12 日二诊。服上方 4 剂后，自觉腹部两侧包块减小，两胁肋仍痛，背心并有冷痛感，消化不好，腹内胀气，少气乏力，面色㿠白，小便不黄，舌上细黄腻苔退减，舌质仍淡，脉仍弦细。此久病正虚，阴药过量，有损阳气。改用疏肝扶脾，补益气血之法。

当归 9 克　白芍 12 克　党参 12 克　白术 9 克　茯苓 9 克　制首乌 12 克　女贞子 12 克　法半夏 9 克　金铃子 12 克　延胡索 9 克　甘草 3 克　柴胡 9 克

4 剂。

12 月 24 日三诊。病员诸症略减，饮食稍好，精神转佳，疼痛减缓。口中发干，午后仍有低烧，两腹侧仍有包块，此当补阴兼以顾气，疏肝佐以软坚之法，缓缓调理。

当归 9 克　白芍 12 克　党参 12 克　白术 9 克　茯苓 9 克　女贞子 12 克　旱莲草 12 克　金铃子 12 克　延胡索 9 克　瓦楞子 9 克　鳖甲 12 克　香附 9 克　玉竹 12 克　刺蒺藜 12 克

4 剂。

1971 年 1 月 25 日四诊。前因补益阴血兼以顾气，疏调肝脾兼以软坚之法，效果较好，乃续服 10 余剂。目前腹部两侧包块已经消失，两胁肋疼痛大减，经医院检查原肝大 3 指已降为 1 指，午后已无低烧，心慌心累亦减轻。头晕耳鸣、口干、噩梦等症仍在，仍脉弱舌淡，再本前法。

当归 12 克　白芍 12 克　制首乌 12 克　太子参 12 克　茯苓 9 克　旱莲草 12 克　女贞子 12 克　金铃子 12 克　郁金 9 克　香附 9 克　瓦楞子 9 克　延胡索 9 克　刺蒺藜 12 克　青皮 9 克　钩藤 12 克

4 月 28 日五诊。续服上方多剂，诸症再减，眼周黑圈已退，面色已转红润，睡眠亦好转，近来甚少噩梦，口中觉有津液，两胁肋不痛，虚烧、心累症状未再出现。最近因饮食不慎，湿热内生，觉腹中疼痛，大便溏薄，小便黄少，时欲呕吐，胸闷头胀，两胁又觉隐痛，用除湿清热疏肝开痹，兼顾气阴之法。

党参 12 克　白芍 12 克　沙苑子 12 克　旱莲草 12 克　郁金 9 克　薤白 6 克　茯苓 9 克　冬瓜仁 12 克　茵陈 12 克　苍术 9 克　金铃子 12 克　豆卷 12 克

2 剂。

5 月 3 日六诊。服上方 3 剂后，诸症即缓解。因体质虚弱，又患感冒，咳嗽咽痛，发热恶寒，头胀欲吐，手心发烧，口中干燥，脉象浮虚而数。此虚人感受风热，只宜开提轻透，佐以健胃之法。

桑叶 9 克　菊花 9 克　杏仁 9 克　薄荷 6 克　竹茹 9 克　蝉蜕 6 克　芦根 9 克　桔梗 6 克　瓜壳 9 克　生谷芽 12 克　鸡内金 6 克　甘草 3 克

2 剂。

上方调理数剂后，感冒即解。但因病员身体羸弱，屡感新邪，清热利湿解表再损气阴，致使诸症又有反复。后仍用补益阴血兼以顾气，疏调肝脾兼以软坚之法增损，又服药数十剂，诸症始告痊愈。经医院检查，肝脾均属正常范围，欣然返回工作岗位。后来她怀孕生子，亦未出现病态。随访至1978 年，身体情况一直良好。

黄　疸

黄疸这个名称，在中医文献中很早就有所记载。《内经》上说："溺黄赤安卧者黄疸，已食如饿者胃疸，目黄者曰黄疸。""身痛而色微黄，齿垢黄，爪甲上黄，黄疸也。"可见古人所谓的黄疸，是人体皮肤、黏膜和体液呈现黄色的一种症状，而不是固定指的某一种疾病。古代医家也知道发生黄疸的原因很多，《内经》上说："湿热相搏，民病黄疸。"就是说黄疸可以由不良气候所诱发。《金匮要略》把黄疸分为谷疸、酒疸、女劳疸 3 种，就是说伤食、嗜酒、虚损等因素都可以诱发黄疸。其他如《伤寒论》里的发黄，《诸病源候论》所载的急黄，更说明黄疸可见于急性热病。明·戴思恭《证治要诀》又指出，失血及病后每易发生黄疸。这些从临床上所得出的概念，都是极为可贵的经验。

现代研究认为，引起黄疸的原因有三：溶血性黄疸、肝细胞性黄疸、阻塞性黄疸。上述的 3 种原因，也是现代对于黄疸的分类。根据这样的分类，再回到古代医家对于黄疸的学说，便可以看出有许多地方都是可以结合起来的。例如从前所谓的谷疸，就是由伤食所引起的消化系统的病变，尤其是十二指肠病变，影响了胆道，或造成梗阻，胆汁不能正常地排入肠道，因而发生逆流作用，渗入血液，形成黄疸。这种黄疸是属于阻塞性黄疸。还有所谓酒疸，乃是由于嗜酒者的慢性酒精中毒，致肝细胞受损，胆汁的制造机能发生障碍，降低了血中胆红素的排泄，遂发生黄疸。这种黄疸属于肝细胞性黄疸。此外，如伤寒发黄、急黄等，系指急性热病所呈现的黄疸，这是由于细菌或病毒的毒素损害肝细胞所形成的，所以也属于肝细胞性黄疸。另外还有女劳疸，《金匮》上说："腹如水状，不治。"如果就腹水的症状来看，女劳疸颇似肝炎或肝硬化末期的现象，这是肝实质发生病变所呈现的黄疸，病势最为严重，所以古人称为不治之症。至于戴思恭所说的失血或病后发黄，则与现代的溶血性黄疸相符合。

除湿清热，疏肝健胃

肖某，女，成年，1970 年 5 月 16 日初诊。病员因长期忧郁，面目及周身逐渐发黄，近年来巩膜及全身已变为深黄而晦暗，且周身发痒，饮食少味，腹部胀满，睡眠不好，头昏如裹，大便稀溏，小便黄少，周身乏力，行走困难。曾经医院检查，诊断为胆结石。诊得满舌白腻而中心微黄，脉象濡弱。缘此病生于长期忧郁，使气滞而水湿不运，日渐蕴热。就目前诸症观察，应属湿重热轻。杨士瀛《仁斋直指方》在论黄疸中说："自本自根，未有非热非湿而能致病者也，湿也热也，又岂无轻重之别乎，湿气胜则如熏黄而晦。"湿蒙清阳，则头昏如裹。湿困脾运，则饮食少味，腹部胀满，大便稀溏。脾胃不和，则睡眠不安。湿郁于肌肉四肢，故周身发痒，四肢乏力。其小便黄少，苔腻微黄，脉象濡弱等，亦符湿郁化热，湿重于热之证。治法当以除湿为主，清热次之，佐以疏肝健胃。古代以茵陈五苓散治疗此证，甚为合拍。李老认为以苍术易白术，则走表燥湿之力更强。不用桂枝而用肉桂，更能加强膀胱气化而行水湿。再加车前仁以利尿，白芍、郁金以调肝解郁，鸡内金、甘草以健胃化石。处方如下：

茵陈12克　肉桂末（冲）3克　茯苓9克　泽泻9克　猪苓9克　苍术9克　白芍9克　郁金9克　鸡内金9克　车前仁9克　甘草3克

6月7日二诊。续服上方10剂后，诸症均有改善，饮食增进，精神转好，尿量增加，但仍黄浑。仍本前法加减。

茵陈12克　苍术9克　白术9克　茯苓9克　泽泻9克　车前仁9克　石韦9克　萆薢9克　鸡内金6克　金钱草15克　枳壳9克　甘草3克

7月15日三诊。续服上方10余剂后，再觉诸症减缓，目黄身黄大退。但有时感心累心跳，午后发烧，小便仍黄，舌上腻苔渐退。此湿热虽得缓解，但阴分稍有损伤，因湿热未尽，补阴则嫌滋腻。故仍本前方，去掉苦燥，加重疏理，兼顾阴分。

茵陈12克　白术9克　茯苓9克　猪苓9克　泽泻9克　鸡内金6克　枳壳9克　满天星15克　郁金9克　金铃炭12克　金钱草15克　青皮9克　丹参12克　甘草3克

续服上方10余剂后，身黄目黄已去，诸症亦消失。经医院检查，胆囊结石已排除。自觉阴分尚亏，即停药用饮食调理。随访3年，均健康如常人。

清利少阳湿热，和解表里

黄某，女，53 岁，工人，1975 年 5 月初诊。病员右胁及腹部突发剧痛，寒热往来，呕不能食，目睛发黄，口苦咽干，小便黄少，由医院诊断为化脓性胆管炎。经汗下失治，已数日未进饮食。目前神色衰败，身体重困，转侧亦无力，语音低微不清，时发谵语，视物昏花，双目若定，大便失禁，脉象弦细欲绝，舌质灰黑少津，上布干黄腻苔。从其胁腹剧痛、寒热往来、口苦咽干、目眩、呕不能食等症，显系邪在少阳。其目睛发黄，小便黄少，为湿热郁于半表半里所致。本应以清利少阳湿热，和解表里为治，但前医竟以发热为感冒症状，而妄用汗法。《伤寒论》少阳病篇中早有"发汗则谵语"之戒，而前医又以发热谵语，口苦咽干，小便黄少，目睛发黄等症，为瘀热在里，又妄用下法，以致洞泄不止，大便失禁。汗下两损阴阳，不但前症不解，加之数日未进饮食，脏腑精气本已无生化之源，再加病邪与药物之耗伤，故出现神色衰败、身重无力、语音低微、双目若定等危重症状。其脉象弦细欲绝，舌质灰黑少津，上布干黄腻苔，亦符合少阳湿热、气阴两损之证。《伤寒论》说："凡柴胡汤证而下之，若柴胡证不罢者，复与柴胡汤。"故治法仍应以小柴胡汤为主方。此种虚中挟实之证，若过于扶正，则有壅邪之弊，过于祛邪，则有损正之虞。故以白晒参两补气阴，重用柴胡、黄芩以和解少阳，以白芍和营养阴，缓解腹痛，用茵陈以驱湿热，用枳壳以疏理肝脾，用法半夏以降逆止呕，加生姜、大枣、甘草和中以调营卫。处方如下：

白晒参 9 克　柴胡 15 克　枯黄芩 12 克　白芍 12 克
茵陈 12 克　枳壳 12 克　法半夏 9 克　生姜 3 片　大枣 4 枚

甘草6克

4剂。

二诊。病员服上方4剂后，诸症大减，腹泻停止，能进饮食，自觉全身稍有力气，能坐起诉说病情。近两日睡眠甚差，脉稍转有力，舌上津回。再本前方减轻白晒参、柴胡、枯黄芩、枳壳、甘草各3克，加入牡蛎、龙骨潜阳以敛精气。

白晒参6克　柴胡12克　枯黄芩9克　白芍12克茵陈12克　枳壳9克　法半夏9克　生姜3片　大枣4枚　牡蛎12克　龙骨9克　甘草3克

4剂。

服上方4剂后，诸症即消失，只感身体衰弱，后注意饮食调养而恢复正常。

黑　疸

《金匮》论述五种疸病，据症状描述，阿狄森氏病同于女劳疸或黑疸。但热不寒即是疸病，疟疾中有称疸疟者，则以此字为区别。五疸病的来源各不相同，都以胃热脾寒为其主因，而黑疸、女劳疸则来源于肾。酒疸误下，久久亦有变黑者，但症象与女劳有别。书云："额上黑，微汗出，手足中热，薄暮即发，膀胱急，小便自利，名曰女劳疸，腹如水状不治。"又云："男子小便黄，自利，当与虚劳小建中汤。"又云："黄家日晡所发热，而反恶寒，此为女劳得之。膀胱急，少腹满，身尽黄，额上黑，足下热，因作黑疸。其腹胀如水状，大便必黑，时溏。此女劳之病，非水也，腹满者难治，硝石矾石散主之。"据我看，此病的根本是患者先有肾虚，阴阳俱不足，加上房劳更伤肾阴，阴虚则阳亢，阳愈亢则欲愈炽，终致真精耗竭，水不济火，藏真外露。治法应以填精温肾为主，使肾阴渐复，阳气得敛。切忌刚药损伤元阳，绝其恢复之机。根据中医治疗八法，以温补为主，兼用酸咸药品。

能够用缓中补虚兼逐瘀的方法来治疗阿狄森氏病，也就合于《内经》所指出的"疏其血气，令其条达"的原则。据我想，色素是每一个人身都有的，当人体健壮时，气血流通，它也就随着气血运行不息，敷布于全身。万一人体的活动机能衰减，它在体内也就有部分随之而沉着，终致阻滞气血的运行而发生病变。命门真火实为推动一切活动的原动力，而此火即潜藏于肾。因之治此病的主要环节就是温养命门，对于沉着部分必须推动新陈代谢。

养阴生津，益血通络

王某，女，39岁，医生，1974年6月15日初诊。病员头部昏痛，骨节酸软，长期失眠，肌肉瞤动，足肚抽筋，眼胀耳鸣，腰部酸痛，小便黄少，皮肤干燥，头发易落，口渴心慌，色素沉着，经期提前。经医院检查，确诊为阿狄森氏病。

长期未能治愈，病情续有发展。观其肌肉瘦削，面色黯黑，上下牙龈及掌纹中均带黑色。两手微颤动，舌质干而暗晦，脉象沉细。此属中医黑疸病范畴。

其主要病机为肝肾阴亏，营血不足。由于肾主骨，在色为黑，开窍于耳，其华在发。发为血之余，腰为肾之府。故肾脏之阴血不足即出现骨节酸软，面部、牙龈及掌纹均带黑色，耳鸣发落，腰部酸痛等症状。由于肝主筋，藏魂，在窍为目，足厥阴肝经上连巅顶，故肝脏之阴血不足即出现转筋、失眠、眼胀、头部昏痛等症状。且血不养心，则心中慌乱。血不营于肌肉四肢，则发生瞤动颤抖等现象。阴虚则津液不足，故产生口渴及皮肤干燥等症。阴虚生内热，故有经期提前，小便黄少等症状出现。热烁肌肉，故瘦削不堪。其舌干而暗晦，脉沉细而弱，为阴血不足，气血滞涩之象。

综合脉症分析，其为肝肾阴虚，营血衰少，津亏液耗，血行滞涩。确定的治则是养阴生津，益血通络。用生地、白芍、女贞子、旱莲草、枸杞、牡蛎以养肝肾之阴而益血，因防其大队阴药损阳，故佐淫羊藿强阳以配阴；花粉、山药益胃生津；丹参、桑枝、秦艽、牛膝、丹皮以行血通络而兼顾阴分；泽泻通利小便而不损阴。处方如下：

生地12克　白芍12克　女贞子12克　旱莲草12克　枸杞9克　牡蛎12克　淫羊藿9克　花粉12克　山药15克　丹参12克　桑枝30克　秦艽9克　牛膝9克　丹皮9克　泽泻9克

10剂。

6月27日二诊。服上方10剂后，病情有显著好转。面部、牙龈、掌纹黑色均转淡，头部昏痛、手颤、口干等症状基本消失，心慌已缓解，脉搏每分钟80～90次，眼胀、失眠、肌肉瞤动、足肚抽筋等现象亦有减轻。时值经期，只比正常经期提前两天。右耳已不鸣，只左耳尚鸣。小便较前通利，呈淡黄色。腰膝仍酸痛，落发现象尚存在，食欲不振，脉象沉细。前用养阴生津、益血通络之法已见效果。

观其诸症缓解，经期已基本正常，尿色转淡，知其阴血有来复之象，水升而火降。当此之际，用药如果过于阴柔，恐有补阴碍阳之弊。故当在前方意中，去掉部分阴药。将生地改为熟地，加入当归、枣皮、菟丝子、续断等微温之品以养肝肾而益营血。用四物、六味地黄汤加减并佐以通络。处方如下：

当归 9 克　白芍 12 克　熟地 12 克　丹皮 9 克　茯苓 9 克　泽泻 9 克　枣皮 9 克　山药 12 克　秦艽 9 克　菟丝子 12 克　续断 9 克　桑寄生 15 克　丹参 12 克　枸杞 9 克　牛膝 9 克

10 剂。

7 月 12 日三诊。服上方 10 剂后，诸症又有所改善。眼胀耳鸣等现象已全部消失，色素沉着又有减轻。但仍觉腰痛，身软，口干。大便日行二次，脉已不沉，但仍细弱。此虽阴液渐复，而阳气又嫌不足。拟用阴阳气血平调、脾肾双补之法。

泡参 12 克　茯苓 9 克　益智仁 9 克　菟丝子 12 克　女贞子 12 克　旱莲草 12 克　丹参 9 克　白芍 12 克　山药 12 克　莲子 12 克　桑寄生 15 克　续断 9 克　秦艽 9 克　甘草 3 克

上方加减，续服 40 余剂，诸症即基本消失。

1975 年 2 月 28 日，据病者言：全身已无明显症状，牙龈、面部及手纹黑色均已消失。体重增加，肌肤润泽，精神饱满，已能正常工作和学习。随访至 1975 年 10 月，其身体状况均较稳定。

清热除湿，滋养肝肾

江某，男，46 岁，干部，1965 年 9 月 24 日初诊。病员

6年前即患午后潮热，面色暗黄，腹部有癣疮样色素沉着，此起彼伏，眠食俱差，消瘦乏力。经医院检查诊断为阿狄森氏病、肺结核、神经衰弱等症。曾辗转求医，未见明显效果。现症仍午后低热，头部昏胀，食欲不振，睡眠欠佳，身强乏力，视物模糊成双影，心累心慌，面色萎黄暗晦，小便发黄，排尿时自觉尿道有痒感。脉象弦数，两尺无力，舌质深红而干，舌苔黄腻。

据以上症状分析，头部昏胀，睡眠欠佳，身强不舒，视物模糊，脉象偏弦，尺脉无力，舌质深红而干，应属肝肾阴亏之象。肾水不能上济心火，故有心累心慌之症。其面色萎黄，食欲不振，全身乏力，小便发黄，尿道发痒，午后低热，舌苔黄腻等，为兼有湿热滞气之候。阴易耗而难养，此类本虚标实之证，若徒事滋阴，不但有远水不救近火之感，且使湿热有胶结难解之弊，宜先用清热除湿行气，兼顾阴分之法。故用茅苍术、藿香、青蒿、淡竹叶、连翘、黄芩等清热除湿，佐花粉、芦根于清热除湿中寓有育阴之义，再加郁金、枳壳、厚朴以行气。处方如下：

茅苍术9克　藿香9克　青蒿9克　淡竹叶9克　连翘15克　黄芩9克　鲜芦根30克　郁金9克　枳壳9克　厚朴9克　花粉12克

6剂。

10月4日二诊。病员服上方已见小效，午后低热有所减轻。视力模糊无进展，仍体弱乏力。脉象弦细而数，舌苔厚腻。仍本前方意，多从肝脾二经考虑。

青蒿9克　连翘12克　枯黄芩9克　枳壳9克　谷芽9克　豆卷15克　刺蒺藜9克　丹皮9克　青葙子9克　决明子15克　石斛9克

6剂。

10月11日三诊。病员午后低热情况，时已渐趋正常，但尚不巩固。视力稍有改善，余症亦有缓解，舌苔已不太厚。仍本前法，加重解退虚热之品。

青蒿9克 银柴胡6克 胡黄连4.5克 枯黄芩9克 连翘9克 刺蒺藜12克 青葙子9克 决明子9克 花粉9克 甘草3克

6剂。

10月16日四诊。午后低热已基本控制，饮食精神均有好转，仍觉口中干燥，视力稍有改善，但尚昏花，脉象细数。此标证渐缓，可改用育阴涵肝清热之法，并注意育阴少用滋腻，清热少用苦燥。

生地12克 牡蛎15克 连翘9克 知母9克 胡黄连4.5克 银柴胡6克 青蒿6克 玄参9克 决明子12克 女贞子15克 酥鳖甲9克 旱莲草15克

7剂。

10月23日五诊。病员午后低热情况已消除，余症亦缓解，食欲大增，精神好转。但口中仍觉乏津，视力尚未完全恢复，且自觉阴中潮湿。脉象弦细而数，舌质红，苔黄而干。仍属肝肾阴虚，湿热未尽之候。再予养育肝肾，兼除湿热之法。

生地12克 白芍12克 玉竹12克 石斛12克 枸杞9克 丹皮9克 泽泻9克 茯苓12克 山药15克 焦黄柏9克 石决明15克

再拟以下丸方，以巩固疗效：

苏条参30克 茯苓3克 生地60克 制首乌60克 酥鳖甲30克 地骨皮30克 杭白芍60克 银柴胡30

克　麦冬 30 克　青蒿 30 克　知母 30 克　旱莲草 60 克　甘草 15 克

上方诸药，共研为细末，炼蜜为丸，每丸重 9 克。每日早、中、晚，用温开水送下 1 丸。

该病员后调甘肃工作，1977 年春节因出差来成都，顺便到我家探望。他说：前方尽剂后，前症已完全消失，10 多年来未复发。

鼓　胀

鼓胀是以腹部肿大膨胀为特征，它不是一个独立的病名，而是多种疾病的一个继发症。这种病证又可分为鼓肠和腹水。所谓鼓肠，即肠管内气体生成与吸收的机转发生障碍，因而有过剩气体蓄积于肠管之中，致使腹部膨胀的一种现象。一般说来，这种鼓胀是比较轻型的，在中医论鼓胀的文献上所载的气胀，就包括有本症在内。所谓腹水，则系由于心脏或肾脏疾患，或慢性腹膜疾患，或门静脉干被压迫闭塞，以及肝内门静脉各支被压迫等原因，致使腹腔内潴留多量液体而呈腹部水肿的一种现象。而在各种原因的腹水症中，尤以门脉性肝硬化的病例最为常见。门脉性肝硬化为肝脏的慢性弥漫性变质性病变，由于肝脏结缔组织的增生与收缩，影响门静脉循环而发生腹水。因此从病理改变来说，这显然是一种难于治愈的疾病。我国古代医家在临诊时也曾经多次地接触到这样的鼓胀病例，所以在不少的中医书籍上对本病的症状和预后都有所记载。

从古代文献对鼓胀、蛊胀、单腹胀等病症的记述，可以看出其内容并不是泛指一般鼓肠或腹水，而是着重于记载门静脉病变所致的鼓胀病。由于历史条件的限制，古代的医家们不可能从病理解剖等方面对本症获得更进一步的认识，但他们能够指出这是一种慢性的脏器衰败的疾患，并且能把它和一般的全身水肿分别开来，同时更能肯定了本病的严重性，这就算得是极其可贵的经验。截至目前为止，这些经验在中医临床上对鼓胀病的辨识，仍有很重要的参考价值。

气胀是由肠管积气所致的鼓胀，又可分为广泛性及局限性两种。前者腹部呈一般鼓胀，后者仅局部膨隆。唯无论何等气胀，其自觉症状皆有紧满不快感，腹满往往牵引胸胁，甚至腹痛、胸痛。如以手触按其鼓胀部分，则随按随起，宛如触按气囊。如以手叩其胀处，则可听到鼓音，凡此皆属气胀常有之现象。治疗本症的方法，应着重行气消胀，亢奋健胃，如厚朴七物汤、分气饮、木香化气汤、大建中汤等，皆为比较常用的方剂。

鼓胀之属于腹水症者，一般腹部皮肤紧张呈苍白色而有光泽，脐窝常消失，腹壁往往出现静脉怒张，尿量一般减少，以手触按腹水部分，即有波动发生，叩打腹水部位，则可听到重浊音。如腹水潴留过多时，心肺亦受压迫，而有心悸、呼吸困难、发绀等症状发生，甚则患者不得安卧。

针对上述症状，可知治疗腹水，首应以行水消胀为主。唯腹水病例，亦有阴阳虚实之区别，必须加以辨识，然后才能分别使用通利、消瘀或补虚等各种方法，以达到消除水肿的目的。如为全身水肿而兼有腹水者，其治法悉与治疗水肿相同，可随症选用治疗水肿诸方。如为单腹肿胀，其实者可直接采用通利逐水法，常用方剂如十枣汤、子龙丸、舟车神佑丸、下瘀血汤等。虚者切戒一味逐水，必须顾全正气，庶免耗损体力，以致难于挽救。可随症选用人参芎归汤、小温中丸、外台鳖甲丸等方。

疏肝补脾，运脾行水，兼以软坚护阴

毕某，男，成年，工人，1978年10月23日初诊。病员腹部肿大，食后则更觉胀满，双下肢浮肿。曾经医院检查，断为肝硬化腹水。发病已5月余，辗转求医，未获效验。

目前面色苍黄，右胁不适，饮食甚少，大便溏薄，每日5~6次，小便不利，口干少津。诊得舌质淡红，苔薄白而干，脉象细弱，此应属中医鼓胀病范畴。从其脉弱舌淡、食少、溏泄观察，显系脾虚湿滞之证。再从其肝硬化、右胁不适分析，其脾虚应为肝气滞塞，克贼脾土所致。由于脾虚水湿不化，水液从大便出，故小便不利。泻利日久，阴液受损，故有口干少津，舌苔干白之象。综上所述，本案应用疏肝补脾，运脾行水，兼以软坚护阴之法。故用柴胡、白芍、丹参、鳖甲疏肝行血，兼以养肝软坚；党参、茯苓、山药、甘草补脾行水，兼顾脾阴；冬瓜仁、大腹皮、车前仁以运脾行水。处方如下：

党参15克　茯苓12克　山药12克　柴胡12克　白芍15克　丹参30克　鳖甲15克　冬瓜仁12克　大腹皮12克　车前仁12克　甘草3克

4剂。

10月31日二诊。服上方4剂后，病员腹胀、双下肢肿、口干等症均有好转。大便仍溏薄，日行4~5次，舌红少津，

苔薄黄，脉弱。仍本上方意，续用疏肝理脾，软坚行水，兼顾阴分之法。

刺蒺藜 12 克　丹皮 10 克　白芍 12 克　枳实 10 克　牡蛎 12 克　酥鳖甲 10 克　炒白术 10 克　泽泻 10 克　大腹皮 10 克　丹参 10 克　金铃炭 12 克　青皮 10 克　益智仁 10 克

4 剂。

11 月 25 日三诊。服上方 14 剂后，所有症状均有减轻，腹部开始缩小，大便已成形。口干不思饮，刷牙时牙齿有轻微出血现象。仍用气阴两补，疏肝软坚，运脾利水之法。

泡参 12 克　白芍 12 克　炒白术 10 克　茯苓 10 克　刺蒺藜 12 克　丹皮 10 克　郁金 12 克　旱莲草 12 克　青皮 10 克　丹参 10 克　牡蛎 12 克　鳖甲 10 克　枳实 10 克　泽泻 10 克　金铃炭 12 克

4 剂。

12 月 9 日四诊。服上方 7 剂后，诸症又有改善。双下肢只轻度浮肿，腹已不胀，时有肠鸣，大便反觉干燥，口干不思饮，时发腰痛，小便微黄，曾一度发现痰中带血。经医院检查，肝脾未扪及，腹水可疑，肠鸣音亢进。脉象转弦，舌苔薄白。仍本上方意，重在养阴疏肝行水运脾。

防己 12 克　厚朴 10 克　女贞子 12 克　旱莲草 12 克　牛膝 12 克　大腹皮 12 克　丹皮 10 克　郁金 10 克　白芍 12 克　枳实 10 克　牡蛎 12 克　炒白术 10 克　鳖甲 12 克　茯苓 12 克　泽泻 10 克

4 剂。

服上方后，诸症若失，自觉健康如常人。随访 1 月余，未发过腹水。

胃　痛

胃痛之证，不外虚实寒热四端。其属虚证者，或为胃阴不足，或为脾阳不振，或为肾阳衰败而导致脾阳不振。其属于实证者，有虫积、食积、痰饮、瘀血、肝郁克脾等。其属于寒证者，或由于外受风冷，或由于内寒凝聚。其属于热证者，或为外受暑热，或为胃中积热。以上病因，临床上每每交叉出现，或兼见其他证候，临证时需详审之。

补益胃阴

柳某，男，43岁，1959年5月18日初诊。曾经下血，竟至昏厥，胃部时常作痛，反酸，消化不好，腹中时觉气鼓，睡眠欠佳，足胫微痛，面色红润。脉象浮大，舌质红，微有白苔。此由失血而导致胃阴不足，治法当以益胃为主。

海螵蛸9克　川贝母6克　驴皮胶9克　白及9克　沙参9克　山药12克　石斛9克　生谷芽12克　玉竹9克　牡蛎9克　鸡内金6克　甘草3克　青藤香9克

10剂。

6月2日二诊。胃痛大减，腹中气鼓亦减，饮食逐渐增加，脉象如前，再本前方。

海螵蛸9克　川贝母6克　驴皮胶9克　白及9克　牡蛎9克　瓦楞子9克　沙参9克　山药12克　石斛9克　玉竹9克　鸡内金6克　生地9克　麦冬9克　茯神9克　甘草3克

10剂。

服上方10剂后，即基本恢复正常。

【按】本例因失血损阴，阴亏阳亢竟至昏厥，从现症睡眠欠佳、面色红润、脉象浮大、舌质红赤等来看，亦符阴亏阳亢之证。足胫微痛，是阴血不足，不能营筋。由此看来，本例胃痛，显系胃阴不足所致。《内经》说"阴虚生内热"，"诸呕吐酸，皆属于热"。本例反酸为虚热上冲之故。胃阴不足，则胃失和降，而产生消化不良，腹中气鼓，舌上白苔等。故治法应以补益胃阴为主，而兼治其他症状。用沙参、山药、石斛、玉竹、生地、麦冬、川贝母、牡蛎、茯神等以益胃潜阳；用生谷芽、鸡内金等以消导饮食；用海螵蛸、驴皮胶、白及等以防其继续失血；稍加青藤香、瓦楞子行气活血以止胃痛。由于抓住了主要矛盾，故效果较为显著。

温肺疏肝运脾

王某，男，42岁，1963年1月8日初诊。主诉胃痛，发作时胸腹胁肋并痛，平时不喜冷饮，又兼咳嗽。经医院检查，诊断为慢性胃溃疡及肺气肿。脉象细弦，舌上白苔。此属脾肺虚寒，肝郁脾滞，用温肺疏肝运脾法。

法半夏9克 厚朴9克 制香附9克 白芍9克 青皮9克 杏仁9克 茯苓12克 延胡索9克 木香3克 炙甘草3克 吴萸3克

1月22日二诊。服上方后，胃痛一直未发，咳嗽亦趋好转，脉象平和，舌苔薄润，情况良好。因病员即将离开成都，索拟丸方以巩固之。

党参30克 延胡索30克 白术60克 茯苓60克 砂

118

仁 30 克　广陈皮 15 克　山药 90 克　木香 15 克　法半夏
30 克　甘草 15 克　益智仁 30 克　制香附 30 克

上药研细，炼蜜为丸，每服 9 克，每日早晚各服一次。

【按】 本例不喜冷饮，脉细舌白，属寒证范畴。咳嗽系
肺寒所致。胸腹胁肋并痛，脉象兼弦是肝郁脾滞之证。故本
例胃痛断为脾肺虚寒，肝郁脾滞。用香砂二陈、党参、白
术、厚朴、杏仁、益智仁、山药等以温润脾肺；用香附、吴
萸、青皮、白芍、延胡索等以疏肝止痛。初诊时，先予温运
疏解。巩固方中重用补脾药，是本《金匮》中"知肝传脾，
当先实脾"之义。

疏肝温胃行脾

王某，1971 年 2 月 20 日初诊。主诉胃中剧烈疼痛，痛
感循右胸胁，放射至右肩，晚上疼痛更剧，头昏怕冷。经医
院检查，诊断为胰腺炎。诊得脉细弱，舌淡红。此为肝郁克
脾，寒凝气滞之象，治当疏肝温胃行脾。

柴胡 6 克　香附 9 克　金铃炭 12 克　延胡索 9 克　白
芍 12 克　吴茱萸 6 克　良姜 6 克　瓦楞子 9 克　木香 6
克　法半夏 6 克　枳实 9 克　黄连 6 克

3 剂。

服上方 3 剂后，疼痛即痊愈。

【按】 本例疼痛循右胸胁放射至右肩，为足厥阴肝经循
行部位，故疼痛系肝气郁滞所引起。肝郁则克脾，脾胃虚
寒，则产生头昏怕冷，脉弱舌淡，晚上疼痛更为剧烈等寒凝
气滞症状。以柴胡、瓦楞子、白芍、金铃子散、左金丸等以
疏肝止痛；用良附丸、法半夏、木香、枳实等以温胃运脾。
使气行血畅，通则痛除。

疏肝运脾止痛兼以止血

阙某，女，成年，干部，1972 年 9 月 14 日初诊。病员于 3 月前因生气复加饮食不慎，致胃中急痛如针刺，口中泛酸，全身大汗，手足乏力，大便稀溏，色黑如酱。即到某医院诊治，经检查，大便隐血（+++），确诊为胃溃疡出血。从此饮食大减，只能进流体饮食，腿软无力，走路亦感困难。胃痛便血已达 3 月之久，才来就诊。

诊得脉象弦紧，舌质暗晦少苔。此为饮食不慎导致胃中不和，复加郁怒伤肝，肝郁乘脾，使脾胃损伤太过，不但使消化受阻，饮食大减，大便稀溏，全身乏力，胃中疼痛，而且出现便血现象。脉弦为肝郁，紧为痛证，舌质暗晦亦为气血不畅之证。综合脉症，应予疏肝运脾止痛兼以止血之法。故用柴胡、白芍、郁金、金铃炭、延胡索、广木香、香附、枳壳疏肝运脾以止痛；用乌贼骨、川贝母、黑姜温摄止血；加黄连以杜郁热，瓦楞子以制酸液。处方如下：

柴胡 6 克　白芍 12 克　郁金 9 克　金铃炭 12 克　延胡索 9 克　广木香 6 克　香附 9 克　枳壳 9 克　乌贼骨 12 克　川贝母 9 克　黑姜 6 克　黄连 6 克　瓦楞子 9 克

10 月 24 日二诊。服上方后，胃痛减轻，饮食增进，大便色由黑转灰，身体亦稍觉有力。再本前法加减。

金铃炭 12 克　广木香 6 克　厚朴 9 克　黄连 6 克　延胡索 9 克　瓦楞子 12 克　白芍 12 克　吴茱萸 6 克　良姜 6 克　郁金 9 克　香附 9 克　枳壳 9 克　白及 9 克　川贝母 6 克　乌贼骨 12 克

4 剂。

11 月 8 日三诊。服上方 4 剂后，病情续有好转，饮食精神情况都大有改善。胃部只觉隐痛，舌苔微白，关节微痛，此为挟湿所致。再按前法加入平胃散、桑枝，以除湿邪。

苍术9克　陈皮9克　厚朴9克　乌贼骨12克　川贝母6克　良姜6克　吴茱萸6克　香附9克　白芍12克　桑枝30克　延胡索9克　郁金9克　柴胡6克　甘草3克

4剂。

服上方4剂后，胃痛出血现象均已停止，余症亦解，眠食正常，精神健旺。后该单位派她到省外出差，便将上药磨成粉剂，带着在途中服用。在旅途中虽食生冷硬物，亦未再复发。1972年底停药。随访至1976年5月，从未再发胃病。

泄　泻

中医认为，引起泄泻的原因主要是饮食不节，其次为风寒暑湿等不良气候的影响。另外，尚有因虚致泻，如脾虚、肝虚、肾虚等。急性泄泻，当分外感与伤食。外感泄泻其症多见恶寒发热，四肢酸痛。热重者，必口渴心烦，小便短赤，可用葛根芩连加银花芍药汤。湿重者，胸腹痞闷，肢体重滞，可用藿香正气散。如在暑季，湿热兼夹者，可用薷苓汤。如在寒季，风冷内侵者，可用升阳除湿汤。伤食致泻，多见嗳腐吞酸，腹满腹痛，无寒热症者，可用保和汤。如泻势急剧，症见热象者，可用蚕矢汤。如为冷饮所伤而症见寒湿者，可用胃苓汤。慢性泄泻，多由消化不良所致，或继发于其他消化系疾病之后。

本证通常不显热象，在临床上常见营养不良、贫血，以及虚劳患者之外观。治疗方法首应以振奋消化机能为主。如肌肉瘦削，食欲不振者，可用香砂六君子汤、参苓白术散。如由忧郁伤气，症见食少体倦、惊悸不寐者，可用归脾汤。如久泄虚弱，症见心悸气短、肢冷脉微者，可用回阳饮。如每日天明溏泄、肌肉瘦削、食欲减退者，古称为脾肾两虚，可用四神丸。

泄泻之因于外感者，正气在表，内中空虚，或夹以寒湿、湿热、食积、水饮等邪，则成泄泻之症；或因表证误下，邪不得外解而协热下利。《伤寒论》中太阳阳明合病、太阳少阳合病、阳明少阳合病，邪热内传，亦均有下利之症。亦有伤于暑邪而致泻者，因暑伤元气，且兼夹湿邪之故也。《内经》说："春伤于风，邪气留连，乃为洞泄。"此又外感伏邪所致也。

脾司运化，脾的功能失常，则水谷难化而引起腹泻。导致脾之功能失常的原因，大约有四端：脾虚则中气不足，中阳不运则清气不升，清气在下，则生飧泄。脾实者谓邪实，或为食积，或为停饮，或为积痰，或为瘀血，或为湿邪。《内经》说："湿胜则濡泄。"其因于脾湿者最为多见。脾寒者脾中清冷，则不能腐熟水谷，以致清浊不分，虚寒并见，每致下焦不约，而成洞泄。亦有寒气客于小肠，小肠不得成聚，故后泄腹痛。脾热者，经言："热争则腰痛不可以俯仰，腹满泄。"亦有因邪热过甚，结成燥屎，而致热结旁流者。亦有湿热互见，大便鹜溏者。亦有寒热错杂发为霍乱，吐泻交作者。

肝气盛则乘脾，发为飧泄。《内经》说："食气入胃，散精于肝，淫气于筋。"肝气虚则不能行散谷精，亦能致泻。肾司二便，肾阳不足则导致脾阳不振，或脾肾之阳俱虚，则发为五更泄泻。

治泄泻之法，明代李中梓概括为：一曰渗淡，二曰升提，三曰清涤，四曰疏利，五曰甘缓，六曰酸收，七曰燥脾，八曰温肾，九曰固涩。可供临证时参考。

除湿化浊，运脾行水

李某，男，49 岁，1965 年 12 月 30 日初诊。突发腹泻，日五六次，腹无大痛，精神欠佳，脉象缓弱，舌苔薄白。此太阴脾土为湿所困，用除湿化浊、运脾行水法。

苍术 9 克　扁豆 9 克　藿香 9 克　厚朴 6 克　陈皮 6 克　青皮 6 克　木香 4.5 克　茯苓 9 克　大腹皮 9 克　甘草 3 克

1966 年 1 月 3 日二诊。服前方后，大便逐渐成形，自觉消化较差，脉来稍软，用补脾运脾、敛肝固肾法以善其后。

党参 12 克　茯苓 9 克　白术 9 克　山药 12 克　厚朴 9 克　木香 6 克　陈皮 9 克　白芍 9 克　补骨脂 9 克　甘草 3 克

3 剂。

【按】《内经》说："湿胜则濡泄。"本例苔白脉缓腹泻，为湿所致。湿邪阻遏中焦，则脾阳受损，出现精神欠佳，故用苍术、扁豆、茯苓、大腹皮以除湿利水；用藿香、厚朴、陈皮、青皮、木香以运脾行气。二诊时，邪气渐退，正气尚感不足，故用党参、茯苓、白术、甘草以扶脾阳；用白芍敛肝，使脾不受克。补脾强肾，使水能化气，正气既充，则不易犯矣。

祛风除湿清热

彭某，男，44 岁，1961 年 5 月 12 日初诊。患腹泻 1 年多，时好时发。近来又发腹泻，先溏便，后清水，日十余行，泻时腹微痛。有恶寒现象，夜间睡眠较差，脉象弱数鼓指，舌上有水滑苔。此属外感风寒，内有湿热之象。仿太阳阳明合病之法治之，用葛根黄芩黄连汤加味。

炒粉葛根 9 克　白芍 15 克　雅黄连 4.5 克　银花 9 克　连翘壳 9 克　滑石 6 克　青皮 9 克　炒枳壳 9 克　枯黄芩 9 克　甘草 3 克

5 剂。

服上方后，一直未腹泻，食欲好转，睡眠亦佳。

【按】本例脉来鼓指，兼恶风冷，系外感风寒之象。脉象弦数，舌质红赤，舌上水滑苔，小便赤色，是内蕴湿热之征。湿热阻滞中焦，脾运不健，故时发腹响腹痛，胃不和则卧不安。此为表里俱受邪，太阳与阳明合病。《伤寒论》说："太阳与阳明合病者，必自下利。"本例下利不止，脉促而兼表证，故用葛根黄芩黄连汤加味。用葛根、防风、银花辛散以解外邪；用雅黄连、黄芩、连翘苦寒以驱湿热，加茯苓、滑石以淡渗之；用青皮、枳壳以行滞气；加白芍以止腹痛。因湿热久羁，炼液成痰，舌上水苔带滑，故用竹茹以化之。

温脾燥湿

李某，男，43 岁，1960 年 5 月 10 日初诊。常患腹痛，消化不良，大便溏泄，食量较少。另有慢性支气管炎，咳嗽痰多，脉象缓迟，舌苔薄白。此中宫寒湿，用温脾燥湿法。

苍术 9 克　茯苓 9 克　厚朴 9 克　木香 9 克　吴茱萸 6

克　肉豆蔻面（包煨去油）4.5 克　广陈皮 6 克　酒白芍 9 克　炮姜 4.5 克　炙甘草 3 克

4 剂。

5 月 18 日二诊。服上方后，大便每日减为 2 次，腹亦觉舒畅。近日睡眠不好，夜间有些转筋。乃中宫寒湿，阻碍消化，使肠胃无以资生，血少筋挛，仍用前法增入养血之品。

苍术 9 克　当归 9 克　川芎 6 克　厚朴 6 克　吴茱萸 4.5 克　肉豆蔻面（包煨去油）6 克　广陈皮 6 克　茯苓 9 克　炮姜 6 克　酒白芍 9 克　木香 2.5 克　炙甘草 3 克

5 剂。

1962 年 12 月 26 日三诊。服上方后，2 年以来一直情况较好。近来因工作忙碌，胃气又见衰弱，头目昏胀，精神欠佳，大便又发溏泄现象，脉象虚弦，舌质淡红。此因过劳损气，诱发宿疾，应从补脾温胃立法。

党参 9 克　白芍 12 克　白术 9 克　茯苓 9 克　炮姜 6 克　砂仁 9 克　广陈皮 9 克　厚朴 9 克　木香 6 克　益智仁 9 克　炙甘草 3 克

4 剂。

1963 年 1 月 11 日四诊。服上方数剂，精神逐渐恢复，溏泄现象亦趋好转，脉象正常，根气亦好，舌质亦转红活。此中气渐复之象，再用温运脾肾之法以巩固之。

党参 9 克　白术 9 克　黄芪 9 克　当归 6 克　菟丝子 9 克　益智仁 6 克　炮姜 4.5 克　白芍 9 克　厚朴 9 克　广陈皮 6 克　炙远志 6 克　炒枣仁 9 克　炙甘草 3 克

6 剂。

服上方后，泄泻基本停止，消化力亦增强。

【按】 本例初诊时脉象迟缓，舌苔薄白，应属寒湿。寒湿聚于中宫，则发食少、便溏、腹痛，脾失健运则痰从内生，故咳嗽痰多。药用平胃散加茯苓以除湿运脾；加炮姜、吴茱萸、肉豆蔻、木香以温运之；用酒白芍敛肝止痛。二诊时，因有血虚筋挛之象，故加用当归、川芎以养血。三诊时，系过劳损气，诱发宿疾，故在原用温运脾胃基础上，加入党参、茯苓、白术、甘草、益智仁以补脾阳。四诊时，系巩固之法，用菟丝子、益智仁以培肾阳。用远志、枣仁以养心气。心肾二脏得养，亦有补于脾，脾得温养则健运不息，而泄泻即止。

先除新邪，而后养阴

孔某，男，47岁，1962年12月26日初诊。肠胃不调，食已肠鸣作泻，间有呕吐症状，近兼有感冒，时而咳嗽，脉象浮缓。此内有湿滞，外伤寒邪之象，用藿香正气散加减。

藿香9克　紫苏6克　茯苓9克　厚朴9克　苍术9克　陈皮9克　砂仁6克　木香6克　白芍12克　炮姜4.5克　炙甘草3克

4剂。

1963年1月4日二诊。肠胃症状减轻，泄泻大有好转。但仍咳嗽，用脾肺双解法。

法半夏9克　厚朴9克　茯苓12克　白蔻壳9克　木香6克　炙款冬花9克　杏仁9克　炙桑皮9克　白芍9克　炙枇杷叶9克　甘草3克

1月10日三诊。肠鸣腹泻又有好转，但咳嗽喉痛，脉象弦细，舌上无苔，再用调养肺阴法。

瓜蒌壳9克　桔梗9克　枳壳9克　花粉9克　杏仁9

克　桑皮9克　百合9克　知母9克　鲜石斛9克　竹茹9克　甘草3克

4剂。

1月14日四诊。诸症俱渐好转，腹泻已止，精神亦好。惟思想不集中，此系阴亏所致，用丸药以调补之。

沙参30克　瓜蒌壳30克　瓜蒌子30克　牡蛎60克　玄参30克　龟板30克　枣仁30克　枣皮30克　山药60克　何首乌60克　丹皮30克　女贞子30克　旱莲草30克　石斛30克　百合60克　知母30克　甘草15克

上药共研细末，炼蜜为丸，每丸重6克，每次服3丸，每日服3次，白开水下。

【按】本例为素禀阴亏，又外伤寒邪，内有湿滞。治法为先除新邪，而后养阴，故首诊以驱邪为主，末诊以养阴善其后。本例泄泻，不但为脾湿诱发，且肺合大肠，肺金得养，大便亦得正常。

温补脾肾，兼养气血

李某，男，42岁，初诊。患胃溃疡进行胃切除手术后，消化不良，食后便觉反饱，腹胀满，时而发作掣痛，大便溏泄，次数无规律，同时有隐血出现。在医院作血色素检查，一直增长很慢，面色㿠白少华，四肢倦怠，脉象软弱无力，舌滑薄少苔。此系命门真火不足，脾肾阳虚，手术后暂伤气血，以致中气不振，阳气困顿，运化失职，谷气下流，因而中焦不能吸取水谷之精微，以奉心化赤为血，故有此见症。应予温补脾肾，兼养气血。

党参9克　白术9克　茯苓9克　炮姜9克　益智仁9克　山药12克　吴茱萸4.5克　黄芪15克　当归6克　甘

草3克

5剂。

二诊。连服5剂，诸症好转，神气渐强。由于近日改变饮食（流质改为半流质），又感食后反饱，胸腹气胀。再以前方加减，增入芳香健胃之药。

党参9克　藿香9克　砂仁9克　厚朴9克　益智仁9克　白芍9克　当归12克　炮姜9克　木香1.5克　五味子3克　甘草3克

三诊。续服5剂，胸腹气胀减退，大便已趋正常，纳谷更佳。再予温补脾肾，以收全效。

党参9克　白术9克　茯苓9克　山药9克　益智仁9克　当归9克　黄芪9克　枣仁9克　法半夏9克　补骨脂9克　广陈皮6克　白蔻6克　甘草3克

7剂。

服上方7剂后，诸症痊愈。检查血色素亦恢复正常。

【按】　本例因术后暂伤气血，脾肾之阳受损，命火不足，脾阳不运，故出现饮食难化、大便溏泄、面色㿠白、脉象软弱、舌薄少苔等气血脾肾不足之象。脾虚则易气滞食积而作掣痛，脾不统血则大便有隐血出现，故用党参、白术、黄芪、茯苓、甘草、山药以补气扶脾；用炮姜、吴茱萸、法半夏、藿香、砂仁、厚朴、木香、广陈皮、白蔻等以温脾行气；用益智仁、五味子、补骨脂以壮肾阳；加当归、白芍、枣仁以养心血。使肾火充足，脾运健旺，气血得养，则诸症痊愈。

清热除湿，行气止痛

王某，男，成年，1971年6月5日初诊。腹部胀痛，大便稀溏，解便时有不通畅感觉，肛门下重，小便黄，睡眠差，脉象微浮数，舌上水黄苔。此肠胃湿热气滞之象，用清热除湿行气止痛法。

黄连6克　冬瓜仁12克　银花炭9克　薏苡仁12克　苍术9克　木香6克　枳壳9克　厚朴9克　金铃炭9克　槟榔9克　白芍12克　神曲9克　甘草3克

3剂。

服上方3剂后，即泄止痛愈，恢复正常。

【按】本例脉微浮数，舌上水黄苔，小便黄，大便稀溏，为湿热内聚之象。湿热内聚，则脾运受阻，而产生腹部胀痛、大便不爽、肛门下重等气滞之象。肠胃不和，则睡眠不安。故用黄连、冬瓜仁、银花炭、薏苡仁、苍术以驱湿热；用木香、枳壳、厚朴、金铃炭、槟榔、神曲以行气健胃；加白芍以止腹痛。清湿热则脾运自健，调滞气则后重自除，而腹泄亦不作矣。

补中运脾

王某，女，1972年10月19日初诊。大便溏薄而少，解便时必须努责始见少许清粪，遇月经来潮及感冒时反而大便通畅。饮食不好，胃部膨胀，最喜嗳气矢气，子宫下坠，脉弱色淡。此中气不足之证，治当补中运脾，用补中益气汤加味。

党参9克　当归9克　黄芪12克　白术9克　陈皮9克　升麻3克　柴胡6克　生姜2片　枳壳9克　木香6克　大枣3枚　甘草6克

3剂。

服上方3剂后，即见显效，大便基本正常，余症亦得缓解。嘱其常服本方，以巩固疗效。

【按】本例胃部下垂膨满，子宫下坠，脉弱舌淡，显系中气不足之象。肠胃气虚，不但饮食难化，大便稀溏，且推动无力，排便不爽。虚气滞于中，则喜嗳气放屁。月经来潮时，体内气血流动加速，感冒时，正气鼓邪，故反而大便通畅。药用补中益气汤以补益中气，加枳壳、木香以行滞气。药症相应，故取得显著疗效。

振奋中阳，运脾消积，燥湿行水

师某，男，48岁，干部，1976年6月30日初诊。病员于10多天前突发泄泻，频频登厕，昼夜20余次，形寒怕冷，手足不温，咳嗽。既往有慢性支气管炎史及低血压史。腹泻发生后，曾经某医院诊断为急性肠炎，经服痢特灵及黄连素，未见效果，乃改服中药。前医以形寒畏冷，手足不温，并参照有低血压史，认为系少阴下利，与白通汤服后，虽腹泻情况稍有改善，但鼻中出血，愈服则鼻衄愈盛，乃不敢再服。经人介绍，特来求诊。现仍腹泻未止，日3～4次，泻下多为泡沫和不消化食物，不思饮食，原症仍在，小便不多。舌体胖嫩，上浮白滑苔，脉缓而迟，两尺根气尚足。

本案泄泻兼见形寒畏冷，手足不温，舌胖苔白，脉缓而迟，显系阴寒腹泻，先用黄连，更益其阴寒之气，故不能奏效。既为阴寒下利，《伤寒论》说："少阴病，下利，白通汤主之。"方中葱白、干姜、生附子为温经通阳散寒之品，为何用之亦不中肯，反生鼻衄，其理安在？缘此病固属虚寒，然应责在土虚而非水寒，病在太阴而不在少阴。少阴证以脉微细，但欲寐为提纲，本案则反见脉象迟缓，而无欲寐之状。迟缓之脉结合舌体胖嫩，舌苔白滑，形寒畏冷，手足不温等症，应为中阳不振而兼湿滞之象。脾恶湿，湿甚则濡泄，总为脾阳不足，饮食不慎，湿从内生，故不思饮食，泻下多为不消化食物。脾为生痰之源，脾湿故多痰，痰阻气道，则发为咳嗽。脾不能散精上归于肺以通调水道，故小便短少。此为新病 10 余天，且两尺脉根气尚足，即从肾治，病在中焦而取之下焦，浅从深治，而用生附子以燥下，干姜以助热，葱白以引上，虽能温阳缓泻，而亦逼血上出矣。根据以上分析，本案应以振奋中阳，运脾消积，燥湿行水为法，即为合拍。故以楂曲胃苓汤加良姜以治之。方用白术、桂枝、良姜、甘草以振奋中阳，陈皮、厚朴以运脾行气，神曲、焦山楂以消积和胃，苍术以燥湿，茯苓、猪苓、泽泻以利水。用方如下：

苍术 9 克　陈皮 9 克　厚朴 9 克　桂枝 6 克　白术 9克　茯苓 9 克　猪苓 9 克　泽泻 9 克　良姜 9 克　神曲 9克　焦山楂 9 克　甘草 3 克

4 剂。

7 月 7 日二诊。服上方 1 剂后，泄泻即止。又续服 2 剂，自觉诸症消失，食欲大增。最近已未发咳嗽，要求处方以巩固疗效。再诊其脉虽缓而有力，舌虽微胖而已无白滑之苔，乃用六君子汤合参苓白术散以善其后。

党参 9 克　白术 9 克　茯苓 9 克　法半夏 9 克　陈皮 9克　百合 12 克　桔梗 6 克　山药 12 克　薏苡仁 12 克　莲子 12 克　扁豆 12 克　甘草 3 克　砂仁 6 克

4 剂。

补气和胃安神，疏肝运脾行水

苟某，女，41 岁，干部，1972 年 6 月 15 日初诊。病员自 1960 年开始腹泻，时发时止，到 1970 年病情逐日加重。每天解稀大便数次，有时夹杂黏液水泡，有时出现便秘，腹部胀满疼痛，肠鸣不断，胸闷嗳气，食欲不振，少气乏力，上午怕冷，每于午后即发低烧，体温在 37.5～38.2℃之间，睡眠欠佳，右上腹部有 1 指大压痛点。曾经医院检查，诊断为溃疡性结肠炎、慢性阑尾炎、慢性肠炎、胃肠神经官能症等病，服药均未见效。乃于 1970 年 10 月 8 日，在医院经吞钡透视，食道无狭窄梗阻，贲门通畅，胃大弯在盆腔，下垂 6 厘米，胃黏膜粗大，小肠未见狭窄粘连，结肠充盈良好，回盲部亦正常。又诊断为胃下垂及慢性胃炎，服药仍未见效果。1971 年 3 月，由某医院根据其症状及以往有密切结核接触史，疑诊为肠结核。经注射链霉素及口服异烟肼后，症状有所缓解，结合检查，确诊为肠结核。因链霉素不能长期使用，一经停药，病情依然如故。后改服中药，除午后低热情况有所改善外，其他症状仍未消除。

近日，患者因生气而致脘腹胀痛情况加剧，大便溏薄，不思饮食，胸闷嗳气，手足清冷，面白少气，时吐清痰，失眠现象加重，舌质淡滑，脉象弦细。此为久病耗伤正气，复加肝郁乘脾，致使消化功能更加失调，难以运化水谷，不但食少便溏如故，且加重了脘腹胀痛现象。阳不化水，即聚液成痰。胃中不和，则睡眠不安。拟以四君、温胆补气和胃安神，加入疏肝运脾温阳行水之品。处方如下：

太子参 9 克　白术 9 克　茯神 9 克　法半夏 9 克　陈皮 9 克　枳实 9 克　竹茹 9 克　莱菔子 12 克　广木香 6 克　白芍 12 克　吴茱萸 6 克　香附 9 克　甘草 3 克

4 剂。

6 月 25 日二诊。服上方 4 剂后，已见显效，脘腹胀痛情

况大减，便溏失眠亦好转，余症缓解，知饥欲食。但因饮食
不慎，又肠鸣大作，腹中绞痛，大便次数增多，泻下更加溏
薄，粪色深黄，且夹黏液，肛门有灼热感，小便微黄，午后
又复低烧，面白少神，舌质淡，上有微黄腻苔，脉象细数。
此为正气不足，复伤饮食，脾虚湿聚，蕴而生热，而成湿热
下利之证。此种正虚邪实之候，应本急则治其标的原则，驱
邪以免其再伤正气，用葛根黄芩黄连汤合香连丸，加除湿之
品治之。处方如下：

葛根9克　黄芩9克　黄连6克　广木香6克　白芍12
克　厚朴9克　枳壳9克　银花炭6克　神曲9克　苍术9
克　泽泻9克　茯苓9克　甘草3克

2剂。

6月27日三诊。服上方2剂后，大便情况好转，已不
带黏液，亦无灼热感觉，肠鸣腹痛情况缓解，午后未见发
烧。小腹微觉冷痛，少气懒言，面白无神，四肢清冷，性急
易怒，饮食不佳，黄腻苔已退，舌质甚淡，脉象沉弦而细。
此因湿热下利，再伤气血，肝气未能条达，脾阳又复受损。
拟补益气血，疏肝温脾之法，用柴芍四君加入疏肝温运养血
之品。

苏条参9克　白芍12克　柴胡6克　金铃炭9克　吴
茱萸6克　茯苓9克　白术9克　当归9克　香附9克　广
木香6克　小茴香6克　甘草3克

4剂。

8月31日四诊。本上方意加减，续服两个月，诸症皆
失，精神转佳，食欲增进，胃肠功能及睡眠基本正常。要求
拟方巩固，用四君合参苓白术散加减。

泡参9克　白术9克　茯苓9克　陈皮9克　法半夏9

克 香附 9 克 广木香 6 克 山药 12 克 莲子 12 克 谷芽 12 克 芡实 12 克 甘草 3 克

8 剂。

服上方 8 剂后，即停药，半年来，情况一直良好。1975 年 2 月 23 日，因受凉，前病又复发作，腹泻腹痛，饮食减少，形寒畏冷，但不似前番之剧烈，更出现腰痛。因思久病伤肾，如不加意温肾扶阳，势难巩固。即于 1972 年 6 月 27 日方意中选加桑寄生、菟丝子、牛膝、楮实子、续断、干姜、五味子、肉桂、益智仁、补骨脂、艾叶等味药。前后断续共诊 14 次，服药数十剂。到 1974 年 2 月，患者已完全恢复正常。随访至 1976 年 2 月，情况良好，未见复发。

补脾温阳，疏肝除湿

陈某，女，40 岁，干部，1972 年 5 月 4 日初诊。病员腹泻 10 余年，曾经某医院检查，确诊为慢性肠炎。突于 1972 年 3 月 19 日全身瘫软，无力支撑起床，不饥不渴，右胁疼痛，时欲呕吐。经医院检查，肝大 3 厘米，脑磷脂胆固醇絮状试验（+++），硫酸锌浊度试验 14 单位，谷丙转氨酶 230 单位。诊断为急性无黄疸型肝炎、胆囊积液、内脏下垂等病。服苦寒消炎药，不但前症未减，反而腹泻益甚。经人介绍特来李老处求诊。见病员面色苍白，形体瘦削，言语低微，似不能接续，右胁疼痛，不思饮食，呕恶腹泻，形寒畏冷，小便微黄。诊得脉微欲绝，舌根部有细黄腻苔。

本案久患腹泻，舌根有细黄腻苔，为素有脾虚兼挟湿热之证。近月来因肝经受邪，致肝气郁滞，故有胁痛之症。肝郁则乘脾，脾虚再受克贼，使脾阳愈加不振，故见不思饮食、呕恶腹泻、形寒畏冷、面色苍白等症。本已素蕴湿热，再加脾虚水饮不化，湿蕴成热，使湿热之邪胶固不解，故舌根黄腻苔不化。正虚兼挟湿热，故小便微黄，同时消化道症状亦更加剧。食少更兼腹泻，气血生化无源，故见全身瘫软，形体瘦削。此类正虚邪实之候，急应以扶正为主，而前医竟以苦寒驱邪，重伤正气，故症情日益加剧。目前病情已较危重，勉拟补脾温阳、疏肝除湿之剂，意使正足而邪退，湿去则热孤，用柴芍六君子汤加味。

党参 12 克　白术 9 克　茯苓 9 克　柴胡 6 克　白芍 12 克　法半夏 9 克　陈皮 9 克　吴茱萸 6 克　良姜 9 克　苍术 9 克　厚朴 9 克　甘草 3 克

4 剂。

5 月 20 日二诊。续服上方 10 余剂，精神大增，知饥欲食，腹泻情况也大有好转，已能步行 1 里多路前来就诊，右胁疼痛减轻。仍畏寒腹胀，黄腻苔稍减，脉象弦细。仍本前方意，重在疏理肝脾滞气。

柴胡 9 克　白芍 12 克　太子参 9 克　白术 9 克　茯苓 9 克　厚朴 9 克　广木香 6 克　吴茱萸 6 克　金铃炭 9 克　郁金 9 克　神曲 9 克　甘草 3 克

4 剂。

10 月 2 日三诊。上方加减续服 40 余剂，自觉诸症均大大缓解。8 月曾检查肝功能，脑磷脂胆固醇絮状试验阴性，麝香草酚浊度试验 6 单位，其余各项指标亦均接近正常。乃停止服药，两月来一般情况尚好。最近因过度劳累，又有复发趋势，现感右胁疼痛，全身乏力，食少腹泻，舌根腻苔又复增厚，脉象弦缓。仍用疏肝除湿、补脾温阳之法治之。

党参 9 克　白术 9 克　茯苓 9 克　柴胡 6 克　白芍 9

克 陈皮9克 厚朴9克 泽泻9克 猪苓9克 吴茱萸6
克 香附6克 甘草3克 苍术9克

4剂。

上方加减，又服40余剂，各种症状基本消失，经医院检查，肝功能已完全正常。随访至1978年，均很少患病，10余年的慢性腹泻病也一直未发，睡眠和饮食都好，精力充沛。

清热除湿养阴

卿某，女，12岁，1970年6月19日初诊。病员1月前患感冒，发热，咳嗽，经医治后，反增腹痛腹泻，迁延失治，愈演愈烈，渐至两足不能行走，始背负来李老处求诊。目前仍下利不止，每日3～5次，排便时颇感肛门窘迫，热痛难忍，泻下稀溏酱色粪便，粪中带血，并夹泡沫，口渴喜饮，腹内切痛，小便黄少，发热咳喘，面白少华，唇红起裂，肌肤瘦削，身体倦怠。诊得脉浮急数，舌质干淡，苔黄微腻。此因先患感冒，本应从表解，而医者妄用攻下之法，引热入里，成此协热下利之证。《内经》说"暴注下迫，皆属于热。"其排便时肛门窘迫，是为热邪所致。其粪中带血，为火热之邪，干动阴络而发。唇红起裂，为热劫津液所致。热邪伤津，下利损液，复加失血，以致筋脉失养，故两足痿软难行。其发热咳喘，脉浮急数，粪夹泡沫，为表邪未解，风气未宁之故。粪便酱溏，苔黄微腻，为热中尚夹湿邪之征。综观诸症，应为火热伤阴为主，兼挟风湿。此表邪不解，里热偏盛之证，应以葛根黄芩黄连汤为主方，随症加用药物。故用葛根、银花升透未尽之表邪，用黄芩、黄连、栀子、知母以清解内蕴之里热，用玄参、麦冬增津液以润燥气，用白芍止腹痛，且和营血，用滑石、甘草、车前仁清热利湿而不损津，用藕节通利关节，且兼止血。处方如下：

葛根9克　黄芩9克　黄连6克　白芍9克　栀子9克　麦冬9克　车前仁9克　银花9克　知母9克　藕节9克　滑石9克　甘草3克　玄参9克

2剂。

6月21日二诊。服上方2剂后，稍得微汗，肛门窘迫感已解除，泄下水液增多，此外透内泄，热邪已有出路，粪中已不带血。仍有低热微喘，脉促舌淡，舌苔黄腻，此为风、湿、热三者合邪伤阴之候。邪热尚盛，仍当从标治。仲景说："脉促者，表未解也，喘而汗出者，葛根黄芩黄连汤主之。"故仍以上方为主。其泄下水液甚多，兼之舌苔黄腻，低热不除，为热中兼湿可知，故增入四苓引湿从小便出而止下利，加知母、玄参以养阴退热，加淮药、神曲以消食和胃。处方如下：

葛根9克　黄芩9克　黄连6克　白术9克　茯苓9克　猪苓9克　泽泻9克　山药12克　神曲9克　知母9克　玄参9克　甘草3克

2剂。

6月24日三诊。服上方2剂后，腹泻即止，腹痛亦缓解。来诊前解软便一次，并无窘迫感觉，但粪中尚夹风泡，低热未退，尚有微咳，身发痒疹，面部微肿，口渴稍减，嘴唇糜烂，脉浮细数，舌苔黄腻。此湿热之邪达于表，由于风邪未尽，使湿热郁于肺胃所致。仿治风水之意，用解表清热利水法，不用麻黄之辛温，而多用辛凉之品。故用银花、薄荷、竹叶、葛根、蝉蜕以辛凉透表，用知母、石膏以清肺胃之热，用玄参、葛根以保津液，用滑石、茯苓以渗水利湿，加枳壳、甘草利肺止咳。处方如下：

银花9克　薄荷6克　竹叶9克　蝉蜕6克　葛根9克　知母9克　石膏9克　茯苓9克　滑石12克　玄参9克　枳壳9克　甘草3克

2剂。

6月26日四诊。服上方3剂后，大便已先硬后溏，尚微夹风泡，腹已不痛，体温已恢复正常，两足已能开始行走。尚微咳，身痒，脸肿渐消，嘴唇起裂，小便尚黄，不思饮食，体倦乏力，脉细不数，舌淡，黄腻苔稍减。此为邪势渐退，阴液未复之征，再本上方意加重益胃养阴。

银花9克　蝉蜕6克　玄参9克　知母9克　竹叶9克　茯苓9克　山药12克　生地9克　生谷芽12克　滑石9克　甘草3克　芦根9克

2剂。

服上方后，诸症均基本消失，唯体瘦力乏，嘱其注意饮食调养，以助体力之恢复。

清热除湿，行气活血

常某，1970年12月28日初诊。主诉小腹疼痛，大便脓血，一日数次，肛门有刺痛感，胃疼腹响，头部沉重，口干不欲饮。经医院检查，诊断为慢性肠炎。诊得舌淡苔黄，脉微浮数，此为湿热壅遏，气滞血阻之候。治宜清热除湿，行气活血，用白头翁汤及芍药汤加减。

白头翁9克　秦皮9克　黄芩9克　黄连6克　银花炭9克　木香6克　枳实9克　厚朴9克　槟榔9克　当归9克　白芍12克　甘草3克

2剂。

12月31日二诊。服上方2剂后,疼痛大减,脓血已止,头部已不觉十分沉重。眼微肿,脉微浮,舌上黄苔,再予疏肝燥脾行气佐以清热。

柴胡6克　白芍12克　金铃炭9克　木香6克　茯苓9克　厚朴9克　枳实9克　黄芩9克　薏苡仁12克　银花炭9克　甘草3克　白术9克

服上方2剂后,诸症尽除,恢复健康。

【按】本例苔黄舌干,为内有积热。头部沉重不欲饮,为内有湿邪。舌淡、脉微浮为湿热之邪阻遏正气。肠胃为湿热壅遏,故产生胃疼腹痛腹响,大便脓血一日数次,肛门刺痛等症状。故用白头翁、秦皮、黄芩、黄连、银花炭以除湿热,用木香、枳实、厚朴、槟榔以行滞气,加当归、白芍调血以清脓血。二诊时,因湿热之邪大减,故减用苦寒之品,加入柴胡、金铃炭以疏理肝气,意使肝木得疏,脾运得健,则湿热不致壅阻,加白术、茯苓、薏苡仁扶正而兼除湿。

痢　疾

痢疾是夏秋最常见的消化道传染病。古代医家认为痢疾,是由于外受风寒暑湿等不良气候的影响,内伤生冷或饮食过度所致。这种病因学说,也还是基于《内经》"疾病不相染易者,正气存内,邪不可干"的理论。这就是说,中医对人体与疾病的看法,着重在机体的完整性、统一性,只要人体经常保持健康,纵有病原物侵入体内,也可因其具有抗力的关系,而不会发生疾病。现代传染病学称这种抗病关系为人体对于疾病的抵抗力，我国医学对于这一点，尤为注意，这也正是中医学术的一个特点。

痢疾的一般症状为腹痛，里急后重，下痢粘涩脓血，大便次数增多，便量减少，或有恶寒发热，头痛呕吐等表现。惟人体有强弱，受病有轻重，病程有久暂，以及夹杂症的出现等不同，均足以影响症状的改变。一般都根据表里寒热虚实来区分不同的症状，从而决定不同的治法。但在临床上，不仅是热与实、虚与寒、表与里每多合并出现，甚至寒热错综的情况也经常可以见到。痢疾须与泄泻有所鉴别，因为二者同是肠胃发生的病变，在汉晋时代，常常把这两种病患混合称为下利。所以朱丹溪特别指出二者的区别，他说："泄泻之症，水谷或化，或不化，并无怒责，惟觉困倦。若滞则不然，或脓或血，或脓血杂下，或肠垢，或糟粕相杂，虽有痛不痛之异，然皆里急后重，逼迫恼人。"可见古代也认为痢疾的病况重于泄泻。

清热解毒，行血调气

冷某，女，25岁，工人，1972年8月15日初诊。病员近几日突然腹中阵痛，频频登圊，排便不爽，里急后重，每解必排下黏稠脓血，血色鲜红，小便亦黄涩，身热口渴。曾于14日去医院，诊断为细菌性痢疾，即来李老处求诊。诊得两手寸关脉均洪大而数，尺脉则涩小，舌质颇红，上有黄苔。

明代戴思恭《证治要诀》说："赤痢血色鲜红，或为蛇舌形而间有鲜血者，此属热痢。"故本案应以赤痢名之。此因夏日感受暑热之邪，蕴积于内，热积化火，干动阴络而下血。火热之邪充斥肠道，使肠道气机阻滞，而致腹痛、里急后重等症。其小便黄涩，身热口渴，舌红苔黄，亦属火热之象。寸关脉洪数为热，尺脉涩小，为大肠气滞。《金匮》说："下利，寸脉反浮数，尺中自涩者，必圊脓血。"颇与此脉症相符。

近代医学之痢疾，与祖国医学所称之痢疾，从名称和症状表现均相似。本案通过科学检查，证实为细菌性痢疾。近代医学认为此种菌痢的全身症状，为痢疾杆菌在肠道内大量繁殖，并产生内毒素，引起肠壁炎症和全身毒血症。在这一启示下，治此种类型的赤痢，必重用清热解毒药物。刘河间说："行血则便脓血愈，调气则后重自除。"经多年临床验证，确属经验之谈。故本案行血调气药亦不可少。以古方白头翁汤合芍药汤加减，恰中本案病机。故用白头翁、秦皮、黄连、黄芩、银花炭清热解毒，用木香、槟榔、厚朴、枳壳调气，用当归行血，用白芍、甘草和中以止腹痛。处方如下：

白头翁12克　秦皮9克　黄连6克　黄芩9克　银花炭9克　槟榔9克　木香6克　厚朴9克　枳壳9克　当归9克　白芍12克　甘草3克

服上方2剂后，诸症即消失。1974年7月，病员的爱人黄某患赤痢，所出现症状亦与本案相同，也用本方2剂，即告痊愈。

本方对赤痢证曾经屡试屡验，因疗效显著，故记录以待研究。

清热解毒，升清降浊，调气渗湿

赵某，男，42岁，干部，1973年10月13日初诊。病员以往即有阿米巴痢疾病史，曾辗转就医，差为痊可。1972

年因病胸痞食减，腹痛肠鸣，里急后重，痢下黄黑黏稠脓便，腹内灼热，夜不能寐。于当地医院治疗，未获效验。1973年赴成都就医，初服苦辛透泄，开郁涤热方数剂，诸病悉减，续服则病仍如故。1973年9月7日，到某医院作钡餐检查，其结果为：食道正常，胃十二指肠及空回肠各段均充填显示不良，各肠袋消失变形，有大小不等之"分节"现象，并见有"细线样"纹形，尤以降结肠段为著。钡剂通过快速，10小时观察，钡剂已排除80%。诊断为慢性全结肠炎。

目前仍腹痛肠鸣，腹中灼热，腹泻涩滞不利，粪便稠秽并带黏液，胸中痞闷。诊得脉象两关弦数，舌苔黄而微腻，此应属久痢之证。

古人治白痢多从湿治，治久痢多从虚治。本案有其特殊规律，如用通套治法，则病难速已。病员久蕴湿热之象反应比较明显，但由于湿热久蕴，已成热重于湿之象。观其脉数，苔黄微腻，腹中灼热，排便稠秽等，已见一斑。且湿热之邪蕴积过久，极易化毒，腐蚀肠道而成热毒痢疾。若徒事清利湿热而不解毒，则病将难瘥，且湿热阻滞肠道，使气机升降失其常度，故出现胸中痞闷、腹痛肠鸣、排便不爽、两关脉弦滞、气滞不通之象。

本案虽属久痢，正气固已受损，但其人禀赋尚厚，纵有虚象，亦当以末治之。当前邪势如此嚣张，如不以祛邪为主，则将有养痈成患，反伤正气之弊，盖祛邪即所以扶正也。治法以白头翁、黄连、黄芩、芦根清热兼以解毒，苡仁、木通渗湿即以涤热，枳壳、广木香调气以宽肠道，白芍、甘草和中且止腹痛，葛根以升清，大黄以降浊，处方如下：

白头翁12克　苡仁24克　黄连6克　黄芩9克　葛根

9克　白芍12克　大黄（酒炒）9克　枳壳9克　芦根15克　木通9克　广木香6克　甘草3克

11月29日二诊。服上方20余剂，腹内灼热渐消，泻痢次数亦减。有时粪中仍带黏液，腹尚微痛，口中干苦而不欲饮水，舌苔仍微黄腻。仍本前方意，加入乌贼骨宣通血脉，以止腹痛，增入天花粉生津止渴，且除湿热。处方如下：

葛根9克　黄连6克　黄芩9克　枳实9克　厚朴9克　茵陈12克　白头翁15克　乌贼骨9克　知母9克　芦根15克　花粉9克　广木香5克　酒炒大黄9克　甘草3克

12月20日三诊。续服上方10余剂，诸症又有减轻。病员自郫县到成都，因途中感冒，致头痛憎寒发热，饮食减少，腹中急痛，且泻痢涩滞，肛门灼热，粪便酸臭，脉象濡数，舌赤，苔薄白而滑腻。此为湿遏热伏，表邪外束之征。拟和中解表，芳化清热渗湿法。

藿香9克　佩兰叶9克　薄荷9克　葛根9克　黄芩9克　黄连6克　砂仁6克　神曲9克　六一散12克　广木香6克　银花12克　苡仁15克　白头翁12克

1974年1月12日四诊。服上方数剂后，外证已解，已无头痛憎寒发热等症，腹痛亦止，饮食改善。但觉胸腹胁肋胀满，泻下肛门窘迫，粪仍秽臭。此属湿热郁毒，肝脾气滞之象。仍本初诊用意，加入柴胡、刺蒺藜以疏肝，银花、连翘以解毒。处方如下：

柴胡9克　黄连6克　黄芩9克　酒炒大黄6克　茵陈9克　刺蒺藜12克　厚朴9克　枳实9克　冬瓜仁12克　广木香6克　银花15克　连翘9克　木通6克　甘草3克

服上方 10 余剂，诸症大减。现觉腹泻不爽，粪便中尚微带黏液，是为湿热之余邪，胶阻曲肠故也。效不更方，再按原法重加败酱草以解热毒。

葛根 9 克　黄芩 9 克　黄连 6 克　广木香 6 克　枳壳 9 克　厚朴 9 克　秦皮 9 克　白芍 12 克　银花炭 9 克　冬瓜仁 12 克　苡仁 15 克　败酱草 15 克

服上方 10 余剂后，即诸病痊愈，食欲增进。后即停药，嘱其注意饮食调摄。随访至 1976 年 4 月，已健康如昔，从事工作已无衰惫之感。

便　秘

中医对于便秘一症，在较早时代就已经创立了辨证施治的学说，这些学说经后世医家再加以整理发挥，就更渐加强了它在临床实践中的指导意义。例如清代程钟龄对于本症就作了简要的归纳，《医学心悟》说："大便闭结，有实闭、虚闭、热闭、冷闭之不同。如阳明胃实，躁渴谵语，不大便者，实闭也。若老弱人精血不足，新产妇人气血干枯，以致肠胃不润，此虚闭也。热闭者，口燥唇焦，舌苔黄，小便赤，喜冷恶热，此名肠结。冷闭者，唇淡口和，舌苔白，小便清，喜热恶冷，此名阴结。"程氏依据临床症状和病人个别体质关系，把便秘分为实闭、虚闭、热闭、冷闭四证，这就比较前人的学说更为明晰，所以目前多数中医对于便秘的治疗，一般都习用象程氏这样的辨证方法。

热证便秘，宜用清凉攻下之法，常用方剂以凉膈散、升

降散最为适合。寒证便秘，必须采用温燥行气之剂，以亢奋
胃肠机能，则大便自能通畅。病轻者，可用平胃散加木香、
砂仁；重者，可用四磨汤或理中汤加当归、芍药，兼服半硫
丸。此证若妄投芒硝、大黄等泻下药物，不但肠管愈渐弛缓
无力，且常有腹痛、里急后重等不良症状产生，这是在临诊
时须得特别留意的。实证便秘，其偏于热者，可用脾约丸或
大承气汤；其偏于寒者，可用备急丸或温脾汤。虚证便秘，
不可误用攻下，须以恢复津液、滋润肠道为主。常用方剂如
润肠丸、五仁丸、益血润肠丸等。此外尚可采用蜜煎导法。

　　便秘一症，可归纳为胃肠、肺、肾三个方面。在胃肠方
面，有由于气虚中寒，推动无力者；有由于肝郁克脾，胃失
和降者；有由于肝火上冲，胃气不降者；有由于饮食虫积
或湿热之邪阻滞胃肠，腑气不通者；有由于津液不足，传导
失常者。津液不足，或由于阴血亏虚，或由于热甚伤津，或
由于发汗利小便所致之损津耗液，或由于脾不能为胃行其津
液。在肺的方面，由于肺合大肠，故肺脏的病变，多易波及
大肠而发为便秘。肺气太实，则易形成上窍闭而下窍塞，此
种肺实，或为气逆，或为痰阻，或为风邪，或为湿热郁遏，
皆能导致肺失肃降，大便不通。再一种情况是肺阴不足，此
种或由于素禀阴亏，或由于肺热灼津，或由于肝火犯肺，或
由于心热传肺，或伤于秋令之燥气，皆能致液枯肠燥，大便
秘结。在肾的方面，由于肾司二便，故肾阴亏损或肾阳不
足，皆有便秘症出现。以上各类病症，应在临证中细致辨
认，对证用药，方不致误。

养心培肾，滋血润肠

　　樊某，男，63 岁，1963 年 6 月 20 日初诊。曾患痔瘘，

手术后大便困难，近年来登三层楼即觉气喘，血压偏低，平时心累心跳。经医院检查，有心脏疾病，两膝关节酸痛。此心肾阴亏，血虚肠燥之象，治宜养心培肾，滋血润肠。

柏子仁 24 克　生地 30 克　枣仁 30 克　丹参 30 克　茯神 30 克　天冬 30 克　麦冬 30 克　菟丝子 30 克　牛膝 21 克　肉苁蓉 21 克　何首乌 30 克　枸杞 18 克　知母 18 克　郁李仁 18 克　当归 30 克　火麻仁 30 克　苏子 15 克　黑芝麻 21 克　山药 30 克　甘草 9 克

上药为丸，每服 9 克，日 3 次。

10 月二诊。服上方后，上楼已不气喘，心累心跳缓解。惟大便尚不通畅，再本前法。

柏子仁 24 克　丹参 30 克　生地 30 克　麦冬 30 克　白芍 30 克　枣皮 24 克　肉苁蓉 21 克　菟丝子 30 克　枸杞 18 克　女贞子 30 克　郁李仁 18 克　火麻仁 30 克　桃仁 15 克　苏子 15 克　当归 30 克　黑芝麻 21 克　党参 30 克　甘草 9 克

上药为丸，每服 9 克，日 3 次。

1964 年 6 月 18 日来信说，服前方后，上楼不但不气喘，而且可以跑上去，大便已接近正常。经检查，心脏未见异常，只主动脉弯曲，肛门不狭窄。要求再拟丸方以巩固之。

柏子仁 24 克　丹参 30 克　生地 30 克　枣仁 24 克　麦冬 30 克　天冬 21 克　肉苁蓉 21 克　女贞子 30 克　枸杞 21 克　菟丝子 30 克　何首乌 30 克　郁李仁 21 克　火麻仁 24 克　杏仁 12 克　苏子 12 克　莱菔子 30 克　党参 30 克　山药 30 克　甘草 9 克

【按】本例老年肾水不足，故两膝关节酸痛。肾病传心，即出现心累心跳，稍事劳动即觉气喘等心阴不足，心阳偏亢情况。肾司二便，阴液不足，大肠已嫌干涩，复加痔瘘术后失血，血亏则肠内更燥，发为便秘。故用枣仁、茯神、天冬、麦冬、菟丝子、肉苁蓉、枸杞、知母、山药等大队滋养药以培心肾之阴；用当归、生地、何首乌、白芍、枣皮、女贞子、丹参以生血；用党参、茯神、甘草以助气；用柏子仁、郁李仁、火麻仁、黑芝麻、桃仁、杏仁以润肠；用牛膝、苏子、莱菔子以速其下行之势。

清热除湿，佐以敛肝健胃

陈某，女，16 岁，1970 年 3 月 2 日初诊。主诉大便秘结，小便黄少，巩膜发黄，不思饮食。经医院检查，诊断为急性肝炎。诊得脉象数急，舌苔黄腻。此为湿热内蕴之证，治当清热除湿，佐以敛肝健胃之品。

茵陈 12 克　酒炒大黄 6 克　枯黄芩 9 克　白术 9克　茯苓 9 克　猪苓 9 克　泽泻 9 克　白芍 9 克　谷芽 9克　焦山楂 9 克　甘草 3 克

服上方 2 剂后，大小便即得通利，诸症亦痊愈。

【按】 本例巩膜发黄，脉象数急，舌苔黄腻，不思饮食，是湿热内蕴之证。湿热内阻，腑气不通，故大便秘结，小便黄少。故用茵陈、酒炒大黄、枯黄芩、白术、茯苓、泽泻以清热除湿；用白芍以敛肝；用谷芽、焦山楂以健胃，使湿热清利，肝胃调和，诸症即痊愈。

疏肝清肝平肝，兼以逐瘀

杨某，女，成年，1970 年 6 月 12 日初诊。主诉由于恼气使右胁肋疼痛，晚上疼痛更剧，大便秘结，小便黄色，左侧头痛，眼睛发胀，月经提前，血色紫黑成块，饮食甚少，舌质红赤，脉象细弦。此为肝郁化火，兼夹血瘀之象。治宜疏肝清肝平肝，兼以逐瘀之法。

柴胡6克　枳壳9克　刺蒺藜12克　香附9克　白芍9克　丹皮9克　山栀仁9克　钩藤12克　丹参9克　桃仁6克　甘草3克

服上方4剂后，大便通畅，余症亦趋好转。

【按】　本例因怄气使肝郁不疏，因肝经布胁肋，连目系，故发为胁肋疼痛，眼睛发胀。肝胆相连，胆经循头之两侧，故发为偏头痛。肝郁克脾，则饮食甚少。脉象细弦，亦为肝郁之象。肝郁最易化火，故出现舌质红赤、大便秘结、小便黄色、月经提前等火热现象。气郁不舒，则血亦瘀滞，因此出现月经血色紫黑成块，夜间胁肋疼痛加剧等瘀血征象。综合以上症状分析，故断为肝郁化火兼夹血瘀。肝郁则应疏肝，故用柴胡、枳壳、刺蒺藜、香附。因防肝气横逆侮脾，故用白芍以敛之。肝热则应清肝平肝，故用丹皮、山栀仁、钩藤，并用丹参、桃仁以活血祛瘀，药证相应，则收效较快。

疏肝清肝，育阴潜阳，驱痰下气

徐某，女，成年，1970年12月16日初诊。其家人代述，平时睡眠不好，情志易激动，近因怒打小孩，引起神志失常，口中喃喃自语，每欲跳楼自杀，已数日不进饮食，大便亦数日不解，口中干燥，生眼屎，脉浮，舌上有黄滑苔。此为素禀阴亏，怒引肝火上冲，夹痰阻窍之候。治宜疏肝平肝，育阴潜阳，驱痰下气，用温胆汤加减。

法半夏9克　茯苓9克　竹茹9克　枳实9克　刺蒺藜

12克　黄芩9克　钩藤12克　牡蛎12克　龙骨12克　代赭石9克　甘草3克

2剂。

12月18日二诊。服上方2剂后，有时神志正常，能自述头痛甚剧，口渴欲饮，能稍进饮食，脉浮象稍减。但有时仍然昏乱胡语，大便仍然未解。仍本前方立意，加入育阴开窍药。

白芍12克　生地9克　石决明9克　钩藤12克　牡蛎12克　刺蒺藜12克　竹茹9克　枯黄芩9克　龙胆草9克石菖蒲6克　远志6克　琥珀（冲）4.5克　枳实9克　磁石9克　朱砂（冲）1克　神曲9克

2剂。

12月20日三诊。神志全部清醒，脉已不浮，只细涩而弱。自觉胸中窒闷，似有物压迫的感觉，头昏失眠，口干，便秘，不思饮食。再用疏肝扶脾，驱痰行气，开上泄下之法。

刺蒺藜12克　青皮9克　山药12克　泡参9克　茯苓9克　法半夏9克　枳实9克　厚朴9克　石菖蒲6克　莲米12克　薤白6克　石斛9克　钩藤12克　甘草3克

4剂。

服上方4剂后，大便已通，饮食能进，睡眠转佳，胸中开豁，诸症即痊愈。经随访数月，未见复发。

【按】本例病员平时睡眠不好，头部昏痛，情志易激动等，是素禀肝阴亏损之象。怒则气上，肝火上冲，故头痛失眠加重。脉浮、舌黄、口干、生眼眵，均系肝火之象。气不下降，故大便秘结。肝气郁滞，则胸中窒闷。肝郁克脾，则不思饮食。脉滑，胸中有压迫感，为痰饮内聚之象。肝火夹痰，阻塞心窍，则神志失常。故治当疏肝清肝，育阴潜阳，豁痰开窍，扶脾降气。用刺蒺藜、青皮以疏肝；用黄芩、龙胆草以清肝；用牡蛎、白芍、生地、石斛以育阴；用钩藤、龙骨、代赭石、石决明、琥珀、磁石、朱砂以潜阳；用法夏、茯苓、竹茹以驱痰；用石菖蒲、远志、薤白以开窍；用泡参、莲米、山药、神曲、甘草以扶脾；用枳实、厚朴以降气。使肝脾调和，阴生阳潜，上开下泄，诸症即痊愈。

疏肝通络，清热降逆

黄某，女，50岁，1971年5月3日初诊。主诉大便秘结，头昏头胀，乳头发痛，皮肤发痒，脉象浮弦，舌上黄黑苔。此为肝郁络阻，郁热上冲之候。治宜疏肝通络，清热降逆。

刺蒺藜12克　丹皮9克　柴胡6克　郁金9克　瓜蒌21克　丝瓜络12克　酒炒大黄6克　枯黄芩9克　钩藤12克　代赭石9克　旋覆花9克　甘草3克

服上方3剂后，大便即通畅，余症亦消除。

【按】本例脉象浮弦为肝郁之象。足厥阴肝经上膈，布胁肋，乳头发痛，系肝气郁热所致。郁热阻络，则周身发痒，郁热上冲发为头昏头胀。大便秘结，舌上黄黑苔，亦系火热之象。故用刺蒺藜、丹皮、柴胡、郁金以疏肝；用瓜蒌、丝瓜络、旋覆花以通络；用酒炒大黄、枯黄芩以清热；用钩藤、代赭石以降逆。使肝气条达，脉络通畅，热清气降，诸症即得缓解。

通利二便，兼顾阴液

陈某，男，成年，1971年11月4日初诊。主诉大便秘结，已 5 日不解，尿频量少，尿后疼痛，恶心腹胀，口中干燥。经医院检查，诊断为输尿管结石。诊得脉象沉实，舌上干红无苔，此为下焦湿热伤及阴分，治当通利二便，兼顾阴液。

大黄 9 克　枳实 9 克　厚朴 9 克　泽泻 9 克　茯苓 9 克　猪苓 9 克　瞿麦 9 克　金钱草 30 克　海金沙 24 克　知母 9 克　生地 12 克　甘草 3 克

服上方 2 剂后，大便即通利，余症亦告缓解。

【按】本例脉象沉实，大便秘结，小便短涩疼痛，为下焦实热现症。大便不通，肠胃之气不行，故发为恶心腹胀。热甚伤津，故口中干燥，舌干红无苔。治当以通利二便为主，故用大黄、枳实、厚朴使热从大便出；用泽泻、茯苓、猪苓、瞿麦引热从小便出。因有结石，故加金钱草、海金沙以化之，并用知母、生地以清热养阴。使前窍开，后窍泄，热去津存，病即痊愈。

养肺肾阴分

王某，男，成年，1970 年 12 月 4 日初诊。主诉大便秘结，咳嗽，痰黏稠成块，睡眠不好，遗精盗汗，脉象浮大，舌干红无苔。宜养肺肾阴分，麦味地黄丸加减。

熟地 9 克　丹皮 9 克　菟丝子 12 克　山药 12 克　茯苓 9 克　麦冬 9 克　五味子 6 克　竹茹 9 克　白芍 12 克　牡蛎 12 克　肉苁蓉 9 克　柏子仁 9 克　法半夏 9 克

4 剂。

12 月 25 日二诊。服上方 10 余剂，诸症已缓解，大便不干燥，痰亦转清稀，咳出较易，睡眠、饮食精神均大有好转，微觉怕冷，舌赤，脉浮数。仍本前方增损。

五味子 6 克　朱麦冬 9 克　生地 9 克　丹皮 9 克　山药 12 克　枸杞 9 克　泽泻 9 克　茯苓 9 克　菟丝子 12 克　牡蛎 12 克　肉桂 3 克　竹茹 9 克　白芍 9 克

4 剂。

服上方 4 剂后，即基本恢复健康。

【按】 本例脉浮大，舌干红无苔，睡眠不好，为阴亏症状。肾阴亏损，则遗精盗汗。肺阴亏损，则咳嗽痰稠。肺合大肠，肾司二便，肺肾阴亏，则发为便秘。故用麦味地黄丸以养肺肾阴分，加白芍、肉苁蓉、枸杞以养阴润肠，用牡蛎、柏子仁以潜阳安神，用法半夏、竹茹以止咳驱痰。二诊时，用少量肉桂以引火归元。

癃　闭

肾司二便，肝主疏泄，肝肾阳虚，则阴寒内盛，下焦阳气不能运化疏泄，故水液蓄停于膀胱而为癃闭。肝肾热则火盛水亏，阴枯液竭，故小便为之不利。

癃闭证系小便不通，其形成多与全身司水之肺、脾、肾三脏有关。肺为水之上源，肺气不利，则不能通调水道，下输膀胱。常见以肺气太实或肺热证为最多，所谓上窍闭，则下窍塞也。脾司水谷之运化，若脾阳不振，中气不足，亦能使脾失键运，而水液不行。肾为水脏，司二便，肾阳不充，则气化不行；肾阴不足，则独阳不化。膀胱与肾相为表里，膀胱蓄水过多，则气化难施，而成癃闭。肾与膀胱为湿热所干，也能使小便黄少，甚至涓滴难通。此外，肝主疏泄，肝郁、肝火亦易导致疏泄失权。其他如瘀血阻滞，也可使尿道阻塞，而成癃闭之症。

滋阴泻火

于某，女，70岁，初诊。长期小便不利，近来更甚，尿意频急，不得畅解，甚至癃闭不通，引起小腹胀满。终日心中烦躁不安，怔忡气短。诊得脉至细数，舌尖红，干燥少津。此肾阴不足，水不济火之候，拟知柏地黄汤加车前仁主之，连续服5剂。

二诊。服药后已有显著效果，诸症均有好转。继续给予前药滋阴泻火，即可望痊愈。前方加龟板，服5剂。以后据她的女婿说，其岳母服药未尽剂，诸病已痊愈。

【按】本例脉象细数，舌质干燥尖红，是阴亏火旺之象。肾司二便，肾阴亏损，水不济火，故有尿频癃闭之证。膀胱停水，则小腹胀满，阴亏火旺，则烦躁怔忡。故以六味地黄汤滋肾阴，用知母、黄柏以清肾火。加车前仁者，以其性味甘寒，助排尿而不损阴也。

补气益血，扶脾强肾，佐以运脾润肺

何某，女，成年，1970年7月15日初诊。主诉小便黄少，有时癃闭不通，胃部及腹部两侧胀满，自觉有水停滞于内，饮食很差，每餐仅能进食1两多，常嗳气放屁，喉中时觉有痰，头部昏重，手足发烧，晚上口干，出气觉热，有时心累。前医用香燥清利药，均未奏效，反觉胀满愈甚，小便更加不通。诊得脉象微弱，舌质淡萎。此属气血不足，脾肾阳虚之候。应予补气益血，扶脾强肾，佐以运脾润肺。

泡参9克　炒白术9克　茯苓9克　黄芪12克　当归9

克 川芎 6 克 白芍 9 克 益智仁 9 克 菟丝子 12 克 补骨脂 9 克 肉桂 3 克 砂仁 6 克 木香 6 克 麦冬 9 克 甘草 3 克

6 剂。

服上方 6 剂后，诸症大减，小便已得通利，腹亦不胀。后嘱其续服，服至 30 余剂，自觉康复。后随访两年多，情况一直良好。

【按】本例脉象微弱，舌质淡萎，是气血不足，阳气虚衰之象。脾阳不足，则致胃腹膨满，饮食难化，嗳气放屁。水食停滞，则痰从内生。清阳不升，则头部昏重。肾阳不充，则气化不行，故小便黄少，甚至癃闭不通。至于出气较热，晚上口干，手足发烧，有时心累，纯系真寒假热之象。前医以香燥清利药，反而增剧，证明其为虚证。故用泡参、黄芪、白术、茯苓、砂仁、木香、甘草以补气运脾；用当归、川芎、白芍、麦冬以滋养阴血；用益智仁、菟丝子、补骨脂、肉桂以温肾强阳。使气血得充，阳行水化，则诸症即解。

振奋肾阳

毛某，女，72 岁，居民，1975 年 9 月 29 日初诊。病员突然于 9 月 12 日大小便不通，并发腹胀，呕吐，当即去医院急诊，诊断为尿潴留，采用每日导尿办法，得以暂时缓解。据最近检查，发现尿道有一樱桃大的块状物，导尿颇感痛苦，于是来李老处进行中药治疗。

病员除上述症状仍存在外，尚觉头部昏晕，腰间胀痛，胃纳不香，口中干苦，鼻内干燥。诊得左右寸关脉均浮，左尺脉细弱，右尺脉似有似无。舌质淡红，上有微白苔。

根据脉症分析，本案右尺脉似有似无，是老年命火不足之脉象。肾阳虚衰，使膀胱不能气化，则小便癃闭不通，肾司二便，肾气不充，故大便亦艰涩，二便不利，故腹中胀满。气不得下泄，则上逆发为呕吐。阳不化水，则水停中脘，脾为湿困，故舌上微白，胃纳不香。津液不得上承，故口中干苦，鼻内干燥。腰为肾之府，故其腰间胀痛，亦为肾虚所致。肾虚则髓海不足，故有脑转头晕之症。本案左尺脉细弱，肾阴亦嫌不足。但根据现症，应以肾阳虚衰为主，故治疗关键在于振奋肾阳。《素问·灵兰秘典论》说："膀胱者，州都之官，津液藏焉，气化则能出矣。"当务之急，应加意扶持肾中阳气，从而加强气化作用，则小便自能畅通。此种强肾利水之剂，济生肾气丸确有特效，曾经屡试不爽，该方由八味肾气丸加车前仁、牛膝组成。肾气丸本阳根于阴之义，在育阴之六味地黄丸基础上加味组成，亦与本例病机相符。本例再加桑寄生、续断补肾强腰除湿，因缺枣皮，故以菟丝子代之。处方如下：

熟地9克　丹皮9克　茯苓12克　泽泻9克　山药12克　菟丝子9克　牛膝9克　桑寄生15克　肉桂3克　制附片（先煎半小时）9克　车前仁9克　续断9克

6剂。

10月27日二诊。病员服上方1剂后，即能自行排尿，随即大便亦能自解，气有下行之势，呕逆亦停止。但小便尚欠通畅，每解需停歇3次，才觉解尽，且夜多小便，每晚竟达七八次。经医院检查尿液，发现尿中蛋白（＋）。现仍觉头晕，腰胀，食少，口干，鼻干，右尺脉渐显，至数清晰可辨。此肾阳虽有来复之势，但尚不充盈，肾脏功能尚未恢复正常，故仍本前法。因患者有燥象，故去辛热之桂、附，而改用其他扶脾强肾之药物。处方如下：

桂枝 9 克　白术 9 克　茯苓 12 克　泽泻 9 克　丹皮 9 克　熟地 12 克　山药 12 克　菟丝子 12 克　巴戟天 9 克　车前仁 9 克　杜仲 9 克　桑寄生 15 克　牛膝 9 克　益智仁 9 克

1 月后，病员女儿来说，服上方 6 剂后，目前二便通利，眠食俱佳，精神健旺，诸症亦消失。

消　渴

有些医书分消渴为三消，即渴饮不止为上消，食入即饥为中消，饮一溲二，小便如膏为下消。其实消渴一证，往往是多饮、多食、多尿的三多现象同时存在，如果机械地把三消分开来看，那就很难从其他疾病中把消渴证独立起来。所以喻嘉言曾说："以消渴、消中、消肾，分名三消，岂中下二消无渴可言耶？"赵养葵也说："治消之法，无分上中下，先以治肾为急。"根据喻、赵二氏说法，可见三消的分类，不过代表消渴的各种临床症状，而其病理的发生机转，则同为新陈代谢的异常所致。

消渴之范围，包括了尿崩症与糖尿病，但尿崩症是比较罕见的疾病，故中医文献所列消渴的证治，绝大部分当为糖尿病。糖尿病的主要症状为尿甜，尿量多，排尿次数亦多，口渴，饮水多，吃食多，身体逐渐消瘦，肢体痿弱，精神恍惚。治疗此等症状，根据发病之新久，以辨别病势之轻重。如症象初起，病势不重者，治宜生津补水以降水撤热，常用方剂如黄连丸、天花散、玉液汤。如久病不愈，症见眼目昏花，腰脚软弱，肌肤瘦削者，可用六味地黄丸或鹿茸丸以滋补强壮。又如皮肤瘙痒，或并发痈疽者，可常服六一汤。

中医治疗尿崩症，通常采用补养肾气的方法，惟尿崩症之经过颇为绵延，短期内难于治愈，必须嘱患者耐心服药，方能逐渐收效。常用方剂如肾气丸、独参汤、五子衍宗汤、固阴煎等。

人体司水之脏器，中医认为以肺脾肾为主，此三脏功能失调，皆能导致消渴之证。其在于肺者称上消，在于脾胃者称中消，在于肾者称下消。肺为水之上源，水液之制节全在于肺，肺脏的功能失调，则易形成上消证。此证以肺热与肺阴虚者为多见，然热甚伤阴，阴虚生热，两者又相互影响，常难截然划分。其因于肺热者，或多吃辛辣酒食，使热生于内，或温邪犯肺，寒郁化火，或为湿热兼夹留恋难解。其因于肺阴虚者，或外伤秋燥之邪，或肺热伤阴，亦有心火偏旺，消烁肺脏气阴而成上消证者。在脾胃方面，脾主水谷之运化，脾与胃相表里，一升一降，脾胃的功能失调，则水液不能正常运化，而成中消证。其常见者或为脾虚不能行水，或为脾湿水饮内聚，或为湿热秽浊之气阻遏中焦，使阳气不得宣化。或为胃热消渴，或为胃阴亏损，使津液不得上承。在肾脏方面，肾主水，肾脏的功能失调，即能发为下消证。一者为肾阳不充，命火不足，而致阳不化气；一者为肾阴亏耗，亦能使肾脏功能失调，而成下消。肾与膀胱相为表里，膀胱蓄水过多，也可致气化功能失调，而成消渴证。

滋肾益胃清胃

杜某，男，成年，1964 年 11 月 9 日初诊。主诉患消渴数年，饮多尿少，小便黄色，大便秘结，面目红润，脉象弦数，沉取较硬，舌质红，中心开裂，舌根黄浊。此肾水不足，胃热上炎之候，治宜滋肾益胃清胃。

知母9克　黄柏9克　玄参9克　玉竹9克　石斛9克　花粉9克　麦冬9克　雅黄连6克　枯黄芩9克　莲子心6克　甘草3克

6剂。

11月16日二诊。服上方后，热象退减，口不甚渴，饮水不多，心中轻快，大便较前通利，小便微黄，量不太多，饮食正常，舌质微红，苔薄黄，脉象弦数有力。上方中加入生地9克，服4剂。

11月20日三诊。脉象柔和，舌苔转润，尿量接近正常，微带黄色，眠食均佳，以丸药巩固之。

生地30克　丹皮21克　泽泻24克　茯苓30克　枣皮30克　山药30克　知母24克　黄柏15克　牛膝12克　车前仁24克　女贞子30克　旱莲草30克　玄参30克　麦冬30克　玉竹30克　莲子心9克　连翘21克　甘草9克

上药共研细末，炼蜜为丸，每丸重9克，每日早晚各服1丸。

【按】本例脉象沉取较硬，舌质红，中心开裂，是肾阴不足之象。肾阴亏损，亦可使水不化气，而发为消渴溲多。阴亏液涸，则虚火上炎，故发为面目红润、大便秘结、小便黄色、脉象弦数、舌根黄浊等胃热现症。故治法当以滋肾益胃清胃为主，用知柏地黄丸、二至丸加玄参、牛膝、车前仁以育肾阴；用玉竹、石斛、花粉、麦冬以养胃阴；用雅黄连、枯黄芩、莲子心、连翘以清热，使水升火降，消渴即解。

除湿运脾，温阳强肾

张某，男，42岁，1966年1月26日初诊。两月前发现肩关节疼痛。经医院检查，发现小便含糖，饮食过量则尿中含糖量多，诊断为糖尿病。夜间小便特多。诊得脉象柔和，至数稍缓，舌苔淡白而滑。此为湿伤脾阳，肾气不充之故，当予除湿运脾，温阳强肾。

南藿香9克　茯苓9克　白术9克　桂枝6克　法半夏9克　巴戟天9克　陈皮9克　厚朴9克　苍术12克　甘草3克　桑寄生12克

3剂。

1月29日二诊。服上方后，自觉症状有所减轻，但由于感冒引起咳嗽，脉象不浮，舌上白苔，肺经稍有寒邪。于上方意中加入解表药。

紫苏梗9克　杏仁9克　防风9克　桂枝6克　白芍12克　厚朴9克　茯苓9克　炒陈皮9克　法半夏9克　生姜6克　甘草3克

4剂。

2月7日三诊。感冒已解，小便含糖量已不显著，但夜来小便尚多，自觉身体较弱，脉象至数迟缓，舌质嫩红。再宜培补气血，温扶肾阳以巩固之。

党参12克　茯神9克　白术9克　炒枣仁9克　熟地12克　桂枝6克　白芍9克　补骨脂9克　益智仁9克　法半夏9克　陈皮9克　炙甘草3克

6剂。

【按】本例脉缓舌淡而滑，为阳虚湿滞之象。脾主四肢，湿困脾阳，则关节重滞而痛，肾阳不充，则夜多小便。

故用桂枝、生姜以温阳；用茯苓、白术、苍术以除湿；用藿香、法半夏、陈皮、厚朴以运脾；用桑寄生、巴戟天、补骨脂、益智仁以强肾。二诊时因受感冒，故加紫苏梗、防风、杏仁以解之。三诊时，脾湿渐除，身体衰弱之象较显，故加党参、茯神、枣仁、熟地、白芍以补之。

益胃健脾，兼顾肺肾阴分

江某，男，成年，干部，1974年8月27日初诊。病员近来多食易饥，以往每顿只能进3两饮食，最近突然增至5两，尚感饥饿。经医院检查，尿糖（+++），确诊为糖尿病。并自觉头昏眼干，全身无力。诊得舌质红而少苔，脉象浮大。

《景岳全书》说："中消者，中焦病也，多食善饥，不为肌肉而日加瘦削，其病在脾胃，又谓之消中也。"此病多因嗜食辛辣酒品，使胃中积热，胃热则多食易饥。由于邪热不杀谷，水谷精微尽从小便出，不能化生气血，故见头昏乏力。胃热劫津，阴液受损，故见眼干，舌红少苔，脉象浮大。阴精愈亏则邪火愈炽，因此病情日益加重。《医门法律》说："凡治初得消渴病，不急生津补水，降火散热，用药无当，迁延误人，医之罪也。"本案既为阴亏火炽，生津降火实为当务之急。然因消渴为水液代谢失调之病，而人体司水之脏器为肺脾肾三脏，故其治疗之病位，除以脾胃为主外，还应兼顾肺肾。故用花粉、石斛、山药、葛根、麦冬、玄参、百合等大量益胃而兼顾肺肾阴分之品；用黄连、银花、知母以撤火热，再加茯苓、甘草健脾以运药，补气以配阴。处方如下：

花粉9克　石斛9克　山药12克　葛根9克　麦冬9克　玄参9克　百合12克　黄连6克　银花9克　知母9

克　茯苓9克　甘草3克

4剂。

9月7日二诊。病员服上方5剂后，诸症退减，每餐饮食已降至2两多，食后已不觉饥饿，亦无口渴感觉，此中消证已罢。经医院检查，尿糖已减为（＋）。再用上方意以巩固之。

葛根9克　沙参9克　花粉9克　生地9克　石斛9克　麦冬9克　百合12克　菊花9克　银花9克　黄连6克　知母9克　芦根12克　甘草3克

4剂。

头　痛

头痛这样一个症状，其有寒热虚实的区分，有的可以服桂枝汤，有的可以服承气汤，有的可以服四逆散，有的可用十枣汤，有的又可用吴茱萸汤。这些方剂的性质与效能是大不相同的，分别使用这些不同的方法去治疗头痛，就完全在于医者参合其全身症状以分析其病理机转，然后才能作出适当的处理。

伤风感冒及一切传染病所伴有之头痛，属外邪头痛，此类疾患发病比较急猝，且多有表证出现。其偏于寒者，一般称为风寒头痛，治疗应采用辛温解表法，常用方剂如十味芎苏饮、九味羌活汤等。其偏于热者，一般称为风热头痛，治疗应采用退热息风法，常用方剂如凉膈散、菊花茶调散等。体内水气停滞所引起的头痛属痰饮头痛，此类头痛在临床上亦属常见。痰饮头痛多见于素禀痰湿之患者，其症常伴有眩晕、身重、呕吐痰涎、胸膈痞闷等。治疗应以燥湿化痰为主，常用方剂如吴茱萸汤、苓桂术甘汤、温中化痰汤、六君子汤。由于充血或血虚引起的头痛属血证性头痛，其属充血而来的头痛最常见于高血压症，其他如长时间的脑力过劳，以及过服兴奋药物时，亦可发生充血性头痛。此类头痛在中医文献上多称之为肝气逆，其治疗采用平肝的方法，常用方剂如龙胆泻肝汤、当归龙荟丸等。治疗血虚头痛，应以调血养液为主，常用方剂如当归补血汤、三阴煎等。

头痛一症，可概括为外感和内伤两大类。外感头痛，伤于风寒者，以太阳头痛、阳明头痛、少阳头痛、厥阴头痛为多见，因四经均上头部，其疼痛多发于其经络循行部位。伤于风热者，有风热在卫与风热入络之别。风热在卫者，传入气分之后头痛多消失，且易于辛凉透解；风热入络，头目昏痛，病情多留连反复。伤于暑者，应分阴暑和阳暑。伤于燥者，应分凉燥和温燥。伤于湿者，应分寒湿、风湿和湿热。内伤头痛，约可分为 6 种。足厥阴肝经上连巅顶，且肝胆相为表里，足少阳胆经循头之两侧，故肝经实火与肝经阴虚阳亢，皆有头痛之症。肾主骨髓，脑为髓之海，肾与脑关系最为密切，故肾阳不足与肾阴亏耗，皆可发为头痛。气虚则清阳不升，气逆则上冲巅顶，气有余便是火，尤以阳明胃火炽盛，则直达头面，而生剧痛。血虚则虚火易动，血瘀则不通而痛。痰厥头痛，当分热痰、寒痰及湿痰。伤于酒食，亦可发为头痛。其他尚有一种真头痛者，其痛连脑，手足青冷，古人说"非药之所能治。"

补肾养肝助气

刘某，男，48 岁，初诊。头痛已有 20 余年历史，开始左齿痛，太阳脉扩张并有显著搏动，进而疼痛遍及整个头部，多于工作时发作。有时用脑思考，竟至引起意识麻痹，不知所以。血压常随痛觉增高，至痛止始告平复。近来头痛发作愈频繁，痛即思睡，精神萎靡，记忆减退，疲乏无力。诊其脉象缓芤，舌质淡而无苔，此属肝肾亏损，阴精阳气两虚，髓海不足，虚阳上僭。又自来早泄，性欲衰退，此足以表明肾阴素亏，不能上奉于脑。治宜补肾养肝助气之法，使肝肾充盈，脑髓丰满，方能阳潜痛止，恢复健康。

党参15克　熟地15克　鹿角霜12克　淫羊藿12克　枸杞9克　菟丝子9克　枣皮9克　补骨脂9克　龟板9克　茯苓9克　砂仁9克　桂木6克　甘草3克

二诊。服前温养肝肾、纳气潜阳之方7剂，诸症大为好转，头痛已停止发作。但脉象根气尚差，四肢酸楚疼痛不适，舌润苔黄。此脾为湿困，中阳不能畅运之象，宜在前方中减去阴柔之品，加意扶助脾阳。

党参15克　淫羊藿12克　龟板12克　桑寄生12克　白术9克　茯苓9克　益智仁9克　枸杞9克　菟丝子9克　桂木6克　鹿角霜9克　姜半夏9克　木香1.5克

服药后，诸症大减，精神转佳。继服丸方以巩固疗效。

【按】本例早泄精液，性欲衰退，其为肾阳不足可知。又因精液长期耗损，而终导致肾中之阴精、阳气两亏。齿为骨之余，肾主骨，肾阴亏损，虚阳上僭，故开始即发为左齿疼痛。肝肾同源，肾阴不足，则肝阳易亢，肝胆二经相连，胆经循耳前后，肝经与督脉交于巅顶，肝阳上冲，故有头的两侧血管扩张搏动和遍头疼痛感觉，工作用脑时引血上行，则更易发作。且肾生骨髓，脑为髓海，肾精不足，则脑髓不充，故有记忆减退、意识麻痹之症。阴阳互根，肾阴愈亏则肾阳愈衰，肾中的真火不足，则精神困顿，因此出现精神萎靡，疲乏无力。脾运失常，则湿从内生。其舌淡为阳虚，脉芤为精血不足，缓为脾湿之象。初诊时，以肾中阴阳两亏为主，兼以脾虚脾湿之象，故用熟地、枸杞、龟板、鹿角霜、淫羊藿、菟丝子、枣皮、补骨脂以两补肾之阴阳，填精补髓，养肝潜阳；用党参、茯苓、砂仁、桂木、甘草以补脾行水。二诊时，诸症好转，头痛未发，说明肾中的阴阳已暂得填补，其四肢酸楚疼痛，舌润苔黄，是宿湿未化现象已暴露较为明显。故应于前方中减去阴柔之品，而加重扶脾利湿，方中除保留淫羊藿、龟板、枸杞、菟丝子、鹿角霜补肾填精外，用党参、白术、茯苓、桂木、姜半夏、木香以补脾行气除湿，用益智仁以补脾肾之阳，用桑寄生补肾兼以除湿。因病属慢性，在诸症好转后，续服丸方以巩固之。

滋养肝肾，平肝健脾

杨某，男，31岁，1965年9月6日初诊。右偏头痛八九年，失眠，头晕，腰痛胀，有时饮食不好，脉象弦数而虚，舌尖红，苔微黄。此肝肾阴虚，肝旺克脾之证，治宜滋养肝肾，平肝健脾。

女贞子15克　旱莲草15克　生地9克　夜交藤15克　丹皮6克　石决明12克　钩藤9克　白芍9克　谷芽9克　六神曲9克　甘草3克

6剂。

9月20日二诊。服上方后，诸症俱减，但头部有时尚有轻微晕痛现象，弦数之脉象亦未全平，舌边微红，中心白苔。再本上法以巩固之。

女贞子15克　旱莲草15克　生地12克　玄参9

克　麦冬 9 克　玉竹 12 克　钩藤 9 克　白芍 9 克　刺蒺藜
12 克　六神曲 12 克　麦芽 12 克　甘草 3 克

10 剂。

【按】　本例失眠，头晕，脉弦数而虚，为肝阴不足、肝
阳上亢之象；腰痛而胀，是肾阴亏耗，故本例头痛诊断为肝
肾阴亏。肝旺则克脾，故出现饮食差，苔微黄等征象。用女
贞子、旱莲草、生地、夜交藤、白芍、玄参、麦冬、玉竹等
以滋养肝肾；用石决明、钩藤以平肝潜阳；用丹皮、刺蒺藜
以疏肝气；用谷芽、麦芽、六神曲以健脾胃，由是而诸症得
以缓解。

平肝敛肝，疏肝行脾，清热除湿，兼顾阴分

王某，男，成年，1971 年 2 月 1 日初诊。主诉头痛，
肝区痛，脸上时肿时消，睡眠不好，小便黄，饮食差，食后
反胀，少腹觉有气体，舌质干，上有微黄腻苔。此为肝阴亏
损，肝脾气滞，兼夹湿热之候，用平肝敛肝，疏肝行脾，清
热除湿，兼顾阴分之法。

钩藤 12 克　白芍 12 克　刺蒺藜 12 克　丹皮 9 克　金
铃炭 12 克　薤白 6 克　菖蒲 9 克　厚朴 9 克　知母 9 克　豆
卷 9 克　木通 6 克　茯苓 9 克

服上方 10 余剂后，头痛即止，肝区痛大减，眠食均有
增进，小便转淡，舌上黄腻苔渐退，后用育阴疏肝之法，以
巩固之。

【按】　本例头痛，睡眠不好，舌质干，为肝阴亏损现
症。肝区痛，饮食差，食后反胀，少腹觉有气体，脸上时肿
时消，为肝脾气滞之征。舌苔黄腻，小便黄为兼有湿热。此
等阴虚气滞，兼夹湿热之候，如单用滋阴之法，不但气滞愈

甚，而湿热之邪亦将胶结难解。如过用辛温苦寒之品，以驱湿热，则又有损阴之弊。用耗气药以行滞气，更非所宜。故用刺蒺藜、丹皮、金铃炭、薤白、菖蒲等以疏肝开痹，流畅气机，行滞气而不耗气；用知母、豆卷、木通、茯苓等以利湿热而不损阴；用钩藤、白芍以敛肝潜阳。如是则气机通畅，使湿热之邪不致胶结，而阴分亦得涵养。

清肝平肝，解表祛风

王某，女，成年，1971年2月15日初诊。主诉时发头痛，有时偏在一侧疼痛，面部时有烧热感，在吹风后，则头痛发作更剧。有时想吐，耳鸣，服热性药物则病情更加重，舌质红，脉微数。此素有肝热为外寒所束，治宜清肝平肝解表。

菊花9克　蝉蜕6克　薄荷6克　枯黄芩9克　僵蚕9克　钩藤12克　珍珠母9克　白芍9克　防风9克　白芷6克　甘草3克

服上方4剂后，诸症即缓解，头痛痊愈。半年后，其父亲来诊病时说：她的病再未复发。

【按】本例舌红，脉数，面部发热，耳鸣欲呕等症，显系肝热所致。肝胆经脉相为表里，足少阳胆经循耳前后，故其头痛多发在侧面，今遇风则发作更剧，故知肝热为外寒所束。用菊花、蝉蜕、薄荷、枯黄芩、僵蚕、钩藤、珍珠母、白芍以清肝平肝；用防风、白芷以解外束之风寒，内清外透，使火热不郁于头面，则头痛自愈。

清利湿热，略加辛开

贺某，1972年6月20日初诊。主诉头痛，间日寒热往来，呕不能食。前医以疟疾论治，未能奏效。诊得舌苔白腻，脉沉而数。此湿热困脾，似疟非疟之候，治当清利湿热，略加辛开之法。

滑石 12 克　芦根 9 克　知母 9 克　黄芩 9 克　冬瓜仁 12 克　苡仁 9 克　木通 6 克　瓜壳 12 克　法半夏 9 克　石菖蒲 6 克　甘草 3 克

服上方 3 剂后，头痛即止，诸症亦愈。

【按】本例舌苔白腻，脉沉而数，为湿热之邪阻滞中焦，故呕不能食，其间日寒热往来，似疟而实非正疟也。正如王孟英所说："盖有一气之感证，即有一气之疟疾。""时疟岂可以正疟法治之，其间二日而作者，正疟有之，时疟疾亦有之。"头痛者，是湿热困脾，清阳不升也，故用滑石、芦根、知母、黄芩、冬瓜仁、苡仁、木通以清利湿热；用瓜壳、石菖蒲、法半夏以轻开之。使湿热尽去，脾运得健，清阳自开，诸症即愈。

养肝平肝，祛风热，和胃气

黄某，女，37 岁，1971 年 1 月 24 日初诊。主诉头痛，眉棱骨痛，睡眠不好，欲吐。诊得脉浮微数，舌苔干红。此系肝阴亏损，外感风热所致，治宜养肝平肝，祛风热，和胃气。

白芍 12 克　生地 9 克　防风 9 克　菊花 9 克　钩藤 12 克　蝉蜕 6 克　桑叶 9 克　葛根 9 克　蚕砂 9 克　法半夏 9 克　山药 12 克　甘草 3 克

服上方 2 剂后，头痛即止，诸症亦解。

【按】本例睡眠不好，舌苔干红，为阴虚之候。阴虚阳旺，逆气上冲，则心下欲吐。脉浮微数是外感风热。足厥阴肝经连目系，上出额与督脉会于巅，故头痛、眉棱骨痛，系肝阴亏损，外感风热所致。用白芍、生地、山药以养肝阴；

用菊花、钩藤以平肝阳；用防风、蝉蜕、桑叶、葛根、蚕砂以驱风热；加法半夏和胃止吐安神。使肝阴得养，风热得解，诸症即痊愈。

养心肺之阴，降气健胃

王某，女，成年，1971 年 5 月 31 日初诊。主诉咳嗽，头痛，心累气紧，口苦，不思饮食，肠胃鼓气，大便秘结，晚上生眼屎。经医院检查，诊断为冠心病合并支气管炎。诊得脉象浮细。此心肺阴亏，胃失和降之候，治宜养心肺之阴，降气健胃。

生地 9 克　百合 12 克　知母 9 克　玄参 9 克　朱麦冬 9 克　当归 9 克　火麻仁 12 克　苏子 9 克　山药 15 克　法半夏 9 克　谷芽 9 克　甘草 3 克

服上方 4 剂后，头痛即止，余症亦趋缓解。以后以上方加减服用数十剂后，诸症即基本上得到控制。

【按】 本例脉浮细，为阴亏脉象。咳嗽系肺阴不足。心累气紧，系心阴不足。口苦，晚上生眼屎，为阴亏生内热。头痛系阴亏阳亢，逆气上冲头部所致。肺胃之气不降，则消化受阻，而产生不思饮食，大便秘结，肠胃鼓气现象。故用生地、百合、玄参、朱麦冬以养心肺阴分，用苏子、法半夏、当归、火麻仁以降气润肠，用知母以退虚热，用山药、谷芽以健胃气。使阴平阳秘，上逆之气得降，诸症即缓解。

祛风渗湿，清热养阴治疗白细胞减少

张某，男，成年，工人，初诊。病员先病发烧头痛，经医院检查，体温 38.9℃，白细胞 $3.2 \times 10^9/L$，诊断为病毒性感冒，即服用病毒灵、复方阿司匹林，并注射 201、黄连

素等药物。7天后体温开始下降，但自觉午后潮热，查体温 37.5℃左右，白细胞 3×10^9/L，再用以上药物则效果不显。潮热持续不退，迁延 1 月余，渐至四肢萎软无力，口渴少津，头部昏疼，身腰疼痛，不思饮食，睡眠甚差，小便黄少。再去医院检查血液，白细胞下降为 2.3×10^9/L，患者思想异常紧张，经人介绍来李老处就诊。诊得脉象浮濡而数，舌质干红少津，舌心有黄腻苔。就其症状分析，头疼身痛，为表邪未解之证；不思饮食，小便黄少，舌苔黄腻为湿郁化热之象；舌质干红，口渴少津，睡眠甚差，头部昏晕，又为热甚伤阴所致；阴津耗伤，筋脉失养，故腰部疼痛，渐至四肢萎弱。综合诸症分析，应为风湿热三者合邪伤阴之候。其午后潮热，为湿热与阴虚两者兼而有之，故潮热持续不退。其脉象浮濡而数，亦符阴虚兼夹风湿热之证。此种证型，甚少成方可据，因补阴则恐滋腻，渗湿又虑损阴，发表则恐耗液，清热又虑生湿，矛盾错综复杂，甚难处理，而此种情况临床上又较为常见。李老以往曾摸索再三，在祛风、除湿、清热、养阴药中反复推敲，选用祛风而不峻，渗湿而不燥，清热而不寒，养阴而不腻的药物，运用于此类病症，往往取得良好疗效。今仍本此意选用防风、淡豆豉、银花以撤其表，其中淡豆豉兼能除湿，银花兼能清热。用茯苓、桑枝以除湿而不损阴，其中茯苓兼能补助脾胃，桑枝兼能强健筋骨。用芦根、连翘以清热，其中芦根兼能除湿，连翘兼能走表。用麦冬、玄参、花粉、山药、甘草以补阴助气，其中麦冬、玄参养阴而不腻，花粉兼能除湿热，山药、甘草能补益胃气。处方如下：

防风 9 克　淡豆豉 9 克　芦根 9 克　花粉 12 克　茯苓 9 克　银花 9 克　连翘 9 克　桑枝 30 克　麦冬 9 克　玄参 9

克　山药 12 克　甘草 3 克

二诊。服药后全身似微有汗，3 剂后潮热即退，体温基本恢复正常。经医院检查血液，白细胞已上升为 $3.15 \times 10^9/L$，舌上黄腻苔渐退，诸症亦稍减。但仍感头昏，四肢乏力，口干少津，睡眠不好，饮食尚未恢复。此热病伤阴之后遗现象，当以养阴益胃为主，兼顾清热除湿。

玄参 9 克　麦冬 9 克　莲米 12 克　山药 12 克　知母 9 克　百合 12 克　花粉 12 克　石斛 9 克　生谷芽 12 克　芡实 12 克　银花 9 克　茯苓 9 克　甘草 3 克

4 剂。

三诊。服上方 4 剂后，诸症续减，未见潮热现象，以后即停药数日。近来又觉头昏严重，四肢乏力，口干腰痛，饮食欠佳，睡觉不稳等症有所增加，经医院检查血液，白细胞又下降至 $2.7 \times 10^9/L$。此阴精未复，突然停药，治病如逆水行舟，不进则退之故。再本前法，重在养阴益胃。

石斛 9 克　玄参 9 克　麦冬 9 克　花粉 12 克　葛根 9 克　芡实 12 克　莲米 12 克　百合 12 克　女贞子 12 克　钩藤 9 克　牡蛎 12 克　甘草 3 克

4 剂。

四诊。续服上方 5 剂，头昏症状基本消失，腰痛亦缓解，四肢已觉有力，未见潮热现象，饮食亦稍有改善，7 天后检查血液，白细胞增至 $4.3 \times 10^9/L$。目前尚感睡眠不好，腰部微痛，再予养育肾阴以增强体质，用六味地黄汤合二至丸加味调理。

生地 9 克　丹皮 9 克　茯苓 9 克　泽泻 9 克　山药 12 克　菟丝子 12 克　花粉 12 克　麦冬 9 克　石斛 9 克　牡蛎 12 克　女贞子 12 克　旱莲草 12 克

4 剂。

病员服上方 4 剂后，身体即基本康复。随访 4 个月，未曾发病。

清肝疏风兼以杀虫治疗脑型肺吸虫病

李某，男，17 岁，学生，1975 年 1 月 21 日初诊。病员近几日来，头左侧后部阵发性剧痛。左眼红肿羞明，白睛满布红丝，热泪盈眶，右眼较轻微。口中干苦，小便发黄。诊得脉象弦数，舌红少苔。据其所述症状，纯属肝热挟外风所致，用清肝平肝，凉血疏风法。

桑叶 9 克　菊花 9 克　蝉蜕 6 克　知母 9 克　钩藤 9 克　代赭石 9 克　牛膝 9 克　生地 9 克　赤芍 9 克　蚕砂 9 克　防风 9 克　甘草 3 克

2 剂。

2 月 1 日二诊。服上方 2 剂后，诸症均有所减轻，但停药后仍复发如故。曾去某医院检查，查得白细胞 7.9×10^9/L，嗜酸性粒细胞 17%，淋巴细胞 42%。并询知其喜食生蟹，乃作肺吸虫皮试，试验结果为阳性，诊断为脑型肺吸虫病。经口服苯妥英纳及颅痛定，未见效果。1 月 29 日又去另一医院检查，肺吸虫皮试仍为阳性，并在痰液中查出肺吸虫卵，进一步确诊为脑型肺吸虫病。

目前除眼中白睛红丝稍退外，初诊时头痛等症状仍然存在，同时出现肝区疼痛、心烦、咳嗽等症。就其症状分析，应属肝气郁热犯肺，兼挟外风之证。但据西医检查，又确属肺吸虫为患。初诊时按中医辨证施治，症状只得暂时缓解，说明本病如纯按中医传统治法，只能缓解由肺吸虫引起的某些症状，如不参考西医诊断，配合杀虫进行治疗，则难以彻底根治。在这一思想指导下，拟在辨证论治的基础上，加入杀虫药物。故在前法中加入疏肝止咳药，再加榧子、使君子、金铃子、百部以杀虫，其中金铃子兼能疏肝，百部兼能止咳。处方如下：

钩藤12克　菊花9克　薄荷6克　榧子10枚　枯黄芩9克　使君子9克　桑叶9克　金铃子9克　丹皮9克　百部9克　刺蒺藜12克

3剂。

2月23日三诊。服上方数剂，头痛眼肿等症状即消失。昨日因吃羊肉，今日晨起又见眼睛红肿，头部又发阵痛，脉象又复弦数，大有复发之势。再按2月1日方意处理。

菊花9克　蝉蜕6克　木贼9克　青葙子9克　使君子9克　枯黄芩9克　榧子8枚　川楝子9克　桑叶9克　钩藤12克　甘草3克　薄荷6克

5剂。

3月6日四诊。服上方5剂后，头痛眼肿等症又告消退。只觉口干，饮食欠佳，要求处方以巩固疗效。再予清肝杀虫益胃，处方如下：

钩藤9克　菊花9克　使君子9克　金铃子9克　桑叶9克　山药12克　生谷芽12克　白芍9克　木通6克　沙参9克　甘草3克

2剂。

病员服上方2剂后，经医院检查，肺吸虫皮试已转为阴性，痰中亦未发现肺吸虫卵。随访至1976年5月，未见复发。

血　证

　　人身之中，气为卫，血为营。营者，水谷之精气也，和调于五脏，洒陈于六腑，乃能入于脉也。生化于脾，总统于心，藏受于肝，宣布于肺，施泄于肾，灌溉全身。目得血而能视，耳得血而能听，手得血而能摄，掌得血而能握，足得血而能步，脏得之而能生精，腑得之而能化气。出入升降，濡润宣通，莫不由此。饮食日滋，故能阳生阴长，取汁变化而为赤也。注之于脉，充则实，少则涩，旺盛则诸经恃以长养，衰竭则百脉由此而空虚。血盛则形盛，血弱则形衰。血者，难成而易亏，阴气一伤，诸变立至。妄行于上则为吐衄，妄行于下则为肠风下血，衰涸于内则为虚劳，枯槁于外则为消瘦，移热膀胱则溺血，阴虚气弱则崩中，湿煎热瘀则血痢，火热煎熬则色黑，热郁于中发为疮疡，湿入于血则为湿疹，凝滞于皮肤则为紫斑，蓄血在上则善忘，蓄血在下则如狂，跌仆损伤则瘀血内聚。以上皆血失调和所发之症状也。

　　失血的症候，主要有吐血、衄血、便血、尿血等，以上4种血证，部位既各不相同，原因亦有差异。因而在临诊时必须细审病源，详察脉症，然后才能根据病变的寒热虚实以施行适当的处理。

　　中医学认为，血以下行为顺，上行为逆，故治疗吐血，着重制止冲逆及引血归经。如因风寒外束，症见脉浮紧，无汗发热，头痛，咳嗽，喘息，痰中有血，口不渴，小便清者，可用辛温解表法以发散外邪，并加凉血药以制止气血上涌，常用方剂如香苏饮加焦栀、丹皮。又如外感热证，身热口燥，烦渴引饮，面赤多汗，脉滑实有力者，则宜凉血清气，并加辛凉透表药以解散风热，常用方剂如四生汤加石膏、知母。如因饮酒过多，或过食辛燥之物，卒发吐血，症见烦热胸满，大便结燥，脉洪数者，可用泻心汤或十灰散以遏止充血。又如久病吐血，经常发作，难于根治者，则宜用甘温培固法以理脾养血，常用方剂如归脾汤、理中汤、人参饮子。

衄血的发生，或因外感，或因瘀血，或因局部性病变，或因外界气压突变，均可导致衄血。亦有妇女月经停闭之代偿性出血。如因外感而致的衄血，其量少者，或以不治自愈。如流血量多，症见发热无汗，小便清长，头痛身疼，脉浮紧者，治宜辛温发散，兼用制止衄血药，常用方剂如九味羌活汤加丹皮、赤芍、侧柏叶。又如外感衄血，热势甚重，症见鼻血不止，身热面渴，头痛，咽痛，脉洪数者，治宜凉血清热，常用方剂如犀角地黄汤加石膏、知母、鲜荷叶。如为内伤衄血，其症多经常发作，时作时止，此类衄血，大多皆为虚证。如属阴虚，症见虚烦不眠，眩晕口渴，咽喉干燥，脉大而芤者，治宜养血滋阴，常用方剂如天门冬汤、玉女煎。如属阳虚，症见面白唇青，声低息短，四肢发冷，脉沉细弱者，治宜温经止血，常用方剂如六味回阳饮或侧柏叶汤加人参。

口鼻出血皆是阳盛阴虚，有升无降，血随气上，越出上窍，法当补阴抑阳，或清气泄热，治之切忌轻扬飞窜燥悍之品。

中医对于便血的治疗，主要是根据便血的症状，以及病人的体质以分别虚实，从而予以不同的治法。例如，患者虽有大便下血，但饮食如常，喜冷恶热，脉数有力者，便是属于实证，治宜清热养血，常用方剂如凉血地黄汤或槐花散加地榆。又如下血常发，经久不愈，症见面容萎黄，肌肤消瘦，唇淡口和，眩晕心悸，喜热畏冷，脉细无力者，便是属于虚证，治宜大补气血，常用方剂如十全大补汤或黄土汤去黄芩加当归。

由于泌尿系疾患所引起的尿血，虽然也有各种不同的因素，但其中以结石、结核、肿瘤和感染四大类最为多见。属于感染者，多有恶寒发热的感染症状，或有尿道及小腹疼痛的感觉，此类尿血在中医学上多属热证，治疗方法以清热凉血为主，兼用通利小便药，常用方剂如七正散、导赤散。如为膀胱结石或肾结石所致者，尿血发作时多伴有剧痛，或在尿中可发现砂粒，治疗此类尿血，可用镇痛消瘀法，常用方剂如发灰散加琥珀，或白茅根汤加金钱草。如为膀胱、输尿管或肾脏有肿瘤所致之尿血，患者常有消瘦贫血等恶病质症状，且在触诊时可发现肿物，治疗此类尿血，可用琥珀散或琥珀人参丸。如为膀胱或肾脏结核所致之尿血，其症多有潮热、消瘦、盗汗及食欲不振等一般结核症状，且有尿频数、尿急、排尿痛等膀胱刺激症状，治疗此类尿血，可用牡蛎散或生地黄饮。

培补气血，健脾养心治便血

李某，男，50岁，干部，1970年11月3日初诊。病员几月前因翻车撞伤，致肝脾破裂，流血颇多，送至某医院抢救，经采取各种止血措施及输血后，暂时转危为安。但大便一直带血，长期不能治愈。来就诊时，见病员精神萎靡，少气乏力，语言低微，面色㿠白。其家属说，病员饮食甚少，思睡而难以入睡，时感心中悸动不安，记忆力锐减。诊得脉象细数，舌质淡红，舌苔花剥。

此病员因外伤失血过多，血不养心，故出现心中悸动不安，记忆力锐减，思睡而难以入睡等症。血为气之母，血少则气亦不足，因而出现精神萎靡，少气乏力，语言低微，面色㿠白等症。气虚则脾失健运，故饮食甚少，舌苔花剥。气虚不能摄血，脾虚不能统血，血妄行则发为便血。且食少则无以奉心化赤而为血，复加失血，既不能开血之源，又不能节血之流，致阴血更加衰少，故使以上症状迁延难愈。其脉象细数，舌质淡红，亦属气血不足之证。《济生方》用归脾汤引血归脾，虽为思虑过度，劳伤心脾而设，而此种外伤所导致的后果恰与此证相符。揆诸情理，均为心脾气血亏虚而发，故用此方加止血药以治之。

党参15克　黄芪15克　白术9克　当归9克　茯神9克　远志肉6克　木香6克　炮姜6克　大枣3枚　槐花9克　酸枣仁9克　龙眼肉9克　炙甘草3克　乌贼骨15克

4剂。

11月24日二诊。续服上方8剂后，病员便血即止，经医院检查，大便中已无隐血，精神好转，饮食增进，睡眠亦改善。但说话仍少力气，语言甚低，再用培补气血，健脾益胃，少佐止血药以巩固之。

潞党参12克　黄芪15克　制首乌12克　熟地12克　白芍12克　炒白术9克　茯苓9克　芡实12克　山药12克　广木香6克　炮姜6克　莲子12克　甘草3克

4剂。

上方加减续服数十剂，病员自觉力气大增，眠食均好，面色已转红润，记忆力逐渐恢复，说话音量增高。在家休养了一段时间后，就上班工作。随访至 1978 年 3 月，其自觉康健如昔，只在过于劳累后，微现周身疼痛，余无异常。

清热利湿、凉血止血、滋养肾阴治尿血

傅某，男，41 岁，干部，1973 年 11 月 15 日初诊。病员最近突发剧烈腰痛，左侧睾丸肿大如鹅蛋，小腹胀痛，背脊发痛，排尿不畅，小便如血色。经医院检查，尿中有有蛋白（++），白细胞（++），红细胞（++++），上皮细胞少许，确诊为急性肾盂肾炎，即来李老处求诊。

诊得脉象浮细而数，舌质红，苔黄腻，并询得长时期内饮食甚少，睡眠欠佳。根据上述症状分析，脉象浮细，舌质红，睡眠欠佳为阴虚症状；舌苔黄腻，饮食甚少为湿热症状。足少阴肾经贯脊属肾络膀胱，腰为肾之府，膀胱位居小腹，故腰部剧痛，睾丸肿大，排尿不畅，小腹胀疼，背脊发痛，应属肾阴虚损兼挟湿热之候。此因病员素禀肾阴不足，虚火偏亢，复加湿热流注下焦，致使下焦火热之邪偏盛，故其脉亦现数象。肾阴不足者，精血本已不固，更加火甚迫血，故成溺血之症。此即张仲景《金匮要略》所说"热在下焦者则尿血。"张景岳说："肾阴不足而精血不固者，宜养阴养血为主。"朱丹溪在治溺血中更有以"六味地黄丸为要药"之说。故本案在清热利湿，凉血止血的同时，必以兼养肾阴为治。选用知母、牛膝、车前仁、琥珀、甘草梢以通利行水涤热，用小蓟、白茅根、藕节以凉血止血，加六味地黄汤以育肾阴，因枣皮不易购得，改用菟丝子，再加桑寄生以强腰止痛。处方如下：

生地 9 克　丹皮 9 克　山药 15 克　茯苓 12 克　泽泻 9

克 菟丝子12克 知母9克 牛膝9克 车前仁9克 琥珀粉（冲服）6克 小蓟12克 白茅根15克 藕节12克 桑寄生15克 甘草梢3克

4剂。

11月20日二诊。病员服上方4剂后，自觉症状有较大改善。经医院检查，尿中已无白细胞，红细胞（＋），上皮细胞（＋），蛋白微量。尿色已转淡黄，且排出已觉顺畅，腰痛大减，站立10多分钟后方有痛感，饮食略有增进，余症仍在，舌脉同前。因血尿基本停止，故去掉凉血止血药；因少腹阴器亦属肝经所过，故在前法中加疏肝药物。处方如下：

丹皮9克 刺蒺藜12克 茯苓9克 泽泻9克 菟丝子12克 山药12克 知母9克 黄柏9克 芦根9克 金铃炭9克 桑枝30克 牛膝9克 车前仁9克 冬瓜仁15克 甘草梢3克

续服上方数剂，诸症即告痊愈。睾丸肿大亦消失，眠食转佳。经随访数月，情况一直良好。

滋肾泻火止血兼除湿热治精血俱出

戴某，男，32岁，工人，1974年3月14日初诊。病员素禀阴亏体质，最近一段时间有强中现象，房事过于频繁。近来忽发现入房后精液带血，思想异常紧张，急去某医院做精液检查，精液中有红细胞（＋＋），白细胞少许，并有革兰氏阴性杆菌，确诊为精囊炎。建议中药治疗，病员即来求诊。

见病员形体消瘦，面白不泽，神态萎靡，自述除有上述症状外，自觉一身困倦，四肢无力，饮食无味。诊得脉象细弱而数，舌苔黄腻。《诸病源候论》说："此劳伤肾气故也，肾藏精，精者血之所成也。""肾家偏虚，不能藏精，故精血俱出也。"此因其人素禀肾阴亏损，相火偏亢，本已阳强易举，复加房事不节，以致肾中真水伤耗太甚，阴精愈亏则虚阳愈亢，虚阳愈亢则邪火愈炽。施泄无度，精囊空乏，血尚不及化精，又加强力入房，致相火迫血从精道溢出，而成此精血俱出之症。火甚则消烁肌肉，故形体消瘦。壮火散气，故有面白不泽，神志萎靡，一身困倦，四肢乏力等气虚症状。其舌苔黄腻，饮食无味，为兼有湿热。脉细弱为精伤气耗之象，数为邪火之征。综合以上分析，此病应属肾阴亏极，相火炽盛，兼挟湿热之候。其阴亏是本，气虚是标，若见有气虚之症状而浪用补气之品，无异火上加油。应急以养阴为主，使水生火降，少火自能生气矣。李老业医数十载，此精中带血之症尚不多见，只在 30 余年前，曾经偶见一例，至今犹能记忆。系本市李某之子，因新婚入房太甚，致精窍射出纯血。经用知柏地黄汤加滋肾止血药，数剂而愈。因思本案病机与彼颇相类似，故亦参照彼例，用滋肾泻火止血兼除湿热之法，以知柏地黄汤加味。处方如下：

生地 9 克　丹皮 9 克　茯苓 9 克　泽泻 9 克　山药 12 克　枣皮 9 克　知母 9 克　黄柏 9 克　玄参 9 克　小蓟 15 克　白茅根 15 克

6 剂。

3 月 21 日二诊。病员服上方 6 剂后，强中现象消失，自觉一身轻快，精神转佳，饮食亦有改善，脉象已不似前之疾数。舌上黄苔虽减，但仍属黄腻。古人说，养阴则碍湿。思六味地黄汤补中有泻，应无伤大体。故仍本前法，加入冬瓜仁、芦根除湿热而不损阴。处方如下：

生地 9 克　丹皮 9 克　茯苓 9 克　泽泻 9 克　山药 12 克　知母 9 克　黄柏 9 克　玄参 9 克　小蓟 15 克　白茅根 15 克　冬瓜仁 12 克　芦根 9 克　枣皮 9 克

6 剂。

服上方 6 剂后，精中已不带血，余症基本痊愈。随访至 1975 年 12 月，均未复发，性功能亦完全正常。

滋阴凉血止血治鼻衄

李某，男，成年，学生，1943 年 3 月初诊。病员自幼患鼻衄，每逢春日最易发作。今年春节后又复发作。前医本《金匮要略·惊悸下血胸满瘀血病脉证治》，用柏叶汤加童便 1 小杯冲服。药后鼻衄加剧，出血不止，急来求治。见病员形瘦色苍，诊其脉细弦微数。并询知其人素性急躁，睡眠不佳。脉证合参，应属肝旺之躯。《素问》说："东风生于春，病在肝。""春善病鼽衄。"时当春令，肝气太旺则血不能藏，而发为鼻衄。柏叶汤虽能治吐衄久不止者，然本为气不摄血，血不归经之寒证而设。此属阴虚肝旺，血热上溢之证，柏叶汤岂可妄投。后世四生丸（生柏叶、生艾叶、生荷叶、生地黄）即柏叶汤化裁而来，用于阴虚血热者较为合适。乃仍用前医方，去干姜，加生地、藕节。方中柏叶、生地、藕节养阴凉肝止血，以少许艾叶为反佐。处方如下：

炒侧柏叶 9 克　藕节 30 克　生地 30 克　炒陈艾叶 6 克

煎成后，俟药稍凉，即予频服。

次日病员来说，频服药，即鼻衄频减。昨日已服完 1 剂，晚间安然入睡，今晨鼻中已不出血。因嘱其按原方续服 1 周，此后再未复发。昔徐洄溪曾说："能识病情与古方合者，则全用之。有别症，则据古方加减之。所不尽合，则依古方之法，将古方所用之药而取舍之。必使无一药不对症，自然不悖于古人之法，而所投必有神效矣。"诚哉斯言之不谬也。

两补心脾，以引血归脾治鼻衄

陈某，女，44岁，干部，1974年7月31日初诊。病员家属称：病员于1973年12月发现右胁下疼痛，当时去县医院检查，疑诊为胆囊炎。曾连续肌内注射庆大霉素20余支，病情未得缓解。又嘱其每天服金钱草30克，曾坚持服用几个月，胁痛仍未解除，反而两乳头发硬。于1974年7月28日突然左边鼻孔出血如注，急用草纸塞住，又从右边流出，将两只鼻孔塞住，又从两眼及口腔流出。服中药凉血清热药物2剂，未见效果。又于7月30日去医院检查，疑诊为鼻咽癌，急用纱布全部填充，紧塞鼻孔，并建议立即到成都治疗。因病员系李老亲戚，7月31日到成都后，急来求诊。

见病员面色苍白，精神萎顿，鼻孔全为纱布填充，其显露处血液仍在浸沥，鼻部壅肿肥大，目睛晕黄。自述鼻部压迫疼痛难忍，自觉鼻内有血涌出，头直，不敢稍往下低，头部昏晕，睡眠很差，不思饮食，四肢乏力，口渴，盗汗，胁下发痛，小便色黄，怔忡心悸，短气少言。诊得脉细而弱，舌质淡，上有薄黄苔。从其现症观察，似有寒热错杂之象；但从其脉细弱，舌质淡分析，其为虚证无疑。考虑病员原患单纯右胁下痛，又无其他症状，当时若用疏肝理气之法即可缓解。而竟长期服用甘寒之金钱草，未免有诛伐太过之弊。肝郁本已乘脾，复加大剂寒凉凝塞气机，损伤脾胃，不但肝经气滞之象有所增加，胁痛未除，又加乳头变硬，而且脾胃更加受损，以致不思饮食。脾主四肢，脾虚故四肢乏力，脾胃不和则睡眠不安，脾虚则不能统血，血妄行则发为鼻衄之症。且脾胃不能正常运化水谷精微，故气血之生化减少，气少则短气少言，血少则无以养心，心血衰少，故怔忡惊悸，而失眠现象也更为加重。汗为心之液，心虚故有盗汗之症出现，目睛晕黄是衄未止也。由于失血过多，故有头部昏晕、面色苍白、精神萎顿之象。阴血亏耗，故口中发渴。血虚生热，故有小便色黄、舌上薄黄苔等浮热现象。

综合诸症分析，其病机应为肝郁乘脾，心脾两虚，气血不足之证。鉴于鼻衄为其主病，如鼻衄不止，则将带来严重后果，故主要在于两补心脾，以引血归脾。清代汪昂《医方集解》中论述归脾汤说："血不归脾则妄行，参、术、黄芪、甘草之甘温，所以补脾。茯神、远志、枣仁、龙眼之甘温酸苦所以补心。当归滋阴而养血，木香行气而舒脾，既以行血中之滞，又以助参芪而补气，气壮则能摄血，血自归经，而诸症悉除矣。"颇与本例病机相符，故主方以归脾汤加减。因酸枣仁不易购得，故略去。按脱血者益气之法，用大红参加白芍以敛肝藏血，用黑姜以温脾止血，加荆芥炭引药上行以止血。因兼顾其血虚浮热，故佐以生地炭、阿胶凉血以止血。处方如下：

大红参6克　黄芪15克　白术9克　白芍12克　当归9克　生地炭12克　荆芥炭9克　茯神9克　远志肉6克　阿胶9克　龙眼肉9克　广木香6克　黑姜9克　大枣3枚　甘草3克

2剂。

8月3日二诊。病员服上方2剂后，鼻衄即止，睡眠饮食均有改善，目睛晕黄已退。《金匮》说："晕黄去，目睛慧了，知衄今止。"乃令徐徐拔出鼻内纱布，病员自觉轻快，未见出血，只微觉鼻内有气上涌。余症仍在，仍按前方用意增损。

党参 12 克　黄芪 15 克　白术 9 克　白芍 12 克　生地炭 9 克　茯神 9 克　阿胶 9 克　荆芥炭 9 克　广木香 6 克　白茅根 9 克　藕节 9 克　大枣 3 枚　甘草 3 克

9月1日三诊。上方加减续服 28 剂后，诸症大减，鼻部始终未见流血，饮食、睡眠、精神情况均渐趋正常，怔忡惊悸、盗汗、口渴情况已基本消失。目前，右胁下仍痛，乳头发硬，头部尚觉昏晕，舌质淡红少苔，脉弦而细。此应属气血不足，肝郁成瘰疬之证，用补益气血，疏肝消瘰之法。处方如下：

当归 9 克　柴胡 6 克　白芍 12 克　川芎 6 克　白术 9 克　苏条参 12 克　茯神 9 克　牡蛎 12 克　玄参 9 克　青皮 9 克　郁金 9 克　浙贝母 9 克　甘草 3 克

10月4日四诊。续服上方 8 剂后，胁痛已除，乳头变软，脉舌渐趋正常，只头部有时尚觉微昏痛，鼻中有窒塞感，此因纱布紧塞填塞后所留的后遗症，用苍耳子散加味主之。

苍耳子 9 克　辛荑 6 克　白芷 6 克　薄荷 6 克　玄参 9 克　银花 9 克　牡蛎 12 克　夏枯草 12 克　菊花 9 克　枯黄芩 9 克　桔梗 6 克　甘草 3 克

病员于 1975 年 12 月来李老家中，自述服上方 6 剂后，鼻塞症状大为改善，头部亦不觉痛，1 年多来再未流过鼻血。身体各方面均较正常，只偶尔感冒后，觉有鼻塞现象。

填精壮阳，补气摄血治鼻衄

蒋某，男 31 岁，工人，初诊。病员 10 余岁时即患鼻衄，反复发作10多年。一般常发生于早上起床时，或于劳动时发作，长期鼻咽干燥。近年以来，发作更加频繁。半年前曾服犀角地黄汤多剂，愈服则发作愈频。后又连续服用穿心莲片及三黄汤等清热凉血之剂，不仅鼻衄未止，反觉鼻、眼、咽喉部位更加干燥。近来又服归脾汤多剂，只觉每次出血量稍有减少，鼻咽干燥稍有改善，但每日晨起仍有鼻衄现象。现症面色㿠白，精神萎顿，嗜睡乏力，头部昏胀，左腰髋骨部位疼痛。鼻衄发生前，自觉有热气从背部上冲头顶，下注鼻中，即开始流血。眼鼻咽喉干燥疼痛，晨起吐黄色稠痰，并有遗精阳痿症状。诊得脉象沉细，两尺尤弱，舌质淡净少苔。

据以上症状分析，腰痛头昏，遗精阳痿，面白神疲，两尺脉弱，舌质淡净，应属肾脏阴精阳气不足之证。水主之气不能上荣，故清窍必干，虚火烁津，则痰色黄稠。督脉贯脊属肾，入脑上巅，循额至鼻柱。肾脏精气大虚，督脉亦失其养护。肾精不足则阳热上亢，肾督阳虚则摄血无权，虚热随督脉上冲巅顶，下达鼻柱，干动鼻中血络，而发为鼻衄之症。其发作均在早晨或劳动之后，均与阳气不足、督脉统摄无权有关。苦燥损阴，凉血伤阳，故愈服愈重。归脾汤虽为补益之剂，摄血之方，但其治在心脾，而此病在肾督，隔靴搔痒，未能切中病情，故效果不显。此系多年痼疾，非血肉有情之品，精气两补之药，不易奏效。故用鹿角胶、杜仲、补骨脂、续断炭、黄芪壮肾中阳气兼补督脉；用阿胶、牡蛎、龙骨、熟地、山药填肾中阴精兼以镇摄；用牛膝以引血下行；用茯苓、甘草以补脾运药。意使阴足阳潜，气壮血摄，则鼻衄可望缓解。

鹿角胶9克　杜仲9克　补骨脂9克　续断炭9克　黄

芪 15 克　阿胶 9 克　牡蛎 12 克　龙骨 12 克　熟地 12 克　山药 15 克　牛膝 9 克　茯苓 12 克　甘草 3 克

4 剂。

二诊。服上方 5 剂，10 余天来已未见鼻衄现象，只在早上起床时微觉鼻中不适，精神转佳，头昏腰痛等症状均有所缓解。晨起仍吐黄色稠痰，舌质稍转红润，脉亦稍转有力。仍本前方意处理。

鹿角胶 9 克　续断 9 克　补骨脂 9 克　菟丝子 12 克　枣皮 9 克　党参 9 克　枸杞 9 克　旱莲草 12 克　阿胶珠 9 克　牛膝 9 克　龙骨 12 克　丹皮 9 克　泽泻 9 克　茯苓 9 克

4 剂。

三诊。服上方 8 剂后，即停药 1 月，鼻中只浸血两次，遗精一次，鼻、眼、咽喉仍觉干燥，坐久觉手足麻木，腰部微觉不适，余症均有缓解，面容及精神均大有好转。舌质干红，脉转微浮。此应重在扶阴，兼顾阳气，仍本上方意增损。

女贞子 12 克　旱莲草 12 克　制首乌 12 克　枸杞 9 克　牡蛎 12 克　杜仲 9 克　山药 12 克　菟丝子 12 克　茯苓 12 克　牛膝 9 克　桑寄生 15 克　淫羊藿 12 克　泽泻 9 克　丹皮 9 克

4 剂。

两月后随访，据他说，服上方 8 剂后即停药，两月来均未发鼻衄，余症亦基本痊愈。

益气摄血治崩症

陈某，女，41 岁，居民，1945 年 9 月初诊。病员停经

3月，体胖面白，精神困倦，舌淡而润。前医辨证为寒湿经闭，用平胃散加桂枝、香附、川芎、丹参、当归等味，行气除湿，温经活血。服1剂后，即感腹痛，随即经来如注，其势甚暴。病员家属即将她送至李老处，请求急救。见病员气息微弱，闭目不语。诊脉极为沉细。并询问了初诊时病情。

叶天士说："如面色白者，须要顾其阳气。"该病员体胖面白，形盛气虚，经闭虽由寒湿困阻，但用药未顾正气，同时耗气行血药过量，因此导致阳气更虚，不能摄血而演变为暴崩之证。当务之急，应本脱血益气之法，嘱其先用大洋参15克，煎汤频服。并处方如下：

阿胶珠9克　焦陈艾6克　党参15克　黄芪15克　当归6克　白芍9克　熟地9克　乌贼骨9克　炮姜3克　炙甘草3克

2剂。

二诊。病员急服独参汤，并续服上方2剂后，经量减少，精神转佳。后用人参养营丸，调理善后。

狂　证

由于热邪入于阳分，人身之气为阳，血为阴，阳气太盛，则血液沸腾，脉流急迫。心为神脏，其合血脉，阳热甚而气有余，神志受火热所熏灼，不能自主，故发为狂乱之疾。《素问·阳明脉解》说：阳明"病甚则弃衣而走，登高而歌，或至数日不食，逾垣上屋，所上之处，皆非其素所能也。"这是说明狂越之病由于阳明胃为火热所灼。而阳明又是多血多气之府，四肢为诸阳之本，而禀气于胃，邪热聚于阳明，气并于阳而为狂。阳盛则身热，故狂乱无定，甚至弃衣而走，登高而歌。究其狂越的原因，在于君相二火太过，盛于心则谵妄，盛于阳明则发为狂越。

敛肝解郁，通腑涤热，行水化痰，开窍安神

杨某，男，29岁，工人，1974年5月10日初诊。病员因失恋，思想遭受刺激，神志错乱。由该单位组织上派人护送回成都，在家里治病。他回家后，病情更有发展，整天叫骂不休，将家中家具杂物全部打碎，并将墙壁推倒，其气力之大，非常人所能及。不能有片时安静，晚上也通宵不能入睡。曾由其家属送某精神病医院治疗，诊断为精神分裂症。服大剂量安眠药，也只能暂时抑制，以后仍复发如故。其母异常苦恼，特登门求诊。

初诊时，病员眼神外露，口中胡乱言语，脉象浮滑而数，舌质深红，苔黄微腻而有滑液。

其母说，病员已数日不大便，小便发黄。综合脉症分析，舌黄微腻为内有湿热。因失恋情志不舒，导致肝郁化火，火热聚于阳明胃腑，则出现便秘尿黄，舌红，脉象浮数有力。阳明热盛则妄言骂詈，不避亲疏，其力亦非其素所能及。阳气盛则眼神外露，夜不能眠。且火热炼湿成痰，出现脉象滑利，舌苔滑润之象。热痰上蒙心窍，使神志昏愦错乱，即所谓"重阳则狂"之证。

根据上述分析，拟用敛肝解郁，通腑涤热，行水化痰，开窍安神之法。故用白芍以敛肝，郁金以解郁，枳实、大黄、枯黄芩、焦栀子以通腑涤热，茯苓、法半夏、竹茹以行水化痰，石菖蒲以开窍，琥珀、牡蛎以镇心安神。处方

如下：

法半夏9克　茯苓9克　竹茹12克　枳实9克　大黄9克　枯黄芩9克　郁金9克　白芍12克　石菖蒲6克　琥珀末（冲服）4.5克　牡蛎12克　焦栀子9克　甘草3克

8剂。

5月17日二诊。病员服上方数剂后，大便已通，近几日保持每日1次大便，但酸臭难闻，并吐出大量稠痰，小便黄色亦转淡。服至7剂时，已自觉清醒，已能听话，思想也逐渐安静下来，虽能入睡，但时间不长，表情抑郁，有时尚说错话，舌苔黄腻，脉浮而滑。

上方已见效果，痰热已有出路，心窍亦渐开豁。仍本前方用意，略为增损。因其病起于思想遭受刺激，且目前抑郁寡欢，故增入刺蒺藜、丹皮以增强疏肝之力，并去掉酸敛之白芍，用茯神代茯苓，以增进安神作用。因其舌苔黄腻，故加入冬瓜仁以除湿热，去掉枯黄芩、焦栀子，用黄连直接清心涤热。处方如下：

法半夏9克　茯神9克　竹茹12克　枳实9克　大黄6克　郁金9克　石菖蒲9克　琥珀末（冲服）4.5克　刺蒺藜12克　丹皮9克　牡蛎12克　黄连6克　冬瓜仁12克　甘草3克

10剂。

5月31日三诊。服上方10剂后，每日排软便1次，小便仍带黄色，痰质转为清稀，渐趋正常。说话已不错乱，但自觉思想不集中，记忆力差，胸闷易怒，舌质红，苔黄，脉象浮弦而细。痰热之象续减，肝经郁火之象已明显暴露。仍本前方，去法半夏、大黄、牡蛎、黄连、冬瓜仁，还用白芍以敛横逆之肝气，加龙胆草、枯黄芩以清肝火，用瓜壳以宽胸膈，以枳壳代枳实，以茯苓代茯神。处方如下：

刺蒺藜 12 克　丹皮 9 克　郁金 9 克　枯黄芩 9 克　白芍 9 克　竹茹 12 克　瓜壳 12 克　石菖蒲 9 克　琥珀末（冲服）4.5 克　龙胆草 9 克　甘草 3 克　茯苓 9 克

6 月 4 日四诊。服上方 4 剂后，病员神志、睡眠、大小便均已正常，自觉有燥象，有时心烦，神散不集中，记忆力减退，舌质干红，脉象浮大。此由长期郁热伤阴所致。用养阴潜阳，安神开窍法以善其后，用二至丸、甘麦大枣汤加味。

女贞子 12 克　旱莲草 12 克　白芍 12 克　牡蛎 12 克　石菖蒲 9 克　五味子 6 克　龙骨 12 克　琥珀末（冲服）4.5 克　山药 12 克　茯神 9 克　浮小麦 24 克　大枣 3 枚　甘草 3 克

上方加减服至 10 余剂后，即恢复正常。观察至 9 月份，未见异常，他已返回工作岗位。

疟　疾

从《内经》论疟的记载，可知中医对于疟疾的认识已有相当悠久的历史。在长时期经验积累的过程中，历代医家为了便于在临床上施用各种不同的方法来治疗疟疾，因而又将疟疾分别为若干种类，如瘴疟、风疟、寒疟、温疟、疸疟、牝疟、疟母、劳疟、瘅疟、疫疟、痰疟、食疟、湿疟等。到目前为止，中医界一般都还沿用着这些名称，来作为诊断和治疗疟疾的依据。所以这些病名，在临床上也还有其一定的意义。古代认为疟疾的发生，主要是受自然界气候的影响，感受风寒暑湿，其他如饮食不节，情志不安，也都是可以诱发疟疾的因素。至于中医文献上记载的疫疟和瘴疟，根本上已经指出疟疾是属于传染性的疾病。尤其是瘴疟，现代已证实为恶性疟疾。不过古代不可能对病原物有更进一步的认识，所以只能以瘴气或瘴毒等名称来作为原因。

典型疟疾发病的症状约可分为恶寒期、发热期、出汗期3个阶段。《内经》上说："疟之始发也，先起于毫毛，伸欠乃作，寒栗鼓颔，腰脊俱痛。"这就是形容恶寒期的疟疾。经恶寒以后，热度上升，颜面潮红，头痛如劈，烦渴思饮，脉象弦数，即为发热期。普通经半小时至四五小时，病者随即汗出，是为出汗期。此时热度下降，病者常能自行安睡。有了上述定时及定型的发作症状，再观察患者左胁下有无肿痛（脾脏肿大）及是否贫血，对于疟疾的诊断是比较容易的。疟疾的发作并不十分规则，有的发作时间或前或后，有的寒热变化错杂无定，更有兼夹痰食等各种不同的见症。其中尤以恶性疟疾的恶寒发热，头痛身痛等症，均较一般疟疾更为剧烈，且多出现神经系统症状，如谵语昏睡等现象，这是在临床方面必须特别注意的。因为这些不同的症状，正是在治疗上分别用药的标准，这就是《圣济总录·疟病》篇里所记载的"邪气所传，不可一概论，……要在随症而治，庶乎无一曲之蔽也。"徐灵胎也曾经指出过治疗疟疾的总原则，他说："邪疟及新发疟，可行汗吐下，邪气去而正自安也，虚疟及久病疟，宜补养正气，正气胜而邪自却也，……若夫痰食血气，宜略加消化，以疏通壅滞，随即滋补脾元。""疟发，病势方盛不可服药，恐药病相争，转增烦闷，必于未发之先治之，则邪气易伏，而疟如解矣。"可见中医治疗疟疾，也和治疗其他疾病一样，着重在因人、因时、因地的不同，再结合临床症状，以分辨寒热虚实。

散寒燥湿，和解表里

谢某，男，成年，学生，1945年9月初诊。病员连日来疟疾按时而发，先服小柴胡汤4剂无效，反觉烦渴加剧；再服小柴胡合白虎汤3剂，疟亦未止，体力更感不支，乃求诊于李老。询知其居处卑湿，喜食生冷。其疟发时虽口渴思饮，但喜热畏冷。疟止后面色淡黄，倦怠乏力。并诊得脉象弦细，苔白略润。综观诸症，应属寒湿素盛，脾阳被抑。古有"疟病不离少阳"之说，此是就标而言，而其病本则常发自太阴，故又有"无痰不作疟"，"无积不成摆"之说。盖脾为生痰之源，太阴脾湿，故泛痰成疟，脾主运化，太阴脾寒，故积滞成摆。谢君之疟，既为脾寒，绝非柴胡、白虎汤所能治者。遂仿《金匮要略》疟病篇所附之柴胡桂姜汤加减，用散寒燥湿以治太阴之本证，和解表里以治少阳之标证。处方如下：

柴胡9克　桂枝6克　干姜9克　黄芩9克　天花粉9克　苍术9克　草果仁3克　甘草3克

2剂。

二诊。服上方2剂后，疟疾发作时症状大为减轻，唯口唇疱疹溃烂，是邪气有外达之机。仍用原方，去草果，加茯苓9克。

三诊。病员续服上方2剂，疟疾即未见再发，继用六君子汤调理善后。

厥　证

寒厥者，此人质壮，以秋冬夺于所用，下气上争不能复，精气溢下，邪气因从之而上也，阳气日损，阴气独在，故手足为之寒也。热厥者，此人必数醉，若饱以入房，夫酒气盛而懔悍，肾气日衰，阳气独盛，故手足为之热也。它们的病因、病机、症状，总的说来，还是阴阳不平衡所导致的。

在《伤寒论》里也有热厥与寒厥，热厥用白虎汤，寒厥用四逆汤。寒厥是虚证，热厥是实证。由于《伤寒论》是讲外感的，外感证从少阴寒化，便是虚证；外感病从阳明热化，是为实证。《内经》的寒厥是肾阳不足，热厥是肾阴不足，这是属于内伤的。《素问·至真要大论》云："诸厥固泄，皆属于下。"这一个"下"字，是泛指肝肾而言。盖五脏地位，肺心至高，肝肾至下，而肾又下之又下也。肾司二便，或固或泄，皆肾之所司，理固然矣。而厥则为气上逆，无论其为昏仆猝倒，或手足逆冷，似乎皆应属之于上。注家对此，多有误解。观夫《素问·厥论》云：寒厥者，"此人者质壮，以秋冬夺于所用"。阳厥者，"此人必数醉若饱以入房。"是无论热厥或寒厥，皆由于肾精亏损而来。夫肾精亏则无以敛阳，阳不入于阴则形气绝。轻则为手足厥冷，重则眩晕昏倒，再重则为暴死。治厥者不知上下，不问所属，概用辛芳刺激，诚何益哉？体验所得，爰笔记之。

扶阳益阴，兼以镇降

李某，女，60岁，居民，1978年3月5日初诊。病员素来咳嗽痰多，曾经医院诊断为肺气肿。1月来，连续发生昏仆，尤以近几日愈发愈频，其发作前自觉全身颤抖，天旋地转，站立不稳，继后即昏仆不知人事，且头汗淋漓，四肢逆冷，约半小时左右，才能逐渐醒来。此次诊断，适逢患者昏仆刚醒，观其面色惨白，少气乏力，尚自感头昏身强，手足麻冷，腹胀食少。诊得脉微弱，舌质淡，苔白腻。

从患者脉弱舌淡，面白少气，畏寒战栗等症观察，显系阳气虚衰之证。《素问·厥论》说："阳气衰，不能渗营其经络，阳气日损，阴气独在，故手足为之寒也。""阳气衰于下，则为寒厥。"阳气者，精则养神，柔者养筋。阳虚筋脉失养，故一身强痛。肾阳不足，则脾阳不旺，故腹胀食少。脾虚水饮不化，聚液成痰，故生痰咳嗽。阳虚不能制水，水气上泛，则昏眩。虚甚则有欲脱之势，故有昏仆头汗，四肢逆厥之危症。治法当以扶阳行水为主，并佐养阴以维阳，镇降以摄阳，方用参附龙牡汤加味。

党参15克　附片12克　龙骨12克　牡蛎12克　茯苓18克　白术12克　麦冬15克　五味子6克　白芍12克

2剂。

3月7日二诊。服上方2剂后，病员近两日未发生昏仆现象，精神稍好，头昏亦减轻。仍食少身强，手足麻冷，脉细无力，舌苔白腻，此应加重扶阳。原方加干姜9克，再服2剂。

3月9日三诊。前症续减，饮食增进，痰少咳缓，近日来不见昏仆。但有时觉头部昏晕，走路不稳，肌肉时发抽动，左手尚麻，睡着后足部发痛。此应属阳气有来复之象。《伤寒论》中说："头眩，身𥆧动，振振欲擗地者，真武汤主之。"故原法去干姜，加入生姜6克，合成真武汤、生脉散，加龙骨、牡蛎以治之。

续服上方4剂，停药后，诸症消失。随访5个月，均未有昏仆现象。

运脾消食化痰，宣痹通阳开窍

赵某，男，45岁，干部，1977年4月20日初诊。病员6年前即阵发心胸部堵塞感，四肢厥冷。3年前加重，每发则周身瘫软无力，不能动弹，冷汗自出，心胸闷乱，舌头僵硬，不能言语。经医院注射低分子右旋糖酐及内服苏合香丸后，移时即缓解，并确诊为冠状动脉硬化性心脏病、无痛性心绞痛、广泛性心肌缺血等病。近年来，常服硫酸软骨素A及穿龙冠心灵，未见效果，且愈发愈频，本周内连续发生两次。因这次发作已两小时未见缓解，病势十分危急，其家属急驱车前往李老处请求救治。到其家时，见病员僵卧不动，颜面苍白，眼能睁，而口不能言，汗出肢冷。经询问其家属及查阅病历，除病情已如上述外，还得知病员平时咳嗽痰多，胸闷畏寒，眠差乏力，其发作多在生气、劳累、寒冷、夜半以及饮食之后。本次即由于晚饭过于饱食，自感胸闷腹胀，不久即发。诊得满舌白腻苔，脉象浮滑。

据病员苔白腻，脉浮滑，平时咳嗽痰多，显系湿痰为患。痰扰心神，故平时眠差。痰阻胸膈，故心胸闷乱。痰遏心阳，故冷汗自出。心阳不振，气血不能温养全身，故周身瘫软，四肢厥冷。舌为心窍，心主语言，痰阻心舌，故舌体僵硬，语言难出。其所显现之诸般症状，总由痰湿阻塞心胸，使阴阳气不相顺接而发为痰厥之候。此证之病位虽在心胸，而其病本则在脾胃。盖以脾为生痰之源，若痰湿不去则病将始终难除。其病多发于郁怒者，因郁怒伤肝，肝郁乘脾也。多发于劳累者，因劳则耗气，脾虚不运也。多发于寒冷夜半者，因寒则中阳不振，脾不行水也。多发于过饱者，因过饱则中阳不振，脾不健运也。凡此种种，俱能使脾胃呆滞，聚液为痰，且胃络通心，故致痰阻心脉，而发为以上种种见症。当此痰瘀交阻之际，总宜心脾同治，以温通心阳为主。故拟运脾消食化痰，宣痹通阳开窍之法。方用二陈汤加藿香、厚朴、枳壳以运脾消食化痰，用苓桂术甘汤以振心阳，瓜蒌薤白半夏汤以开胸痹，再加石菖蒲、郁金、丹参以通心气，活心血。处方如下：

　　桂枝6克　白术9克　茯苓9克　陈皮9克　法半夏3克　藿香9克　厚朴9克　枳壳9克　瓜蒌21克　薤白6克　石菖蒲9克　郁金9克　丹参12克　甘草3克

　　3剂。

　　4月23日二诊。急服上方，移时即缓解，乃续服3剂，近日未发。自觉心胸开豁，咳嗽痰液减少，腹部不胀，舌体灵活，睡眠转佳，饮食正常。但周身乏力，脉转虚软，舌质甚淡，苔仍白腻。此痰浊稍减，虚象毕露。如不急进补脾通阳行水化痰之剂，仍恐湿痰再聚为患。故从前方意中，参入六君子汤。

　　泡参12克　炒白术9克　茯苓9克　法半夏9克　薤白6克　化橘红6克　桂枝6克　瓜蒌21克　丹参12克　石菖蒲6克　枳壳9克　藿香9克　厚朴9克　甘草3克

　　4剂。

　　5月24日三诊。服上方20剂，1个多月来均未发病。

易饥能吃，睡眠正常，精神大增，胸部不闷，手足转温。以往上下楼梯都觉心累乏力，现一身轻快，活动量增大，早上能散步40分钟，体重增加。只在晨起进食时感轻微头昏，尚微咳有痰，舌淡无苔，有少许滑液，脉稍转有力，但两尺甚虚。再用强肾补脾，温阳驱痰法以善其后。仍从六君子汤加味。

党参9克　炒白术9克　茯苓9克　化橘红9克　法半夏9克　桂枝6克　益智仁9克　远志肉6克　瓜壳12克　补骨脂9克　菟丝子12克　石菖蒲9克　甘草3克

续服上方12剂，诸症消失，后即停药。随访5个月，均未复发，并已恢复健康。

肿　瘤

查肿瘤一症，中医无此病名，但也同中医的积聚瘤气同一意义，总的说来是荣气不从，逆于肉理，乃生痈肿之故。既经久积，由无形而生有形，所在肌肤发生硬变，切片检查谓之癌细胞，这是因物而命名。为什么会有这种细胞？是由于既有癌肿之后的原始组织，这是不能作为病原的。李老认为，既是气壅血滞，在初期还是以通为主，不要妄用攻伐之剂。中晚期只宜以补益为主，在目下也没有特效的疗法。

疏肝消瘰，补益气血治乳腺肿瘤

肖某，女，30岁，农民，1974年10月初诊。病员于1974年初开始月经紊乱，两乳头有坚硬结块，身体日渐消

瘦。经医院检查，未能确诊，并经多方治疗无效，以后病
情继续发展。近来两乳部肿块已长大如核桃，坚硬如石，疼
痛不已，少气乏力，动则心累，手足麻木，不思饮食，头部
昏晕，头之两侧发痛，月经一直紊乱，有时一月几至，有时
又两月一至，早已不能劳动。根据最近医院检查，初步诊断
为乳腺肿瘤，但究属恶性或良性尚未确诊。病员思想异常紧
张，情绪消沉，面色苍白，形体瘦削。诊得脉象细弦，舌
质淡晦。清代陈实功《外科正宗》说："忧郁伤肝，思虑伤
脾，积想在心，所愿不得志者，致经络痞瘪聚结成核，初如
豆大，渐如棋子，半年一年，二载三载，不痛不痒，渐渐而
大，始生疼痛，痛则无解，日后肿如堆粟，或发覆碗，色紫
气秽，渐渐溃烂，深者如岩穴，高者若泛莲，疼痛连心，出
血作臭，其时五脏俱衰，四大不救，名曰乳岩。"因思此段
记载的未溃症状，恰与本案相符，故本案应属乳岩之未溃阶
段，如不及早图治，溃烂后则难以治疗。

本案起病于忧郁伤肝，由于足厥阴肝经通过乳部及少
腹，肝经气郁故开始即有月经紊乱和乳头结块等症。肝郁乘
脾，脾胃受伤，故不思饮食。食少则气血生化无源，故出现
少气乏力、手足麻木、头部昏晕、形体消瘦、面色苍白、动
则心累等一系列气虚血少之症。由于病情加重，情绪消沉，
则肝气更加郁结，而积块亦逐日增大，气机壅塞过甚，不通
则痛不已。由于胆经循耳前后，肝胆相为表里，肝气郁滞则
发为两侧头痛。且脉弦属肝郁，细为血少，舌质淡为气血不
足，暗晦为气机不畅，亦与此病机分析大体吻合。综合以上
分析，其病机应为肝郁成瘪，导致气血不足之证。故应以疏
肝消瘪，补益气血为治。在疏肝方面，因考虑本案系乳岩之
证，故在用柴胡、青皮疏肝气的同时，加瓜蒌、丝瓜络、鹿

角霜，以通胸中之络。在消瘰方面，此种虚中兼实之证，切不可恣意攻伐，故只用软坚散结稍加走窜之品，用玄参、牡蛎、浙贝母以软坚。加穿山甲行散经络，通经止痛。在补益气血方面，此种气机郁滞之证，又不能过于壅塞，故仅用当归、赤芍补血更兼行积滞，用甘草补气更能消肿，待气郁稍舒，根据情况再加其他补益之品。处方如下：

柴胡9克　青皮9克　丝瓜络12克　瓜蒌21克　玄参9克　牡蛎12克　穿山甲9克　鹿角霜9克　浙贝母9克　当归9克　赤芍9克　甘草6克

续服上方10余剂后，病员乳部硬块变软，疼痛即停止，饮食增加，精神转好，余症亦改善。后即以此方意加减调治，到12月份，服药40余剂，全身即无明显症状。两侧乳部包块亦大为缩小变软，仅能扪及。已能参加农业劳动，以后又续服10余剂，到1975年1月，即全部消散，完全恢复健康。随访至1976年1月，均一切正常，未再复发。

心　悸

心悸一症，可概括为虚证和实证两大类。实证心悸的原因，大约有以下五端：

1. 外感六淫之邪侵犯人体，人体为了抵御外邪的侵犯，从而使心脏搏动加速，血行旺盛而呈现心悸症状。在治疗上，应根据其所伤风寒暑湿等何种病因而分别进行辨证论治。

2. 水饮内停，使气血的流通受到阻碍，而产生水气凌心的症状，也会发生心悸，治以温阳化水之法。

3.痰饮停滞，也会使气血阻碍，而发生心悸。痰液的形成，或由于脾为湿困，或由于气机郁滞，或由于阳不化水，或由于湿热熏蒸，或由于阴虚痰火等，因其成因不同，而分别表现为寒痰、湿痰、热痰、燥痰等种种类型。在治疗上，亦应根据病因病状，分别进行处理。

4.瘀血停滞，使脉络受阻，也会引起心悸现象，大多并发心痛症状。在治疗上，一般采用活血祛瘀法。

5.怒、喜、悲、忧、恐等精神刺激，也易导致心跳加速，即所谓"五志化火"，使心神不宁。治法除针对排除其所受之精神因素刺激外，并应分析其所出现的症状，进行辨证论治。

虚证心悸的原因，亦可概括为以下五端：

1.心气不足，使血行不畅，心脏只得加速搏动来解决全身的供血问题，其脉象表现虽是数脉，但数而无力，治法以补养心气为主。

2.心血不足，使全身供血不足，也会导致心跳加速。其脉象表现数而细，治法以补养心血为主。

3.心阴不足，则心阳易亢，而发为心悸，治法以育阴潜阳为主。

4.心肾不交，使心肾两脏之间相互依存、相互制约的关系失调，而发为心悸。心脏与其他脏器之间关系失调，也会出现心悸，但以心肾不交为常见。治法以交通心肾为主。

5.气血不足，阴阳两损，治法以补血益气，滋阴助阳为主。

以上心悸的病因，是大体分类，临床上不但相互交错，而且常兼夹有其他杂病，应细致辨认，才不致误诊。

补益心气，养阴疏肝

朱某，女，34 岁，1964 年 5 月 11 日初诊。1960 年 5 月开始发肿，上下肢交替出现，心累心跳，偶发心绞痛，头昏耳鸣，肝脏微大。性情急躁，手腕胀痛。经医院检查诊断为冠心病。脉象模糊，沉取无力，舌质萎白，伸出抖战，食量尚好。此属心气不足，阴亏肝郁之象，治宜补心气，养阴疏肝。

党参 9 克　茯神 9 克　柏子仁 12 克　女贞子 12 克　刺蒺藜 9 克　牡蛎 12 克　麦冬 9 克　山药 12 克　丹参 9 克　旱莲草 12 克　郁金 9 克　川贝母 6 克　甘草 3 克

5 月 28 日二诊。服上方 12 剂后，病情好转，肿胀减轻，脉象至数较前清楚，根气稍足，舌质恢复正常。唯仍感心累心跳，仍本上方酌加清肝之品。

泡参 12 克　女贞子 12 克　旱莲草 12 克　丹参 9 克　玄参 9 克　生地 9 克　牡蛎 9 克　郁金 9 克　刺蒺藜 12 克　草决明 9 克　雅黄连 6 克　甘草 3 克

6 月 20 日三诊。上方服 20 剂后，情况继续好转，心累心跳减轻，肿胀逐步消失，脉象微细，心律整齐，舌质红润，嘱其续服前方。

7 月 18 日四诊。前方又服 20 余剂，前症已基本稳定。但近来月经时间过长，脉象弦细，舌上少苔，前方中加入固血之品。

泡参 12 克　生地 9 克　山药 12 克　牡蛎 9 克　女贞子 12 克　旱莲草 12 克　柏子仁 9 克　麦冬 9 克　刺蒺藜 9 克　白芍 12 克　焦陈艾 9 克　甘草 3 克

9 月 15 日五诊。服上方数十剂后，心累转为平静，月经接近正常，诸症均得缓解。脉象微数，至数清楚，但左右手足尚见微肿，舌心微白，仍本前法加味。

泡参 12 克　茯神 9 克　黄芪 12 克　柏子仁 9 克　天冬 9 克　丹参 9 克　生地 9 克　女贞子 12 克　旱莲草 12 克　麦冬 9 克　郁金 9 克　桑皮 9 克　甘草 3 克

11 月 10 日六诊。上方服 20 剂，诸症已恢复正常，体重增加，只有时发现短暂的心动不宁，脉象弦而微数，舌质正常。用养阴疏肝涤热法以善其后。

玉竹 12 克　丹参 9 克　生地 9 克　麦冬 9 克　花粉 12 克　刺蒺藜 12 克　郁金 9 克　瓜蒌壳 9 克　浙贝母 9 克　焦栀子 9 克　知母 9 克　莲子心 6 克　甘草 3 克

1965 年 3 月 18 日，病员来信说，服上方数剂后，诸症尽除，已于 3 月 1 日全天上班，并无不适反应。

【按】本例脉象模糊，沉取无力，为心气虚弱鼓动乏力之象。舌为心之苗，心气不足，则舌头萎软无力，伸出抖战。心主脉，心搏无力，则脉道不通，不通则易发绞痛。四肢离心较远，血流更易瘀阻，水液流溢则发为水肿、胀痛等症。肾开窍于耳，肾阴不足，则发为头痛。《石室秘录》说："怔忡之证，扰扰不宁，心神恍惚，惊悸不安，此肝肾之虚而心气之弱也。"本例心累心跳，正属此种情况。至于肝脏微大，性情急躁是肝气郁滞之证。故用党参、泡参、茯神、黄芪、甘草以补心气；用女贞子、旱莲草、玄参、生地、麦冬、白芍、天冬、玉竹、山药、花粉、牡蛎以育阴潜阳；加郁金、刺蒺藜、贝母、瓜蒌壳等以疏解肝郁；加柏子仁、丹参以宁心安神。治疗过程中因出现脉数，此为虚火之象，故曾分别加入草决明、雅黄连、焦栀子、知母、莲子心等以折其势。曾出现月经时间过长，故加入焦陈艾以摄之。因水肿长期未能全消，故加入桑皮以泻之。本病为顽固性的慢性病，故服药达 100 余剂，才基本上得到缓解。

补气血，扶脾强肾安神

李某，女，36 岁，1964 年 8 月 28 日初诊。1953 年开始心累心跳，全身水肿。经西医检查，诊断为风湿性心脏病，服药后已得好转。目前，时发心累心跳，头晕，有时跌仆，有时感到呼吸困难，眠食欠佳，头痛，小便多，头发脱落较多，胸部疼痛，面目无神。每到冬季即病情加重，诊得脉极细微，舌淡无苔，此气血不足，脾肾阳虚之候。先予补气血，扶脾，强肾安神。

泡参 12 克　当归 9 克　熟地 9 克　白芍 12 克　何首乌 15 克　山药 12 克　法半夏 9 克　广陈皮 9 克　菟丝子 12 克　炒枣仁 9 克　磁石（火煅醋淬）9 克　甘草 3 克

4 剂。

9 月 3 日二诊。服上方 4 剂后，心悸减轻，头发已未继续脱落。但睡眠仍差，头痛牵引两侧颈项，食欲不佳，时吐白沫，倦怠无力，两眼昏花，舌质淡，脉象细弱。再按前法。

当归 9 克　川芎 6 克　熟地 12 克　白芍 12 克　党参 9 克　黄芪 15 克　茯神 9 克　白术 9 克　广陈皮 9 克　五味子 6 克　肉桂 3 克　枣仁 9 克　远志 6 克　炙甘草 3 克

10 月 13 日三诊。服上方 10 剂后，效果良好，已未出现心悸，睡眠尚佳，头不痛，发渐长，精神好转，诸症亦告缓解。但胃纳尚差，面色微苍白，舌质淡红，脉细无力，左脉尤甚。仍按前法，并嘱其常服以巩固之。

当归 9 克　川芎 6 克　熟地 9 克　白芍 12 克　制首乌

12克　党参9克　黄芪15克　白术9克　茯苓9克　广陈皮9克　肉桂3克　炙甘草3克

【按】本例脉象细弱，舌淡少苔，面色苍白，面目无神，倦怠无力，睡眠欠佳，头晕头痛，有时跌仆，均系气血不足之证。呼吸困难，是少气不足以息。阳气不足，故冬季病情加重，胸中阳气不宣，则发为胸部疼痛。发为血之余，目受血乃能视，血虚则二目昏花，头发易落。两侧颈项牵引作痛，系血不荣筋之故。《证治准绳》说："心悸之由，气虚者，由阳气内虚，心下空虚，火气内动而为悸也。血虚者亦然。"故本例心悸之主要原因，是气血两虚。其食欲不佳，易吐白沫，是脾胃虚冷之故。小便多者，是肾阳不足，不能化水也。故本例治法除大补气血外，还应温补脾肾。肾为先天之本，脾为后天之本，脾肾得充，气血亦得养。用泡参、党参、黄芪、茯神、茯苓、白术、炙甘草以补气；用当归、熟地、川芎、白芍、何首乌以养血；用法半夏、广陈皮、山药以补脾行气；用菟丝子、五味子、肉桂以温补肾阳；加枣仁、磁石、远志以宁心镇静。因本例病程太长，气血耗伤过甚，故在诸症缓解后，制方嘱其常服以巩固之。

补气育阴，交通心肾

罗某，男，42岁，初诊。近年来常患心累气短，头痛耳鸣，左胸胁时而发痛，痛感牵连臂部，胸肌紧张。经医院检查，诊断为心脏病。两月前，曾在重庆诊过一次，服养心育阴方有效。现脉象浮取仍然模糊，但沉候至数清晰，头痛有所减轻，睡眠与饮食较好。此气阴两虚、心肾不交之候，用补气育阴、交通心肾法。

党参9克　柏子仁9克　生地9克　丹参9克　麦冬9

克　石斛9克　菟丝子9克　山药9克　茯神12克　甘草3克　五味子3克

二诊。服上方后情况良好，病状均有减轻。唯脉搏力量至数仍不太明显，心阴尚感不足，仍本前法处理。

上方去茯神，加女贞子9克。5剂。

病员离开成都后，曾来信说：服上方病情继续好转，胸痛已比出院时减轻许多，期外收缩在1个多月来只出现过一次，约1小时即停止，血压已趋正常，每晚能睡眠6小时左右，饮食二便正常，脉搏每分钟60~70次，精神亦比在成都时好些。再拟丸方如下：

党参60克　熟地60克　生地60克　枸杞60克　菊花60克　泽泻60克　枣仁60克　丹参60克　菟丝子60克　柏子仁60克　麦冬60克　茯神60克　桑叶60克　女贞子90克　黑芝麻120克　五味子15克　丹皮15克　远志15克　甘草15克　山药60克

拌蜜为丸。

在服药过程中，症状渐趋消失。停药后，到医院检查，前症已得全愈。

【按】《素问·阴阳应象大论》说："肾在窍为耳"。本例耳鸣，是肾阴不充。肾阴不足，则肝阳上亢，足厥阴肝经上连巅顶，故发为头痛。《石室秘录》说："心必得肾水以滋养，肾必得心火而温暖。如人惊惕不安，岂非心肾不交乎。"故本例心肾不交的主要原因，为心肾之阴不足，使水火二脏不能互济，胸背发痛亦是心阴不足之故。盖心包络之脉起于胸中，《灵枢·厥病》说："厥心痛，与背相控"。胸背位居于上焦，故易由心脏疾病而牵连发痛。气短者，气虚也。由于气虚而鼓动无力，故脉象浮取模糊。故用柏子仁、生地、丹参、麦冬、石斛、茯神、枣仁、远志以养心安神；用六味地黄丸、菟丝子、五味子、枸杞、女贞子、黑芝麻以育阴培肾；加党参、甘草以补正气；用菊花、桑叶以平肝阳。心肾两补，水火既济，而诸症得除。

育阴为主，补气次之，佐以疏肝运脾

李某，男，32岁，1972年8月4日初诊。15岁即开始患心脏病，一直心累心跳。近来心累加重，短气乏力。心中慌乱，咳痰不利，痰中带血，胸部疼痛，午后微有潮热，腹内胀气，小便黄少，面目及肢体浮肿。经医院检查，心率160次/分，心影增大，左房明显增大，其余各房室亦明显增大，心房纤颤，心尖双期杂音，肝肋下4厘米，剑下约8厘米，脾可触及，有少量腹水，双肺门区充血，肺动脉圆锥突出。诊断为风湿性心脏病、二尖瓣狭窄、闭锁不全、慢性心力衰竭。诊得脉象结代，良久始得一至，舌质暗淡，上有白苔，嘴唇青紫。此心脏气阴两虚，肝郁脾滞之证。先予育阴为主，补气次之，佐以疏肝运脾之品。

玉竹12克　太子参9克　石斛12克　柏子仁12克　薤白9克　朱麦冬9克　火麻仁15克　桑寄生12克　丹参9克　知母9克　女贞子12克　刺蒺藜9克　厚朴9克　甘草3克

8月21日二诊。服上方加减10剂后，目前心中慌乱大减，咳嗽转轻，痰中已不带血，精神稍好，已能稍事步行，但其余各症尚在。阴分有来复之象，阳气尚不宣通。用心阴心阳两补之法，炙甘草汤加减。

麦冬9克　生地2克　火麻仁12克　驴皮胶9克　桂枝6克　生姜2片　党参9克　大枣3枚　厚朴9克　白芍

9克 丹参9克 炙甘草3克

8月28日三诊。服上方7剂，心悸症状明显减轻，食量增加，精神好转，浮肿减退。但昨因饮食不慎，使腹腔内更胀，小便更加黄少，舌苔转为黄腻，面目浮肿加剧，此湿热内聚之象。上方中去阿胶、生地，加花粉12克，冬瓜仁12克，茵陈9克，枯黄芩9克。

9月5日四诊。服上方4剂后，黄腻舌苔已退，精神顿觉爽快，腹胀减轻，小便增多，水肿亦减，仍本二诊时的方意。

桂枝6克 党参9克 生姜2片 驴皮胶12克 麦冬9克 生地9克 白芍12克 火麻仁12克 丹参9克 厚朴9克 茯神9克 炙甘草9克

服上方60余剂后，诸症大减，心悸现象基本停止，水肿消退，饮食正常，二便通利，胸痛已除，精神健旺。午后无潮热现象，已能正常活动，于12月开始上班。观察至1973年5月，一般情况尚好，只是有时过于劳累即有心累现象，腹内有时仍有胀气感。脉象虽较前有力，但时高时低，有时仍有间歇。嘱其经常续服前方，以巩固之。

【按】本例咳嗽不利，午后潮热，为阴虚症状。咳痰带血，是阴虚火旺之证。短气乏力，腹内胀气，为阳虚症状。阳不化水，则小便黄少，面目肢体浮肿。胸中阳气不宣，则发为胸痛，故心累心跳，心中慌乱，应属气阴两虚。脉舌亦与主症相应。根据其现症，用玉竹、石斛、柏子仁、朱麦冬、火麻仁、桑寄生、丹参、女贞子、知母以育阴清热为主；加太子参、炙甘草以补心气；用薤白以宣通阳气；用刺蒺藜以疏肝；用厚朴以运脾。在阴分渐复，虚热渐退的情况下，又改用阴阳平补之法。《伤寒论》说："脉结代，心动悸，炙甘草汤主之。"故用炙甘草汤加减缓缓调理。其间曾出现湿热内聚，故去驴皮胶、生地等滋腻药，加花粉、冬瓜仁、茵陈、枯黄芩以解之。本例虽未彻底治愈，但已找到一条治疗的途径，现列出以供研究。

调和肝胃，补养心气

王某，男，47岁，初诊。心痛频发，短暂即止。心率每分钟90次以上，血压偏低。复加胃痛，每发则较为持久，食欲不振，睡眠欠佳。经医院检查，诊断为心绞痛，经过长期治疗，未见好转。脉象左弦劲，而右濡数，至数模糊不清。此由肝脾失调，导致营血不足，心气不舒，发为心痹，治法以调和肝胃，补养心气为主。

柏子仁30克　枣仁30克　菟丝子30克　川贝母30克　鸡内金30克　丹参60克　海螵蛸60克　天冬60克　茯神60克　何首乌60克　牡蛎60克　山药60克　远志15克　甘草15克

共研成细末，炼蜜为丸如豆大，每服6克，每日服3次，饭后1小时服，白开水下。

二诊。前症大为好转，心胃痛已停止发作，脉象至数较前清楚。但左关仍觉弦劲，血压尚低。再根据前法，去牡蛎，加党参、当归、川芎各60克，为丸服用。

三诊。服药后，血压恢复正常，心率亦趋正常，只在劳累之后，加速至80次/分，脉象左右基本平衡，唯根气尚差。再拟养心纳肾调肝之法，使下元更固以巩固疗效。

党参60克　茯神60克　当归60克　柏子仁60克　牡蛎60克　海螵蛸60克　山药60克　生谷芽60克　制首乌60克　白术30克　川芎30克　枣仁30克　远志30

克　龙骨 30 克　菟丝子 30 克　益智仁 30 克　补骨脂 30
克　鸡内金 30 克　川贝母 30 克　法半夏 30 克　甘草 15
克　菖蒲 15 克　枸杞 60 克

共研细末，炼蜜为丸，每次服 6 克，日服 3 次。

服药后，日益向愈，恢复健康。

【按】 本例脉象左弦而右濡数，为肝脾不调脉象，故发
为胃痛，食欲不振。脾胃不和则睡眠不安，眠食俱差则气血
两伤。心气不足则鼓动无力，脉象至数出现横糊不清现象。
心阳不宣则发为心痛。心血不足不但影响睡眠，而且发为
心悸。《素问·阴阳别论》说："二阳之病发心脾"。阳明得
养，则心脾得安，故用海螵蛸、川贝母、鸡内金、山药、生
谷芽、益智仁、法半夏、菖蒲等益胃止痛，调和肝脾；用党
参、茯神、白术、甘草、枣仁以补心气；用丹参、当归、川
芎、何首乌、柏子仁、天冬以养血益阴；用牡蛎、远志、龙
骨以潜阳安神；加菟丝子、枸杞、补骨脂以培肾固本。因病
属慢性，最宜丸药，以缓缓调理。

甘寒育阴治疗传导阻滞

陈某，男，38 岁，1966 年 3 月 21 日初诊。得心悸病将
近 10 年，据医院检查，诊断为心神经传导阻滞。心中累跳，
脉律不齐，起病于思想遭受刺激，长期处于紧张状态。诊得
脉象数急，舌质鲜红，用甘寒育阴之法。

丹参 9 克　泡参 9 克　玄参 9 克　柏子仁 9 克　天冬
9 克　麦冬 9 克　白芍 9 克　牡蛎 9 克　龙骨 9 克　山药 9
克　夜交藤 12 克　甘草 3 克

3 剂。

3 月 24 日二诊。服上方后，病情大有好转，心中已不

累跳，脉律逐渐调顺，舌质已稍转淡。仍本前法立方，因病程较久，嘱其常服以巩固之。

丹参9克　泡参12克　玄参9克　女贞子12克　旱莲草12克　天冬9克　桃仁9克　牡蛎9克　朱麦冬9克　柏子仁9克　龙骨9克　山药15克　甘草3克　夜交藤15克

【按】　本例因思想遭受刺激，思虑过度，以致心血耗伤，阴精受损。心阴不足则心阳易亢，故出现舌质鲜红、脉象数急、心中累跳等一系列阴虚阳亢现象。方中用丹参、泡参、玄参、天冬、麦冬、白芍、山药、女贞子、旱莲草等滋阴药以培心阴；用龙骨、牡蛎、夜交藤、柏子仁等以潜阳安神，使阴阳趋于平衡，则心悸自除；并加桃仁以行血通脉。

补益气血，温肾除湿

熊某，男，35岁，1963年1月8日初诊。从1962年起，患心累心跳，关节疼痛，现在稍微急行，便觉累喘咳嗽。过去曾患高山病，到成都后，其病自愈。食欲欠佳，睡眠不好，脉象细数，舌苔微黄而滑，此属气血不足、水湿内停之证，治当补益气血，温肾除湿。

桂枝6克　茯苓12克　白术9克　苍术9克　炒枣仁9克　厚朴9克　当归9克　黄芪9克　秦艽9克　木瓜6克　黄柏9克　甘草3克

4剂。

1月22日二诊。服上方后，情况良好，关节疼痛不发，心悸稍减。唯动作过甚，尚感喘累咳嗽，脉象较前有力。仍本前法。

党参9克　桂枝6克　茯苓12克　当归2克　木瓜6

克　苍术 9 克　秦艽 9 克　黄芪 9 克　枣仁 9 克　熟地 9 克　牛膝 6 克　杜仲 9 克

6 剂。

2 月 14 日三诊。服上方后，心悸喘咳现象又有减轻，食欲增进，夜眠尚好，脉象渐趋正常。再本前法以巩固之。

党参 15 克　制附片（先煎）6 克　桂枝 6 克　炮姜 9 克　当归 12 克　川芎 12 克　苍术 6 克　焦黄柏 12 克　木瓜 9 克　白芍 9 克　白术 12 克　炙甘草 6 克

服上方 10 剂后，诸症尽解。

【按】 本例病人，原居住高山而得高山病，到成都后，高山病虽得缓解，但久病耗伤气血，加之成都盆地较为潮湿，邪之所凑，其气必虚，故水湿之邪，蕴酿成病，湿流关节则关节疼痛。水饮冲渍则发为喘咳。水湿停滞中脘，则食欲欠佳，睡眠不好。水停心下，则发为心悸。脉象细数，舌苔微黄而滑，亦为气血不足，水湿内停之象。故用当归、熟地、川芎、白芍以补血；用党参、黄芪、白术、茯苓、炙甘草以补气；用桂枝、制附片、炮姜、苍术、秦艽、木瓜、牛膝、杜仲以温肾除湿；加厚朴以行气运脾；用枣仁以安神养心；用黄柏者，取其苦燥除湿，并防其湿郁化热。因之而正气得养，湿气得除，诸症亦得缓解。

养心潜阳，安神开郁，兼以益胃

李某，男，45 岁，技术人员，1975 年 2 月 28 日初诊。病员 1 年前自觉阵发性心累心跳，后来即发展至 10 多天一次，最近已更加频繁，几天即发一次，而且症状加剧。发作时心脏急剧跳动，其动应衣，心中慌乱，呼吸紧迫，自觉难以支持，躺下休息片刻，即渐趋缓和。经医院检查，诊断为早期冠心病、高血脂症、阵发性心动过速等。来就诊时，病员还说他平时有胸中窒闷，睡眠欠佳，饮食渐减等症。诊得脉象浮大，左寸尤浮，重按无力，舌红少苔。

综合脉症分析，脉象浮大，舌红少苔为阴亏脉舌；左寸浮大沉弱属心阴亏损。心阴亏损则心阳易亢，心阳亢盛则发为心中悸动，神不守舍则导致睡眠不稳。心脉贯肺，心脏病变波及肺脏，则发为呼吸紧迫。胸部为心之外廓，心脏之阴血不足，则胸中之脉络不畅，而发为胸中窒闷不舒。《素问·平人气象论》说："胃之大络，名曰虚里，贯膈络肺，出于左乳下，脉宗气也。""乳之下，其动应衣，宗气泄也。"说明心胃之间通过虚里而相连接。如心脏急剧跳动，其脉应衣，则宗气为之遗泄，而胃亦受损，故病员饮食逐渐减少。据上述分析，本案应以养心潜阳，安神开郁，兼以益胃为治。处方如下：

丹参12克　玄参9克　生地9克　百合15克　山药12克　茯苓9克　牡蛎12克　郁金9克　合欢皮9克　石菖蒲9克　朱麦冬9克　甘草3克

4月5日，上方加减续服40余剂，心悸情况已基本控制，只有时有发病预感，但并不发作。睡眠转佳，饮食增进，胸中开豁，脉象已不似前之浮大，但仍无力，舌质红淡少苔。仍本前方意，增入生脉散以调心气。

丹参12克　柏子仁9克　朱麦冬12克　党参9克　百合15克　五味子6克　生地9克　山楂12克　白芍12克　代赭石9克　牡蛎12克　山药12克

5月30日，上方加减续服40余剂，诸症消失，脉舌均转正常，要求续方以巩固之。拟两补心脏气阴，安神通窍法，用天王补心丹加减。

丹参9克　柏子仁9克　麦冬9克　酸枣仁9克　生地9克　当归9克　党参12克　石菖蒲6克　牡蛎12克　远志肉6克　茯苓9克　甘草3克

病员服上方16剂后，即停药观察。至1976年10月，未见复发。

疏风清热，除湿通络，养育心阴

欧某，女，17岁，学生，1977年7月31日初诊。病员早期常发咽喉及关节疼痛，3年前即出现心累心跳。1976年5月16日，经某医院检查，双侧扁桃体肿大充血，心尖区3级喘鸣及雷鸣式舒张中期杂音，咽拭子培养甲链及奈瑟氏菌生长，诊断为风心病、二尖瓣狭窄、二尖瓣关闭不全、风湿活跃，当即入院切除扁桃体。此后，心悸及关节疼痛症状日益加重，尤以肘肩及膝部关节更为明显。经中西药物治疗，关节疼痛有所减轻，但心悸、胸闷、咽痛等症状始终未见解除。据最近检查，心率每分钟91次，以往诊断仍然成立，房室传导阻滞。近来还出现午后低热，汗多，颌下淋巴结肿大压痛，头痛，小便深黄等症状。诊得脉象浮濡而数，舌质红赤，上有细黄腻苔。根据以上病情分析，应属风湿热三者合邪伤及心阴所致，其咽痛、颌下肿痛、头痛应属风热之候，午后低热、胸闷、汗多、尿黄又系湿热之证，而关节疼痛又多是风湿之象。古谓风寒湿三者合而为痹，郁久化热，侵入血脉，波及心脏而成心痹。观此证初起即发咽喉及关节疼痛，似为风湿热三者合邪而来，临床上常见此种证型较之伤于寒邪者热势更为嚣张，伤阴更为厉害。心阴受伤则心阳偏亢而发为心悸，其头痛、胸闷、午后低热等，不独风湿热三者有之，而亦为阴亏见症，其脉浮濡而数，舌红苔细黄腻亦符合风湿热合邪伤阴之候。故治法当以疏风清热，除湿通络，养育心阴为主。因此，用淡竹叶、银花疏风兼以清热，用栀子、芦根清热兼以除湿，用木通、桑枝、赤芍除湿兼以通络，用丹参、麦冬、百合、花粉养育心阴，加桔梗、甘草利咽通心，加生谷芽健脾和胃。处方如下：

淡竹叶 9 克　栀子 9 克　木通 6 克　麦冬 9 克　花粉 12 克　桔梗 6 克　桑枝 30 克　赤芍 9 克　银花 9 克　芦根 12 克　百合 12 克　生谷芽 15 克　甘草 3 克　丹参 9 克

4 剂。

8 月 5 日二诊。病员服上方 4 剂后，头痛咽痛，颌下肿痛稍减，心悸稍安。胸中仍感窒闷不舒，纳食不香，腻苔未化，余症仍在。看来育阴有碍驱邪，仿三仁汤法，重在行水除湿，去有形之邪，以孤立无形之邪。

竹叶 9 克　银花 9 克　杏仁 9 克　瓜蒌 20 克　苡仁 12 克　茯苓 9 克　滑石 9 克　冬瓜仁 2 克　木通 6 克　车前仁 9 克　法半夏 9 克　生谷芽 12 克　甘草 3 克

3 剂。

8 月 11 日三诊。心悸不发，胸闷减轻，小便转为清长，头不痛，关节痛大减。近日仍有咽痛、颌下压痛、出汗等症。曾经某医院检查，已属正常心电图，心率 88 次 / 分，第 1 心音低钝，心尖区 1 级杂音，午后仍有低热，诊断为咽炎伴颌下淋巴结炎。舌上腻苔渐退，看来湿邪渐除，若渗利过重，将损阴分。仍用初诊方意，加入疏肝药物，使气行而后湿化。

刺蒺藜 12 克　丹皮 9 克　桔梗 6 克　丹参 9 克　银花 9 克　冬瓜仁 12 克　麦冬 9 克　莲子 12 克　茯苓 9 克　玄参 9 克　甘草 3 克　蝉蜕 6 克

3剂。

11月23日四诊。病员服上方3剂后，3个多月来，未发现心脏症状，余症亦消失，脉舌均属正常，只在天气变化时，手足关节有轻微疼痛。再用除风湿兼顾阴分之法，以巩固疗效。

丹参12克　防己9克　桑枝30克　白芍12克　豨莶草12克　秦艽9克　豆卷9克　麦冬9克　女贞子12克　旱莲草12克　茯苓9克　甘草3克

4剂。

养心脏阴血为主，兼以补心气、调脾胃

李某，女，16岁，学生，1967年6月14日初诊。病员于1966年即患风湿性关节炎，关节红肿疼痛，以后即发生闭经、全身疼痛。经针灸及中药治疗后，关节肿痛及闭经现象均有好转，但又鼻中出血，失血颇多，血止后即感心累心慌，全身酸痛，晚间不能入睡。经医院检查，心率160次/分，确诊为二尖瓣狭窄及心肌炎，当即住院治疗。服强的松和地塞米松等药，心率有所控制，但面部及上身浮肿，下肢变细，行走吃力，唇口周围长出如胡须样黑细毛，心中仍悸动不安，稍动则加剧，睡眠甚少，精神不振，胃纳不佳，全身仍感酸痛。即出院一面服激素控制，一面来李老处治疗。诊得脉象浮而微弱，舌淡红无苔。此为先患风寒湿痹，郁久化热，使关节红肿疼痛而成热痹，热痹不已，复感受于邪，使脉道痹阻，以致发生经闭、全身酸痛等症，此证属脉痹范畴。热邪壅于脉中，使血得热则溢，故发为鼻衄。《素问·痹论》说："脉痹不已，复感于邪，内舍于心。"故出现心脏症状。热邪羁留，最易化燥伤阴，复加鼻衄，重损阴血，故当

前阴虚已成主要症状，心阴亏损则心阳易亢，故心脏急跳有如奔马，而有心累心慌的感觉。心藏神，心阳偏亢，则神不能藏，故睡眠甚少，阴血不足，筋脉失养，故全身酸痛，阴损及阳，故有精神不振，胃纳不佳等症。脉象浮而微弱，舌淡红无苔，亦属阴虚为主，兼见气虚之证。此种病证，应以养心脏阴血为主，兼以补心气调脾胃。故用丹参、麦冬、玄参、生地、女贞子、白芍、钗石斛等以养心脏阴血，用泡参、茯神、甘草补心气以宁神，用山药、生谷芽调理脾胃，并嘱病员在病情稳定的情况下，逐步减少激素用量。

泡参9克　丹参9克　麦冬9克　茯神9克　玄参9克　生地9克　女贞子12克　山药12克　白芍9克　钗石斛9克　生谷芽9克　甘草3克

6剂。

1967年8月25日二诊。上方加减续服30余剂，原每日服地塞米松3次，每次服2片，近来逐步递减至每日1片，已无不适感觉，全身症状均有改善，心悸减轻，已能在平地上行走自如。但上楼尚感心累，月经周期尚不正常，性情尚易急躁，在原方意中加入疏肝药。

玉竹9克　玄参9克　麦冬9克　石斛9克　莲子9克　云茯苓9克　刺蒺藜9克　丹皮6克　女贞子9克　麦芽9克　甘草3克

4剂。

1967年10月16日，上方加减续服多剂，即停服激素，心悸更减，精神转旺，月经亦趋正常。近因偶患感冒，咳嗽颇剧，吐出浓稠黄痰，中夹血丝。此阴虚为风邪所乘，风从热化，热伤肺络，肺气失宣所致。只宜清润中佐以开提。

薄荷6克　玄参9克　麦冬9克　白茅根12克　紫菀

9克　前根9克　款冬花9克　竹茹9克　杭白芍9克　焦
栀子9克　甘草3克

2剂。

1967年12月8日四诊。上方加减续服多剂，咳嗽即
止，以后仍按初诊方意调理，目前觉呼吸畅快，心悸已停止
发作，上下楼梯也不觉心累。由于停服了一段时期激素，面
部和上身浮肿现象以及口唇周围黑毛已消退。近来觉热气上
冲，口中干燥，再用养阴清胃法。

玉竹12克　沙参9克　天冬9克　山药12克　扁豆12
克　杭白芍9克　夜交藤12克　石斛9克　知母6克　甘
草3克

2剂。

1968年5月3日五诊。续服上方数剂后，自觉基本正
常，即停止服药。近来又觉关节僵痛，全身尚有酸痛感觉。
此属肝阴尚未充足，筋脉未得护养所致，再拟疏肝柔筋通
络法。

刺蒺藜9克　丹皮9克　玉竹9克　玄参9克　生地9
克　石斛9克　知母9克　藕节12克　花粉9克　麦冬9
克　嫩桑枝15克

4剂。

上方加减续服多剂，即基本恢复正常，并能从事家务劳
动。以后稍有不适，即来诊治，仍本上法调理巩固。经医院
检查，心脏已恢复正常，并能坚持较长时间的重劳动。随访
至1977年5月，未见反复。

补养心气，振奋心阳，佐以养阴健胃止汗

王某，男，19岁，学生，1977年1月2日初诊。病员

去年春节以来即感心慌心累，劳后更甚，心中虚怯，食欲下降，面部发黄，虚汗不止。经医院检查，窦性心律不齐，心率 60 次 / 分，心脏有 2 级杂音，房室传导阻滞，局限性室内传导阻滞，血沉 3 毫米（魏氏法）。曾注射葡萄糖，服用维生素 B_6、维生素 B_1、维生素 C 等药，最近复查结果仍与前基本相同，症状未见改善。更觉胸中窒闷不舒，睡眠欠佳，食少，乏力，诊得脉象沉细而缓，舌质淡红少苔。此由心气不足，心脏血流不畅，导致心慌，心悸，心中虚怯。劳则耗气，故劳后更甚。汗为心之液，心阳虚，故自汗不止。胃络通心，心病干及脾胃，故食欲下降，面部发黄，身体乏力。心虚神不能藏，故睡眠欠佳。胸为心之外廓，心气虚怯影响胸中阳气不宣，故发为胸中窒闷不舒。其脉象沉细而缓，舌质淡红少苔，亦符合心气不足之证。治当以补养心气，振奋心阳为主，佐以养阴健胃止汗之法，用生脉散、瓜蒌薤白半夏汤合桂枝汤加减。

党参 9 克　麦冬 9 克　五味子 6 克　桂枝 6 克　白芍 9 克　薤白 6 克　瓜蒌 20 克　丹参 12 克　石菖蒲 9 克　茯苓 9 克　法半夏 9 克　甘草 3 克

1 月 31 日二诊。病员服上方 20 剂后，心悸明显减缓，食欲显著增加，余症亦减缓，脉象稍转有力。仍本前法。

党参 9 克　朱麦冬 9 克　五味子 6 克　丹参 12 克　桂枝 6 克　白芍 9 克　瓜蒌 20 克　薤白 6 克　茯苓 9 克　白术 9 克　莲米 12 克　甘草 3 克

4 剂。

3 月 1 日三诊。服上方 30 剂，自觉诸症减退，精神良好，睡眠安稳，饮食正常。再处方以巩固疗效。

太子参 9 克　五味子 6 克　朱麦冬 9 克　白芍 9 克　当

归9克　天冬9克　玉竹9克　丹参12克　茯苓9克　瓜壳12克　百合12克　甘草3克

病员服上方4剂后，即停药。经医院检查，心脏已基本正常。随访3个月，剧烈劳动后，亦未见心悸现象。

宣泄湿热，兼以透表通利

董某，男，15岁，学生，1972年11月28日初诊。病员心累心跳，痰中带血，大小便均欠通畅，食少，口干，腹胀。经医院诊断为心包炎，发病已1年有余，曾经多方治疗，未见效果，且病情日益加重。诊得脉象浮数，舌苔黄腻。

以上症状，系湿热久蕴，弥漫三焦，复加外风所致。湿热伤于上焦，干及心脏则心累心跳，损及肺脏则痰中带血，伤于中焦则发为口干食少腹胀，伤于下焦则大小便均欠畅通。且湿热蕴积过久，最易损及阴分，阴分受损则心累心跳、痰中带血、口中乏津等症更会增剧，病情亦由是愈演愈烈。其舌苔黄腻，亦符湿热内蕴之象，脉象浮数为热证兼风之征。风邪外束，则三焦闭阻愈甚，腑气不通则阴分耗损愈烈。治法当以宣泄湿热为主，兼以透表通利，且顾及阴分。故用银花以辛凉透表，用芦根、冬瓜仁、茯苓、泽泻、木通等甘淡甘凉之品渗利湿热而不损阴，以引邪火从小便出；用厚朴、枳实以通腑气，引邪从大便出；加神曲、甘草健胃消食且能补中；加花粉、知母养阴清热而不碍湿。处方如下：

银花9克　花粉12克　知母9克　芦根9克　冬瓜仁12克　茯苓9克　泽泻6克　木通6克　神曲9克　厚朴9克　甘草3克　枳实9克

3剂。

12月2日二诊。病员服上方3剂后，大小便均较前通畅，尿色深黄，心悸大减，痰中已不带血，但胸闷欲呕，脉舌同前。此宜疏肝开泄，淡渗通腑，养阴益胃之法。

刺蒺藜12克　金铃炭12克　芦根9克　花粉12克　茯苓9克　竹茹12克　莲子12克　山药12克　麦冬9克　厚朴9克　枳实9克　莱菔子12克　甘草3克

4剂。

病员服上方3剂后，已无心累心跳现象，饮食大有好转，每天能吃1斤左右米饭，胸部腹部均不胀，小便已趋正常，大便日解两次，舌上腻苔渐退。后以养心益胃之法而收全功，经医院检查，心包炎已排除。随访至1978年1月，他虽从事较重劳动，亦未见复发。

祛风除湿，清热解毒，兼养心阴，潜阳镇静

胡某，男，10岁，小学生，1975年5月26日初诊。病员的母亲说：小儿于1974年12月起即开始心累心跳，睡眠不好，午后和晚上发低烧，经医院检查，确诊为病毒性心包炎。当即住院治疗，长时间使用激素，也只能暂时控制，反复发作，未能治愈。

来就诊时，病员仍午后低热不退，心跳200～240次/分，自觉心部压痛，肩颈牵引作痛，头昏眼胀，心中慌乱，睡眠不好，周身发痒，小便发黄。在发作剧烈时，整天不能进食，亦不解大便，稍事活动则症状加剧。故长期以来不能走路，面部浮肿，精神欠佳。诊得脉象浮数，舌质红，苔黄腻。

其从头昏眼胀，周身发痒，饮食欠佳，小便发黄，脉象浮数，舌苔黄腻观察，显系风湿热三者合邪，留连日久，难

免化毒损阴。心阴受损则心阳易亢，故征忡失眠症状长期不能解除。阴液不足则筋脉失养，故肩颈等部位有牵引疼痛感觉。阴亏与湿热均能导致午后发热，此种顽固之午后发烧，应两者兼而有之。

据以上分析，应予祛风除湿，清热解毒，兼养心阴，潜阳镇静之法。故用竹叶、银花以透解风热，用莲心、黄连、芦根、冬瓜仁、茯苓、甘草梢以清心涤热利湿；用琥珀、牡蛎、朱麦冬、花粉以养阴潜阳镇静。其中银花、黄连、甘草梢又能解毒，芦根、冬瓜仁利湿热而不损阴，茯苓利水且能和脾，琥珀又兼能通利小便，花粉养阴而不碍湿。处方如下：

花粉 12 克　芦根 9 克　莲心 6 克　竹叶 9 克　黄连 6克　琥珀粉（冲服）4.5 克　牡蛎 9 克　银花 9 克　朱麦冬9 克　冬瓜仁 12 克　甘草梢 3 克　茯苓 9 克

4 剂。

6 月 4 日二诊。病员服上方 4 剂后，心跳次数大减，仅90～100 次 / 分，由于心跳减缓，心脏已无压痛感觉。平时不觉心累，只在吃饭和脱衣服时心中尚觉慌累。午后发烧情况亦改善，近几日来下午和晚上体温为 37.2℃～37.3℃，其余时间为 36.5℃。肩颈已不觉疼痛，眼已不胀，小便不黄。有时尚觉头部昏痛，睡眠仍差，身上尚微痒，脉已不数，舌苔仍黄腻。在上方意中，重加养心解毒药物。处方如下：

丹参 9 克　莲心 6 克　银花 9 克　连翘 9 克　玄参 9克　芦根 9 克　百合 12 克　花粉 12 克　冬瓜仁 12 克　竹叶 9 克　朱麦冬 9 克　甘草梢 3 克　琥珀粉（冲服）4.5 克

4 剂。

6月11日三诊。服上方4剂后，各方面情况都有好转，但又患感冒，因此症状又有反复，目前鼻塞流黄稠鼻涕，自觉呼吸困难，心中又觉慌累，心跳100次/分以上，头昏、头汗，不思饮食，全身发痒，睡眠欠佳，脉象微浮数，舌质淡红，苔微黄腻。此种心阴受劫之体，不耐发表，勉从上方意中重加开提。处方如下：

银花9克　竹叶9克　蝉蜕6克　连翘9克　麦冬9克　桔梗6克　黄连6克　芦根9克　冬瓜仁12克　莲子12克　百合12克　丹参9克　甘草3克　玄参9克

2剂。

6月14日四诊。服上方2剂后，感冒即解，头不昏痛，午后亦无低热现象，饮食尚可，小便不黄，心累现象减轻，只偶尔发烦，胸中有窒闷感觉，有时头汗，手心发热，脉微浮数，舌质淡红，微黄苔。在上方意中，重加养心开痹之品。处方如下：

玄参9克　丹参9克　生地9克　麦冬9克　桔梗6克　刺蒺藜9克　丹皮9克　知母9克　百合12克　银花9克　薄荷6克　沙参9克　瓜蒌20克　甘草3克

4剂。

6月21日五诊。服上方4剂后，病情更有好转，已能下地玩耍，平时起居生活已不要大人扶持，并未发现心累心跳，亦无心烦现象，如健康人一样。饮食增加，睡眠亦改善，但晚上尚多梦话，手心仍时而发热，口鼻、头上仍出汗，脉象已接近正常，舌质淡红，微黄苔。再予育心阴潜心阳，涤余热以善其后。

牡蛎12克　生地9克　丹参9克　麦冬9克　玄参9克　知母9克　白芍9克　沙参9克　琥珀粉（冲服）4.5

克　茯苓9克　甘草3克　百合12克　旱莲草12克
4剂。

病员续服上方数剂，即基本恢复健康。

育阴潜阳，兼除湿热

陈某，男，56岁，干部，1973年10月11日初诊。病员长期心慌、心悸、气紧，稍事活动，心率即增至120次/分，平时也在100次/分左右，头部昏晕，视物昏花，腰间酸胀，腿膝疼痛，小便量少，睡眠欠佳，睡起后觉两手第3、第4、第5手指发麻，现在家休息，不能工作。曾经医院检查，发现左脑部及上肢血管痉挛性减退，微血管变细变短，血管壁增厚，眼底动脉硬化，高胆固醇血症，心肌缺血，窦性心律不齐，坐骨神经痛等症。并曾诊断为原发性高血压病二期，经服降压药后，目前血压已降至130/90毫米汞柱。

诊得脉象浮弦有力，舌质干红，中有微黄腻苔。《素问·痹论》说："心痹者，脉不通，烦则心下鼓，暴上气而喘。"与本案主症颇相符合。此案曾经医院检查，发现左脑部及上肢血管痉挛性减退，微血管变细变短，血管壁增厚，动脉硬化，心肌缺血等一系列血脉不通现象。所说"烦则心下鼓"，亦吻合本案心慌心悸症状，心脉上肺故上气而喘，恰与本案气紧相吻合，故本案可以心痹名之。

再从其病机分析，脉浮有力，舌质干红，显系阴亏阳亢之象。其心慌心累，睡眠欠佳，应为心阴不足，心阳偏亢所致。但《素问·痹论》中说："风寒湿三气杂至，合而为痹也。"而本案心痹却又反应成阴亏阳亢症状，其理由安在？《素问·痹论》亦有答复："以夏遇此者，为脉痹。""脉痹不已，复感于邪，内舍于心。"即使夏日气温反常，骤然变冷而形成风寒湿三气杂至，未必就不兼有暑热之邪，何况开始由于风寒湿三气杂至合而为痹，如痹病长期不已，寒湿久蕴亦可化为湿热，再加风阳相煽，其阴液自然亏耗，阴愈亏则阳愈亢，故形成本案心痹之症状。观其舌中微有黄腻苔，显系湿热之象，安得以寒湿论治而浪用温通燥烈之品？心与肝肾两脏关系至为密切，心病波及肝脏，即出现头目昏晕、手指发麻、脉象浮弦等肝阴不足肝阳上亢症状，波及肾脏即出现腰腿酸痛、小便量少等肾阴不足症状。

综合以上症状分析，本案应属心、肝、肾三脏之阴液亏损，心肝之阳上亢，并兼恶化湿热之候。此应注意培养阴血，使阴血充足，筋脉得养，则心肌缺血、动脉硬化等症可望缓解。主方以育阴潜阳，兼除湿热为主，药用丹参、柏子仁、朱麦冬、玉竹以养心阴；用女贞子、旱莲草、白芍、菟丝子以育肝肾之阴；用钩藤、牡蛎以潜阳；用牛膝引血下行，兼治腰腿疼痛；用花粉、茯苓除湿热，且兼顾阴分。处方如下：

女贞子 12 克　旱莲草 12 克　白芍 12 克　丹参 12 克　柏子仁 9 克　钩藤 12 克　牡蛎 12 克　玉竹 12 克　朱麦冬 9 克　菟丝子 9 克　牛膝 9 克　花粉 12 克　茯苓 9 克　甘草 3 克

1974 年 4 月 22 日二诊。上方加减续服 32 剂，自觉诸症消失，几月来血压始终稳定在 130/90 毫米汞柱，胆固醇有所下降，睡眠好转，饮食及二便正常，精神转佳，心中已不觉慌累。最近又轻微感冒，微咳，胸闷，微觉气紧，舌质红润，上有黄腻苔，脉浮数大。此因内邪未尽，复感风热所致，应防炉火未尽，死灰复燃之患。于上育阴方意中，加菊花、桑叶以散风热兼以平肝，加枇杷叶以下气止咳，加冬瓜仁以除湿热，加瓜蒌下气且开胸膈。处方如下：

钩藤 12 克　菊花 9 克　桑叶 9 克　瓜蒌 20 克　冬瓜仁 12 克　白芍 9 克　女贞子 12 克　旱莲草 12 克　丹参 12 克　麦冬 9 克　花粉 12 克　枇杷叶（去毛）9 克　甘草 3 克

8 月 7 日三诊。服上方后，感冒已解，觉心里舒服，各方面均较正常，即停药数月。最近检查，胆固醇较前微有上升，有时又微觉心累气紧，微咳，微觉胸闷，晚上有口干现象，舌质干而暗红，中心微有黄腻苔，右脉平，左脉浮大。仍本以前方意并以养心为主。

生枣仁 9 克　柏子仁 9 克　丹参 12 克　山药 12 克　花粉 12 克　朱麦冬 9 克　冬瓜仁 12 克　瓜蒌 20 克　茯苓 9 克　白芍 9 克　牡蛎 12 克　知母 9 克　甘草 3 克

上方嘱其常服以巩固疗效。

1 年以后，他带另一病员前来就诊时，说他病情始终稳定，身体逐渐康复，晨起锻炼身体，已能跑步千米以上，并早已上班工作。

两补心脏气阴，安神镇静，兼顾肾脏

林某，男，43 岁，干部，1976 年 2 月 13 日初诊。病员 3 年前即患心痛症，经医院检查，确诊为冠状动脉硬化心脏病。长期未能治愈。据最近检查，血脂、胆固醇、β - 脂蛋白均高于正常，又诊断为高血脂症，并认为心脏缺氧缺血。

现症心痛彻背，胸闷气短，头昏头晕，心累心跳，烦躁失眠，周身乏力，食少腰痛，膝以下肿。其人体态肥胖，诊得脉象细弱，两尺尤弱，舌体胖嫩，质红少苔。

据上述脉症分析，舌体胖嫩，脉弱，气短，食少，乏力为阳气不足之证。舌质红少苔，烦躁失眠，脉象细涩又为阴血衰少之候。气血不充则易导致头昏头晕，心阴亏损、心阳易亢则发为心累心跳。心阳不宣则发为胸闷、心痛彻背等症。其腰膝以下肿，两尺脉尤弱，为久病伤肾所致。故处方以两补心脏气阴，安神镇静，兼顾肾脏为法。天王补心丹颇为对症，故录之以观后效。

党参9克　柏子仁9克　炒枣仁9克　天冬9克　生地9克　朱麦冬9克　五味子6克　当归9克　丹参12克　远志肉6克　玄参9克　茯神9克　甘草3克

4剂。

2月20日，服上方4剂后，心痛胸闷大减。近几日睡眠颇为安稳，能睡10小时左右，饮食稍有增加，但仍乏味。心累、头晕、腰痛、水肿等症仍在。最近又感眼胀，两尺脉依旧沉弱。此心脏已初步得养，阳气稍得开豁，但心肾气阴仍属不足。拟心肾两补法，用生脉散合六味地黄丸加味。

生地9克　丹皮9克　茯神9克　泽泻9克　山药12克　党参9克　丹参12克　牡蛎12克　龙骨12克　五味子6克　朱麦冬9克　桑寄生12克　炙甘草3克　枣皮9克

4剂。

3月10日三诊。续服上方多剂，近来未觉心痛，腰痛亦好转，水肿渐消，精神转佳，睡眠稳定，每餐能吃米饭4两左右，但食后胃中微感反胀。最近觉喉中暑气，胸闷，性急，头微昏，眼微胀，有时仍有心累现象，脉象细涩。此心肾虽得调养，但肝气又稍有郁滞，于上方意中稍加疏通之品。

太子参9克　五味子6克　朱麦冬9克　山药12克　瓜蒌20克　薤白6克　丹参12克　百合12克　茯苓

9克　刺蒺藜12克　牡蛎12克　甘草3克

4剂。

3月17日四诊。服上方4剂后，诸症均有好转，胸闷、胃胀、喉间堵气等症均消失。自觉心情舒畅，脉象亦稍转有力，睡眠始终安稳，心痛一直未发。但尚微觉心累，头晕，腰痛，眼胀。仍本两补心肾气阴之法。

党参9克　麦冬9克　五味子6克　当归9克　白芍12克　茯苓9克　菟丝子12克　泽泻9克　山药12克　丹皮9克　丹参12克　炙甘草3克

4剂。

4月21日五诊。续服上方12剂，诸症若失。最近以爬2000米的山峰进行锻炼，只觉心累，并出现足微肿，眼微胀等症，鼻中并有轻微出血现象。再本原方意，加茅根以止鼻衄。

太子参9克　五味子6克　朱麦冬9克　泽泻9克　车前仁9克　白茅根12克　牛膝9克　山药12克　枣皮9克　茯苓9克　丹皮9克　续数9克

4剂。

病员续服上方多剂，已无明显症状。6月14日，经医院检查心脏，运动试验阴性，心率85次/分。随访1年多，未见复发。

育阴柔筋，兼以潜阳除湿

马某，男，70岁，退休干部，1978年4月22日初诊。病员长期以来，自觉心前区憋闷疼痛，好似有物压抑，并有头晕、耳鸣、盗汗、下肢浮肿等症。经医院检查，确诊为高血压及冠状动脉硬化性心脏病。服用西药无效，乃改服中药活血化瘀开痹药物，服用两个月以后，心痛、憋闷、压抑感觉症状虽有所减轻，但其他症状则有加重。目前更出现头昏胀疼痛，视物昏花，面赤口酸，体困乏力等症。诊得舌质红而略黯，苔白滑，脉浮弦。

此病原有头晕、耳鸣、盗汗、脉象浮弦等症，显系肝肾阴亏之象，肾阴亏耗则不能上济心阴，肝阴不足则不能濡润心脉。其下肢浮肿，舌苔白滑应为水湿停滞之证，心脉本已失养，复加水湿停滞，故有心前区憋闷疼痛，似有物压感觉。此病本应以养阴柔筋为主，乃反服活血化瘀开痹药物，冀图以通快，不知通药多辛温香窜，最易耗阴，阴愈耗则阳愈亢，故前症未已，反而更加头部昏胀疼痛、视物昏花、面部烘热等症。肝在味为酸，肝经阳热上冲，故口带酸味，肝在体为筋，筋脉失养，复兼湿滞，故体困乏力。综合以上分析，治法宜从育阴柔筋为主，兼以潜阳除湿，缓缓调治。本病虽属心痛，但治疗则应从肝肾入手。故用女贞子、旱莲草、白芍、枸杞、制首乌等，养肝育肾而柔筋；用菊花、钩藤、牡蛎、龙骨等平肝填肾以潜阳；加牛膝、冬瓜仁、茯苓导湿邪，加竹茹以杜肝风挟痰之弊。处方如下：

女贞子12克　旱莲草12克　白芍12克　枸杞10克　制首乌15克　菊花10克　钩藤12克　牡蛎12克　龙骨12克　牛膝10克　冬瓜仁12克　竹茹12克　云茯苓10克

4剂。

5月19日二诊。病员服上方4剂后，心痛缓解，诸症亦稍有好转。但仍觉头晕，胸闷，下肢浮肿。更医以热痰论治，予黄连温胆汤加味，前症又有反复，心前区闷痛加剧，头晕目眩，口苦烘热，下肢浮肿，舌质红，苔白滑，左脉弦硬，右脉弦细。此再一次验证辛温苦燥之品不甚相宜。仍按前法，并注意育阴勿腻，除湿勿燥，行气勿耗。

女贞子 15 克　旱莲草 16 克　刺蒺藜 12 克　白芍 12 克　牡蛎 15 克　钩藤 16 克　代赭石 12 克　石决明 10 克　菊花 10 克　冬瓜仁 15 克　花粉 12 克　枸杞 10 克　牛膝 10 克　瓜壳 12 克

4 剂。

5 月 30 日三诊。续服上方 10 剂后，已未出现心痛症状，只时而感心胸闷胀不适，头已不痛，昏晕亦减，双下肢仅有轻度浮肿。面部潮红、盗汗、眼花、口苦等症仍在，还出现有记忆力差，筋惕肉瞤，足跟麻木疼痛等症。仍按前法加入养育心阴之品。

10 剂。

7 月 11 日四诊。服上方 10 剂后，诸症缓解，乃停药观察，1 个多月来，心痛一直未发。近来又觉头晕，耳鸣，眼花，时而胸闷不舒，心烦，足后跟疼痛，饮食二便均属正常，口腻，舌红苔腻，脉细。此肝肾阴虚之证未除，湿遏有化热之象。仍以养育肝肾，除湿通络为治。

菊花 10 克　白芍 10 克　菟丝子 10 克　泽泻 10 克　茯苓 12 克　丹皮 12 克　刺蒺藜 10 克　牛膝 10 克　藿香 10 克　花粉 10 克　冬瓜仁 15 克　牡蛎 15 克　桑枝 30 克

4 剂。

上方意加减续服多剂，7 月底停药。1979 年年初，因他病来诊，自诉半年多来心痛一直未发，心情颇为舒畅。

补气运脾，兼以养心开痹

王某，男，56 岁，干部，1973 年 3 月 22 日初诊。病员年轻时即有神经衰弱症状，加之素嗜酒烟，故睡眠一直不好。1964 年又患肝炎，消化功能迄今尚未恢复，常自觉五脏都有病变。最近由于忧郁劳累，先觉胃部疼痛，随即牵扯至心区及背部疼痛，胸闷腹胀，时欲呕吐，下半身发麻，足软无力，行走困难，小便微黄，经医院诊断为冠状动脉硬化性心脏病。曾针刺足三里，除腹胀稍减，睡眠稍好外，余症未见改善。诊得脉缓而弱，舌质淡红，上有微黄腻苔。

《难经·六十难》说："其五脏气相干，名厥心痛。"本案常自觉五脏有病，其在未发心痛之前而先见胃痛，并伴有胸闷腹胀欲呕等消化道症状，其属胃气冲逆可知。《灵枢·厥病》说："厥心痛，腹胀胸满，心尤痛甚，胃心痛也。"究其病因，当为久患肝病，克制脾胃，使脾胃气虚，运化无力，故见胸闷、食少、腹胀、欲呕、舌淡、脉弱、小便微黄、苔微黄腻等脾虚胃滞症状。劳累则气耗，忧郁则气滞，劳累忧郁使脾胃愈虚愈滞而发为胃痛，胃络通心，胃气不降则上逆冲心。其早年即患神经衰弱，睡眠一直不好，心阴已属不足，心脉本已失养，再加劳累忧郁及胃气冲逆，致使心脉不畅，故心痛卒然而发。心阳不宣则累及胸背，不但使心痛彻背，而且更加重了胸闷症状。脾胃气虚更兼心脉不畅，使下肢气血供应不足而发为两足麻软、行走无力等症。综合诸症，本案应以脾虚胃滞为主，又兼心阴不足，胸阳不振之证。治当补气运脾，兼以养心开痹，故用太子参、白术、茯苓、甘草、黄精以补心脾之气，用法半夏、厚朴、香附以运脾行气，加柏子仁、丹参、花粉、山药以养心益胃，加瓜壳、薤白以通阳开痹。处方如下：

太子参 12 克　白术 9 克　茯苓 12 克　法半夏 9 克　厚朴 9 克　瓜壳 9 克　薤白 6 克　香附 9 克　花粉 9 克　柏子仁 12 克　丹参 9 克　黄精 12 克　山药 15 克　甘草 3 克

4剂。

3月25日二诊。服上方4剂后，心痛大减，余症亦有改善，自感心情舒畅，知饥欲食。昨日因爽口多食韭菜水饺，食后腹胀加重，黎明前即排出酸臭稀便，体温超过38℃，手心发热，舌苔黄腻，脉象濡数。此脾虚伤食，湿热蕴结之证。用楂曲平胃散加清热除湿药物，并兼顾气阴。

苏条参9克　丹参9克　苍术9克　厚朴9克　陈皮9克　焦山楂9克　神曲9克　茯苓9克　藿香9克　枯黄芩9克　花粉12克　冬瓜仁12克　甘草3克

3剂。

4月6日三诊。服上方3剂后，伤食腹泻之症即解，又转服3月22日处方数剂，自觉诸症又有减退，心区只微有隐痛，仍脉弱舌淡，微有腻苔。考虑其久病脾虚胃滞，气阴两损，宜丸药缓缓调理。

太子参30克　白术24克　茯苓30克　当归30克　熟地24克　川芎15克　白芍30克　菟丝子30克　淫羊藿30克　巴戟天24克　玉竹30克　黄精30克　厚朴30克　陈皮18克　苍术24克　花粉30克　郁金24克　刺蒺藜30克　瓜壳30克　神曲30克　莲子30克　谷芽30克　山药30克　丹参30克　酸枣仁30克　甘草9克

上方诸药，共研细末，炼蜜为丸，每丸重6克，每日早中晚用温开水冲服1丸。

10月18日四诊。续服丸方半年，因去外地疗养，未曾更方。近来已觉周身有力，走路轻快，已能步行5里多路。心痛一直未发，只在过于劳累后，觉胸部不适，心区时有轻微刺痛感。饮食、二便一直正常，腹已不胀，虚汗症状早已停止。睡眠仍然不好，脉转浮大，舌质红净，中有裂纹。看来阳气已转旺盛，脾胃已趋正常，心阴尚不充盈，此属早年耗损阴分，当以补养心阴为治。

玉竹 12 克　茯神 9 克　柏子仁 12 克　朱麦冬 9 克　丹参 12 克　牡蛎 12 克　知母 9 克　百合 15 克　夜交藤 15 克甘草 3 克

4 剂。

病员续服上方多剂，两月后，自述心痛胸闷失眠等症均已消失，即将回京工作。

温阳开痹，行水化痰，补益气血，养阴安神

罗某，男，40 岁，军人，1971 年 2 月 1 日初诊。病员久患心痛，尤以下半夜发作较剧，并发心悸心慌。发作时牵引胸背及左肩亦痛，全身血管有缩蜷紧张疼痛感觉，关节疼痛，足部微肿，形寒畏冷，胸中窒闷，咳嗽吐痰，虚羸乏气，食气腹胀，大便时溏时秘，头部昏晕，睡眠甚差，夜间盗汗，舌苔干红，心脉浮弱。

根据以上病情分析，虚羸少气，形寒畏冷显系阳气不足之证。脾阳不振，则食少腹胀，脾不行水，水饮内聚，或成痰而生咳嗽，或下流而发足肿。胸阳不宣，则胸中窒闷。其睡眠甚差，夜间盗汗，舌苔干红，又为阴血不足见症。血为气之母，气为血之帅，两者不足，交互影响，而成此阴阳气血俱虚证候。其头部昏晕，大便时溏时秘，应属阴阳俱虚之象。气主煦之，血主濡之，关节疼痛，为气血不能煦濡所致。气血不能养护心脉，故见心脉浮弱。综合以上症状分析，本案心中悸痛，以阴阳气血俱虚为主，而致心脉失于通畅，复加痰饮内聚，使心脉更加痹塞，其发作在下半夜更甚者，以阴寒气太盛之故。《素问·举痛论》说："寒气客于脉

外侧脉寒，脉寒则缩蜷，缩蜷则绌急，则外引小络，故卒然而痛。"其发作时，自觉全身血管有缩蜷紧张疼痛感觉，亦为此种原因所造成。《灵枢》谓"厥心痛与背相控"，故其疼痛向背心放射，左肩是手少阴心经所过部位，故其疼痛亦向左肩放射。《诸病源候论》说："其有久心痛者，是心之别络为风邪冷热所乘痛也，故成疹不死，发作有时，经久不瘥也。"治法当以温阳开痹，行水化痰，补益气血，养阴安神为主。温阳用吴茱萸、桂枝，开痹用瓜蒌、薤白，化痰用法半夏、茯苓，补气用党参、甘草，补血用当归、白芍，安神用五味子、酸枣仁，养阴用麦冬、山药。处方如下：

吴茱萸6克　桂枝6克　瓜蒌20克　薤白6克　法半夏9克　茯苓9克　党参12克　当归9克　白芍12克　五味子6克　酸枣仁9克　麦冬9克　山药12克　甘草3克

4剂。

2月17日二诊。续服上方10余剂，心中悸痛大减，睡眠饮食均有改善，余症亦相应好转。最近因生气，微感两胁胀痛，性急易怒，心脉仍弱，肝脉微弦。在上方意中稍加疏肝药物，并拟丸方以缓调之。

金铃炭12克　刺蒺藜12克　吴茱萸6克　白芍12克　薤白6克　瓜蒌20克　法半夏9克　五味子6克　牡蛎12克　麦冬9克　玉竹9克　茯苓9克　太子参12克　甘草3克

4剂。

丸方：

当归24克　白芍30克　党参30克　茯苓30克　玉竹30克　朱麦冬30克　柏子仁24克　远志9克　酸枣仁24克　黄精30克　浮小麦30克　五味子15克　薤白15克

瓜蒌 30 克　吴茱萸 12 克　牡蛎 30 克　杏仁 24 克　金铃炭 30 克　刺蒺藜 30 克　郁金 18 克　石菖蒲 12 克　菟丝子 24 克　山药 24 克　法半夏 30 克　炙甘草 12 克

上方诸药，共研细末，炼蜜为丸，每丸重 9 克，每日早中晚各服 1 丸。

3 月 29 日三诊。心脏症状又有改善，胸闷怕冷亦减轻，目前觉眼睛干痛，睡眠尚差，口中津液不足，大便时秘，晚间出汗，精神较前稍好，但仍觉乏力。此应重在育阴，兼以补气，再拟丸方调理。

苏条参 30 克　麦冬 60 克　山药 60 克　玉竹 60 克　丹参 15 克　生地 30 克　牡蛎 50 克　制首乌 60 克　菟丝子 60 克　女贞子 60 克　旱莲草 60 克　浮小麦 60 克　龟板 30 克　厚朴 30 克　白芍 30 克　龙眼肉 15 克　莲米 30 克　芡实 30 克　五味子 15 克　黄精 30 克　大枣 60 克　甘草 15 克

上方诸药，共研细末，炼蜜为丸，每丸重 9 克，每日早中晚各服 1 丸。

6 月 11 日四诊。病员心痛、心悸、心慌等症状已基本稳定。目前只觉两胁时痛，食少腹胀，晨起有恶心现象，大便中夹杂气泡，不想说话。经检查肝功能正常，脉象弦细，舌质干，微黄苔。此为肝郁乘脾，有化热之象，应以疏肝运脾为主。

刺蒺藜 12 克　丹皮 9 克　白芍 12 克　泡参 9 克　郁金 9 克　吴茱萸 6 克　黄连 6 克　广木香 6 克　金铃炭 12 克　姜黄 6 克　法半夏 9 克　甘草 3 克

4 剂。

8 月 22 日五诊。心脏已基本正常，只在过于劳累后有轻微心悸感觉。最近时感肝区牵连左背疼痛，局部有烧灼感，咽红，食少，头部昏沉，小便黄少，脉弦微数。此肝郁化火之证，当予疏散郁火。

　　柴胡6克　枯黄芩9克　白芍12克　郁金9克　金铃炭12克　延胡索9克　香附9克　芦根9克　刺蒺藜12克　丹皮9克　甘草3克

　　4剂。

　　8月29日六诊。诸症均减，小便不黄，咽喉无充血现象。肝区时仍隐痛，饮食尚未恢复，睡眠多梦，头部时感昏晕，脉象浮弦，舌质淡红无苔。此阴虚肝郁之象，再用育阴疏肝健脾法。

　　刺蒺藜12克　丹皮9克　白芍12克　女贞子12克　旱莲草12克　金铃炭12克　延胡索9克　郁金9克　香附9克　法半夏9克　神曲9克　甘草3克

　　4剂。

　　病员续服上方多剂，自觉诸症消失，即停药观察。随访至1977年2月，他一直正常工作，未见复发。

补气通阳开痹

　　李某，男，51岁，干部，初诊。病员平时觉胸中苦闷不舒，背部有剧烈紧张感，常令人用力敲捶，藉以缓和痛苦。并长期患心痛，气候环境、生活起居及思想情绪稍有不适，均能引起发病，痛甚则昏倒。精神萎靡，视力减退，用脑则感头晕，睡眠欠佳，脉来极缓。曾经某医院诊断为冠状动脉硬化心脏病，血压为140/90毫米汞柱。

　　据《金匮要略》记载胸痹中之症状，如"胸背痛，短气，寸口脉沉而迟，""不得卧，心痛彻背，""心中痞，留气结在胸，胸满胁下逆抢心"等症，与本案颇相类似，故应以胸痹名之。

从其精神萎靡，脉来极缓，知为阳气不足，肝气虚则目恍惚无所视，而致视力减退。心气虚则心神不敛，而导致失眠。心阳不宣，则发为心痛。心主神明，故剧则发为神昏仆倒。肾气虚则脑转头晕。气虚则留气结于胸中，而发为胸中苦闷不舒。背为阳，阳气不足，气机不畅，故背部有剧烈紧张感，用力敲捶以助其阳气之运行，故痛苦得以减缓。

综合以上分析，本案应以补气通阳开痹为主，故用党参、甘草以补全身之气，用枸杞以补肝明目，用茯神、龙骨以补心安神，用枣皮、菟丝子以补肾培元，用法半夏、瓜蒌子、薤白、桂木、广陈皮、厚朴以通阳开痹，加当归、白芍补阴血以生阳气。处方如下：

党参9克　茯神9克　当归9克　枣皮9克　龙骨9克　枸杞9克　菟丝子9克　白芍9克　法半夏9克　薤白6克　瓜蒌子9克　桂木6克　广陈皮6克　厚朴6克　甘草3克

10剂。

二诊。服上方10剂后，诸症即减缓，历时月余，胸痹心痛未见再发，其他症状亦有显著好转。但脉气尚不充实，至数不甚明晰。总由营气尚未恢复，仍按前法处理，加重充实营气，调养血脉。

党参9克　薤白9克　丹参9克　天冬9克　枣仁9克　柏子仁9克　菟丝子9克　白芍9克　龙骨9克　生地9克　当归9克　牡蛎15克　茯神15克　五味子9克　甘草3克

10剂。

三诊。服上方10剂后，诸症继续减退，胸痹心痛已基本告愈，眠食均佳，但脉象转见弦数，验舌无苔。心阳虽渐恢复，而肝肾阴血又嫌不足。再以柔肝养肾兼宣心气之法，作丸剂一料，进行调理。

党参 15 克　枣皮 15 克　柏子仁 15 克　龙骨 15 克　钗石斛 30 克　菟丝子 15 克　丹参 15 克　山药 30 克　女贞子 30 克　制首乌 30 克　牡蛎 30 克　玄参 30 克　天冬 18 克　茯苓 18 克　白芍 24 克　丹皮 12 克　泽泻 12 克　甘草 9 克

上方诸药，共研细末，炼蜜为丸，每丸重 9 克，每日早晚各服 1 丸。

扶脾养心，滋肝育肾，益气解郁行水

李某，女，48 岁，干部，1974 年 4 月 20 日初诊。病员早年患哮喘及高血压等病，1971 年曾发心绞痛，以后又患痢疾，后以继发肾盂肾炎，致使体质日益衰弱。近几月来，心痛频发，动则心累短气，自汗，胁腹胀痛，饮食甚少，每餐仅能进食 1 两左右，食即嗳气，睡眠甚差，尿少足肿，腰膝酸痛，性急多怒，眼花耳鸣。据某医院检查，确诊为冠状动脉硬化性心脏病、肝脾肿大、中度腹水等病。经住院治疗，未见改善，即来李老处求诊。诊得两手脉浮微而数，左尺脉似有似无，舌质淡，上布微白苔。中医认为病久体弱即为虚，久虚不复则为损。本案久病耗伤正气，故见种种衰弱症状，应属虚损病的范畴。其短气自汗，饮食甚少，嗳气腹胀，脉微舌淡，为脾虚气虚之征；眼花耳鸣，腰膝痛，睡眠甚差，心中悸痛，左尺脉似有似无，又为阴精不足，心肝肾三经失养之象。气化原由阴以育，肾阴不足，则气化失司，故小便短少。脾肾亏虚，水湿内聚，故苔白足肿。其胁痛易怒为肝郁之故。综合以上分析，本案应为气阴两虚、肝郁湿

聚之证。当从扶脾益气，养心滋肝育肾，解郁行水立法，故
用太子参、茯苓、甘草以补气扶脾；用丹参、女贞子、旱莲
草、菟丝子、牡蛎、鳖甲、白芍以养心育肾，滋肝软坚；用
刺蒺藜、丹皮以舒肝解郁；用泽泻合茯苓以除湿行水。处方
如下：

太子参 12 克　丹参 12 克　白芍 12 克　菟丝子 12
克　茯苓 9 克　泽泻 9 克　女贞子 12 克　旱莲草 12 克　牡
蛎 12 克　鳖甲 9 克　刺蒺藜 12 克　丹皮 9 克　甘草 3 克

4 剂。

4 月 29 日二诊。病员服上方 4 剂后，已见显效，心痛未
发，心累亦减，小便已较通利，昨日尿量为 1665 毫升，足
肿渐消，肝大由 9 厘米减为 6 厘米，腰痛耳鸣眼花等均有缓
解，脉稍转有力，肾脉已显露。自汗眠差性急等症未减，大
便干燥，不易解出，近日饮食略有增进。因昨日爽口食多，
腹中嘈杂，嗳气，舌质仍淡，上微黄腻，小便微黄，此与饮
食停滞有关，积湿有化热之虞。仍本前法加生谷芽以消食，
加桑枝、花粉育阴除湿热。

苏条参 12 克　白芍 12 克　牡蛎 12 克　酥鳖甲 9 克　丹
参 12 克　桑枝 30 克　花粉 12 克　女贞子 12 克　甘草 3
克　旱莲草 12 克　刺蒺藜 12 克　茯苓 9 克　生谷芽 15 克

4 剂。

5 月 6 日三诊。服上方 4 剂后，觉胃中安和，饮食又有
增进，足肿更不消退，已无心累痛耳鸣眼花症状，睡眠好
转。经医院检查，脉搏 70 次 / 分，已无腹水，肝功能基本
正常，但仍肝大 5 厘米，心电图检查亦有好转，仍自汗，昨
日有腹泻现象，舌淡，微有黄腻苔。仍本前法。

太子参 12 克　白术 9 克　茯苓 9 克　牡蛎 12 克　酥

鳖甲 9 克　丹参 12 克　桑枝 30 克　旱莲草 12 克　牛膝 9 克　花粉 12 克　扁豆 12 克　木通 6 克　甘草 3 克

4 剂。

5 月 10 日四诊。小便每日增至 2000 毫升左右，足肿已全消。最近肝区微痛，仍气短自汗。再按前法调理。

党参 12 克　白术 9 克　茯苓 9 克　厚朴 9 克　牡蛎 12 克　刺蒺藜 12 克　丹参 12 克　白芍 12 克　丹皮 9 克　桑枝 30 克　花粉 12 克　冬瓜仁 12 克　甘草 3 克

上方加减续服 30 余剂，诸症若失，精神转佳，眠食亦趋正常。随访 1 年，身体情况尚属良好。

不　寐

导致不寐的原因，总的说来，不外邪气之扰与营气不足两大因素。正如张景岳所说："不寐证虽病有不一，然惟知邪正二字则尽之矣。盖寐本乎阴，神其主也，神安则寐，神不安则不寐。其所以不安者，一由邪气之扰，一由营气之不足。有邪者多实证，无邪者多虚证。"所谓邪气之扰，大体上又可分以下 3 种情况：

1. 外界六淫之邪，侵犯人体，使卫气独卫于外，行于阳而不能入于阴。行于阳则阳气盛，阳气盛则不能成寐。当审其所受六淫中何邪而辨证治之。

2. 胃中积滞，胃不和则卧不安。诸如脾为湿困、饮食停滞、阳明胃实、肝郁脾滞等，均可导致胃中积滞，又易于引起痰火壅遏，扰乱神明，而加重失眠现象。

3. 五志化火，阳热上冲，使人不能安眠。

又当了解受病的原因、发病的脏腑，而分别论治。

其营气不足者，亦可分为以下3种情况：

1. 阴虚阳亢，营主血属阴，血不养心，则虚烦不寐。阴虚则阳亢，阳亢则易致失眠。但又当了解为何脏阴虚而分别论治。心阴不足，则心阳易亢，心主神明，神明受扰，则不得安卧。肝阴不足则肝阳易亢，肝藏魂，魂魄受扰，亦不得安卧。肾阴不足，不但不能上交于心，肝肾同源，亦易引起肝阳偏亢，而不得安卧。

2. 五脏气虚，肝气虚则魂无所附，心气虚则心神不敛，肺气虚则魄失所守，脾气虚则脾失健运，肾气虚则肾火不足。或使中焦虚寒，而导致胃中不和。或为阳不化水，而形成水饮上冲。此数者都可使人不能安卧。

3. 气血两虚，所反应出的失眠现象更加严重。

以上所述，仅大体而言，临床上病因交错，当仔细辨认，才不致发生错误。其他如气逆、咳嗽、痛症等，直接影响睡眠，又当察其病因而对症下药。

补脾行气和胃，稍佐育阴安神

单某，男，成年，1961年1月17日初诊。近来睡眠不安，短暂易醒，消化较弱，腹内胀气，大便日行二次，更兼心累，头部昏胀，脉象缓和，舌苔微黄。此脾胃虚弱，传导功能阻滞，胃有积滞。胃不和则卧不安，法宜补脾行气和胃，稍佐育阴安神之品。

党参9克　白术9克　茯神9克　广陈皮6克　化橘红6克　法半夏9克　南藿梗6克　制香附9克　厚朴6克　谷芽12克　山药12克　制首乌9克　炒枣仁9克　炙

甘草3克

4剂。

服上方4剂后，睡眠即转正常。同时胃纳增进，胀气减少，大便日行一次，而心累、头部昏胀现象亦趋缓解。

【按】 本例消化较弱，腹内胀气，大便日行二次，舌苔微黄，是脾胃虚弱运化无力，所形成的气滞食积之象。《素问·逆调论》说："胃不和则卧不安"。睡眠不好是气滞食积所致，而气滞食积又是由于脾胃气虚所致。心累亦是中气不足，头部昏胀为清阳不升。因此，本例失眠的主要原因是气虚。故以党参、茯神、白术、炙甘草补气扶脾为主；广陈皮、化橘红、法半夏、南藿梗、制香附、厚朴、谷芽、山药等行气运脾，消积和胃为辅；并以制首乌、炒枣仁、茯神等育阴安神以治其标。《伤寒论·平脉法》说："人病脉不病，名曰内虚。以无谷神，虽困无苦"。本例脉象缓和，为无病脉象，虽然也出现了一些病状，病势是不会太严重的。故仅服药4剂，睡眠即转正常，诸症亦告缓解。

育阴平肝

张某，男，42岁，1964年4月11日初诊。睡眠不好，鼻孔干燥流血，眼结膜充血，腰脊酸痛，头目昏胀。经医院检查，胆固醇增高，脉象弦数而细，舌苔干白不泽。此阴虚肝旺之证，用育阴平肝法。

石决明9克　刺蒺藜9克　白芍9克　焦栀子9克　黄柏9克　青葙子9克　女贞子12克　旱莲草12克　夜交藤15克　生地9克　玄参9克　石斛9克　甘草3克

4剂。

4月25日二诊。服上方4剂后，头目昏胀减轻，睡眠好转，白苔渐退，舌质转润，脉象至数清楚，肝气已行缓和。但尚有恶梦，腰脊仍有些酸痛，食量不旺，再本前法加味。

石决明9克　菊花9克　丹皮9克　知母9克　玉竹9克　生地9克　女贞子12克　旱莲草12克　麦冬9克　玄参9克　夜交藤15克　焦杜仲9克　桑枝24克　蚕砂9克　生谷芽12克　甘草3克

4剂。

服上方4剂后，诸症尽减，不服安眠药亦能入睡。以后仍本前法以巩固之。

【按】本例眼结膜充血，肝连目系，为肝热征象。鼻孔干燥流血，舌苔干白不泽，为热甚伤阴之象。《灵枢·刺节真邪》说："腰脊者，身之大关节也。"今阴津受伤，关节失其濡养，故腰脊酸痛，阴虚则阳亢，阳热上冲，故头目昏胀。肝藏魂，今为阳热所扰，则不能安卧矣。弦脉为肝郁，数为热，细脉为阴血衰少之外貌。脉症合参，故本例不寐断为肝经郁热，热甚伤阴，阴虚阳旺所致。治法用刺蒺藜、丹皮以疏解肝郁；用焦栀、黄柏、青葙子、知母、菊花等以清肝热；白芍、女贞子、旱莲草、生地、玄参、石斛、玉竹、麦冬等以养阴液；用石决明、蚕砂以平肝息风；用夜交藤以安神。二诊时，因突出反应腰脊酸痛，食量不旺，故加焦杜仲、桑枝以治腰脊，加生谷芽以健脾胃，由是诸症缓解，睡眠得安。

补气养血，兼养心神

温某，女，44岁，1963年10月4日初诊。曾患肺结核，现未发展。失眠头昏，有时心悸，腹内胀气，舌见微颤，苔薄白，脉象细弱而缓。此气血两虚之象，宜补气养血，兼养心神。

党参9克　白术9克　当归9克　白芍9克　何首乌12克　茯神9克　炒枣仁9克　炙远志6克　炙甘草3克　丹参9克

3剂。

10月11日二诊。服上方3剂后，心悸头昏俱减，睡眠转好，精神较佳。脉象较前有力，舌苔已化，只自觉腹胀，舌微颤，是中气仍嫌不足，脾运尚不健旺。再本前法加入运脾之品以巩固之。

党参9克　白术9克　当归9克　茯神9克　炙远志6克　炒枣仁9克　厚朴6克　莱菔子12克　广陈皮6克　蔻壳9克　木香3克　炙甘草3克

【按】本例因曾患肺结核，气血耗伤，故出现头昏心悸、舌微颤、脉细弱等气血两虚症状。中气不足，则脾运无力，故出现腹内胀气。胃中不和，则睡眠不稳。血不足，则不能安养心神，因而导致失眠现象。故用党参、茯神、白术、炙甘草以补气；用当归、白芍、何首乌、丹参以养心血；加入枣仁、远志以安神定志，标本兼治而取得较好疗效。二诊时，因反应仍有腹胀，故稍去养血药，再加入厚朴、莱菔子、广陈皮、蔻壳、木香等行气运脾之品以消导之。

养肝阴，柔肝气

李某，男，成年，1960年2月29日初诊。失眠较重，心神难以安静。夜间头痛剧烈，自觉肩臂压痛，有如绷带紧束，有时右胁下痛，稍事劳动，即全身骨节酸软。脉象弦细，左尺脉沉弱，舌质干红，根部有白苔。此肝肾阴虚至极，不能濡润筋脉，以致紧缩压迫，宜养肝阴、柔肝气。

女贞子15克　玉竹15克　白芍9克　石决明15克　麦冬9克　生地12克　牡蛎15克　何首乌15克　夜交藤15克　郁金6克　甘草3克

3剂。

3月4日二诊。服上方3剂后，自觉头痛稍减，睡眠多1小时，脉象亦较前根神稍足，似乎正气渐充。续用前法。

何首乌15克　女贞子15克　白芍9克　石决明15克　天麻3克　生地9克　丹皮9克　牡蛎15克　天冬9克　菊花9克　夜交藤15克　鲜石斛9克　甘草3克

5剂。

3月9日三诊。服上方后，睡眠又有增进，头痛大减，肩臂紧束感亦减轻，脉象稍大而有力，仍以前方加减。

制首乌15克　女贞子15克　石决明15克　天麻6克　生地9克　枸杞9克　菊花9克　钩藤9克　甘草3克

3剂。

琥珀安神片9片，每次吞服3片，临睡前2小时服。

服上方后，睡眠一直稳定，中午晚上皆能正常入睡。

【按】本例夜间头痛剧烈，属阴虚头痛范畴。肝主筋，肩臂紧束压痛感是肝阴不足，不能濡润筋脉，使筋脉紧张牵扯疼痛。脉弦为肝郁，细为阴血衰少。肾主骨，肾阴不足，稍事劳动即发生骨节酸软现象。左尺属肾，左尺沉弱，亦主肾阴不充。右胁下痛是阴虚肝郁之证。综合脉症，显属肝肾阴虚，阴虚则阳亢，阳亢则心神难以安静，而造成严重的失眠现象，肝郁为其兼症。治法用玉竹、女贞子、白芍、麦

冬、生地、何首乌、天冬、石斛、枸杞等以滋养肝肾；用石
决明、牡蛎、天麻、钩藤、菊花等以平肝潜阳；用夜交藤、
琥珀以宁心安神；用郁金、丹皮以疏解肝郁。药症相应，故
病势逐步好转，而终获痊愈。

扶脾抑肝，潜阳安神

王某，男，40 岁，初诊。常苦失眠，寐多恶梦，易致
惊惕。头部昏晕，轻劳即心下悸动。背部酸痛，颜面有时浮
肿，右胁胀满不舒，饮食甚少，精神困乏。长期治疗，总感
效果不大。脉象左大右小，两关微弦，此阴分不足，肝郁克
脾之证。首宜扶脾抑肝，以振胃气，待食欲渐进，再行辨证
论治。

炒柴胡 6 克　南藿香 6 克　鸡内金 6 克　砂仁 6 克　沙
参 9 克　白术 9 克　橘红 9 克　青皮 9 克　生谷芽 9 克　茯
神 12 克　甘草 3 克

3 剂。

二诊。服药后情况尚好，胃纳渐增，睡眠比较安定，但
脉象忽较虚大。此阳气不潜，阴精亏损之故，改拟养阴潜阳
安神和胃法。

沙参（米炒黄）15 克　山药 15 克　牡蛎 15 克　生谷
芽 15 克　何首乌 12 克　丹参 9 克　柏子仁 9 克　茯神 9
克　枣仁（炒）9 克　麦冬 9 克　鸡内金 6　甘草 3 克

4 剂。

三诊。睡眠时间增长，每次能延至 4 小时，食欲渐振，
精神转好。惟面部有时尚现浮肿，背痛胁满未除，脉象复见
微弦，但不如前期显著。肝气还未条达，阴精尚不充沛，在
前方中再加疏肝运脾，以期更有好转。

前方去枣仁，加厚朴花、腹皮、刺蒺藜。连服 3 剂后，病情继续好转，前症已基本消失。

【按】本例初诊时，见头部昏晕、心悸、惊惕等，是阴精不充之象。右胁胀满不舒，背部酸痛为肝气郁滞，肝郁则易克制脾土，脾运不健则饮食减少，食停中脘，则夜多恶梦，脾不能制水，则颜面有时出现浮肿现象。脉象左大右小，两关微弦，亦是肝强脾弱之证。阴精不足与脾胃不和，都可导致失眠现象。但初诊时的主要矛盾是肝郁克脾，故用柴胡、藿香、砂仁、橘红、青皮等以疏肝行气；用沙参、茯神、白术、甘草以扶脾；用沙参以育阴；用茯神以安神；加鸡内金、生谷芽以健胃消食。由此肝气得疏，脾运转旺，睡眠亦得改善。二诊时，脉象忽转虚大，是阴虚阳亢上升为主要矛盾。故用沙参、山药、何首乌、丹参、麦冬以育阴；用牡蛎、柏子仁、茯神、枣仁以潜阳安神；加鸡内金、生谷芽以兼健胃气，故症状得以缓解。三诊时，加刺蒺藜以疏肝，厚朴花以行气，腹皮以消水，合成一个滋阴潜阳、安神和胃、健脾行水、全面兼顾的药方。故病情继续好转，终获痊愈。

调气祛痰

邹某，女，成年，1971 年 1 月 6 日初诊。病人晚间入睡困难，周身乏力，痰涎涌盛，舌淡苔滑，寸脉较弱。此气虚痰滞之候，用温胆汤加参、术治之。

泡参 9 克　白术 9 克　茯苓 9 克　陈皮 6 克　法半夏 9 克　竹茹 12 克　枳实 9 克　甘草 3 克

4 剂。

服上方 2 剂后，即能安眠。服 4 剂后，诸症尽减。

【按】 本例舌淡脉弱，周身乏力，是气虚之象。气虚则阳不化水，聚液成痰，故痰多苔滑。气虚易导致脾失健运，胃中不和，睡眠不安。而痰滞亦可扰乱心神，造成失眠现象。《医宗必读》说："不寐之故有五，一曰气虚，六君子汤加酸枣仁、黄芪。一曰痰滞，温胆汤加南星、酸枣仁、雄黄末……"本例不寐，气虚复加痰滞，故用温胆汤加泡参、白术，使气足痰消，而睡眠得安。

养心肺阴分为主，佐以安神敛肺、止咳止血

王某，女，成年，1970 年 5 月 22 日初诊。病员的爱人来李老家诉病求方。该病员原患风湿性心脏病，随时发生心累心跳，怀孕时两足发肿，分娩后即发生剧烈咳嗽，咳血不止，心累更甚，饮食减少，口舌干燥，晚间不能入睡，已连续几夜未曾合眼。据此症状分析，似属心肺阴亏，阳热上亢之象。暂拟一方，嘱其试服，以养心肺阴分为主，佐以安神敛肺、止咳止血之品。

沙参 12 克　玄参 9 克　麦冬 9 克　玉竹 12 克　生地 9 克　知母 9 克　百合 12 克　柏子仁 9 克　夜交藤 9 克　五味子 6 克　仙鹤草 9 克　甘草 3 克　前根 9 克　紫菀 9 克

试服上方后，效果较好。以后续服 10 余剂，不但睡眠转好，而且诸症亦得缓解。后加服胎盘粉，即恢复健康。

【按】 该病员原患风湿性心脏病，随时发生心累心跳，似为心血衰少，心阴不足之故。心血衰少，血液本身即难以达于下肢，加以怀孕耗血滞气，故发为子肿。分娩后，阴血更加耗伤，则心阴更感不足。心藏神，心阴愈亏，则心阳愈亢，神不守舍，而导致通宵不眠。心病传肺，则发为剧烈咳嗽，咳血不止。口舌干燥，饮食减少，亦为胃中阴亏，津液

不足。故用沙参、玄参、麦冬、玉竹、生地、知母、百合以养心肺，益胃阴，退虚火；用柏子仁、夜交藤以安神镇静；用五味子、前根、紫菀以敛肺止咳；用仙鹤草以止血。因此，收到较好的疗效。由于病员失血过多，诸症缓解后，即出现衰弱之象，故以胎盘粉大补气血，以善其后。

养阴平肝，清热凉血

曾某，男，41岁，干部，1959年9月9日初诊。病员10年前患肺结核，经检查已钙化，向来睡眠欠佳。最近因情志不畅，思虑过度，突然吐血数次，乃至彻夜不能入寐，不思饮食，体倦乏力。诊得脉象弦数，舌苔黄厚。此乃素禀阴亏之体，复加五志化火，致使阴不制阳，肝胃伏热上冲。热伤阳络则吐血，肝木侮土则纳呆，肝阳亢则魂不敛，胃不和则卧不安。其脉象弦数，舌苔黄厚，亦符肝胃郁热之证。治法当以养阴平肝，清热凉血为主，故用杭白芍、玄参、牡蛎、女贞子、旱莲草、夜交藤以养阴益胃平肝，用生地炭、藕节、阿胶珠、侧柏炭以清热凉血止血。处方如下：

杭白芍12克　玄参9克　牡蛎9克　女贞子9克　旱莲草12克　夜交藤9克　生地炭9克　藕节18克　阿胶珠9克　侧柏炭9克　甘草3克

5剂。

9月16日二诊。服上方5剂后，近几日未见吐血，胃纳有所增加，但仍感头部紧张，夜不成寐，脉已不弦数，舌上黄厚苔已去，舌质干而少津。此虽邪热稍平，但阴分仍有枯涸之感，再本上方意酌减止血之品，加重涵养肝胃阴分，并佐以运脾消食，意使胃和则卧安。处方如下：

玉竹9克　生地9克　玄参9克　麦冬9克　鲜石斛9

克 枳壳 9 克 生谷芽 9 克 牡蛎 9 克 杭白芍 9 克 枯黄芩 9 克 藕节 9 克 夜交藤 9 克 甘草 3 克

10 月 5 日三诊。上方加减服 10 剂后，已没有吐血现象，睡眠有所好转，每晚已能睡 4~5 小时，饮食虽有增进，但尚未恢复正常，脉象渐趋平和，舌苔微白。阴分虽亏，不须过于滋腻，改用育阴潜阳、健胃安神并进。

泡参（米炒黄）12 克 钗石斛 9 克 白芍 9 克 龙骨 9 克 刺蒺藜 9 克 橘红 9 克 白蔻壳 6 克 厚朴 9 克 茯神 15 克 生谷芽 15 克 鸡内金（炒黄）6 克 合欢皮 9 克 生甘草 3 克

10 月 19 日四诊。服上方后，睡眠已渐趋正常。由于最近思想又遭受刺激，肝家郁火再起，致使失眠加重，肝热冲肺而发咳嗽，小便黄，脉弦数。宜解郁调气泄热法。

制香附 9 克 青皮 9 克 厚朴 9 克 枳实 9 克 枯黄芩 9 克 白芍 9 克 丹皮 9 克 瓜壳 9 克 甘草 3 克

5 剂。

11 月 2 日五诊。服上方 5 剂后，郁热渐解，咳嗽减退，气亦稍舒，睡眠稍有好转，小便不黄，脉尚弦数。此肝气仍有上逆之象，再予平肝疏木泄热，使其气机调达，肝胆不横，然后再议治法。

刺蒺藜 9 克 丹皮 6 克 法半夏 9 克 杭白芍 9 克 枯黄芩 9 克 焦栀子 9 克 龙胆草 12 克 竹茹 12 克 薄荷 6 克 泽泻 9 克 甘草 3 克

5 剂。

11 月 16 日六诊。服上方 5 剂后，肝气郁热症状均基本好转，睡眠亦有增进，但总感睡眠不稳。改用育阴潜阳安神，疏肝健脾泄热并进。

牡蛎 12 克　龙骨 9 克　杭白芍 9 克　柏子仁 9 克　酸枣仁 9 克　青皮 9 克　丹皮 6 克　神曲 9 克　茯神 9 克　焦黄柏 9 克　甘草 3 克

12月9日七诊。服上方5剂后，虽能入睡，但睡眠时间仍属不足，脉象躁疾未退。再用育阴安神健胃法，方中并加入半夏秫米汤以增强和胃安神之力。

玉竹 9 克　生地 9 克　茯神 9 克　柏子仁 9 克　丹参 9 克　炒枣仁 9 克　法半夏 9 克　高粱米 15 克　钗石斛 9 克　鸡内金 9 克　甘草 3 克　神曲 9 克

10剂。

1960年1月4日八诊。服上方10剂后，睡眠已基本正常，饮食虽有增加，但食欲仍不旺盛，脉象弦细。再用养阴安神健胃法，以巩固疗效。

明沙参 9 克　玉竹 9 克　杭白芍 9 克　菟丝子 9 克　女贞子 9 克　牡蛎 9 克　天冬 6 克　炒苡仁 9 克　木香 4.5 克　茯神 9 克　柏子仁 9 克　丹参 9 克　花粉 9 克　枳壳 9 克　生甘草 3 克

10剂。

2月27日九诊。近两月来睡眠一直正常，只在饮酒后睡眠不安，诸症均已向愈，脉来纯和，未见弦劲之象。再拟以丸方常服以杜其再发，仍以育阴潜阳疏肝健胃为主。

明沙参 30 克　玉竹 30 克　丹参 30 克　牡蛎 60 克　石决明 30 克　菟丝子 15 克　女贞子 6 克　刺蒺藜 30 克　旱莲草 60 克　生地 30 克　玄参 15 克　柏子仁 30 克　生枣仁 15 克　麦冬 30 克　夜交藤 60 克　山药 30 克　茯神 30 克　天冬 30 克　枣皮 30 克　知母 60 克　丹皮 30 克　钗石斛 30 克　鸡内金 15 克　甘草 15 克

以上诸药，共研极细末，炼蜜为丸，每丸重 4.5 克，另用朱砂约 6 克盖面。每次服 2 丸，白糖开水送下，每日早晚空腹各服 1 次。

腰　痛

腰痛症属于外感者，多发于足太阳与足少阴两经，因足太阳膀胱经夹脊抵腰中，足少阴肾经贯脊属肾，腰为肾之府。其发于足太阳经者，多为伤寒、伤湿和风湿；其发于足少阴经者，多为风湿冷痹，或为寒湿肾着。

腰痛之属于内伤者，分属于肾肝两脏，或由于气血不足，或因于血瘀气滞。腰为肾之府，肾气不充、肾阴亏耗或肾家湿热，均可导致腰痛。《内经》说："足厥阴肝经之脉，是动则病腰痛不可以俯仰。"在临床中，常见肝阴亏损或肝郁气滞者，均有腰痛症出现。腰为身之大关节，气血不足，则关节不得濡养，故发为腰痛。血瘀气滞，不通则痛，瘀血停于腰间，故发为腰痛。临床上腰痛之因，每每互相交错，须当仔细辨认，审证求因，方不致误。

滋肾清热利湿

侯某，女，36 岁，1963 年 11 月 23 日初诊。主诉经常腰痛，尿频，排尿疼痛。1 年多来下肢轻度浮肿，全身倦怠无力，劳动后便觉胸胁疼痛，食欲减退，睡眠多梦，有时口干，舌质红，有薄白苔，脉象细数。证属肾阴亏损，兼夹湿热，用滋肾清热利湿法，知柏地黄丸加味。

生地 9 克　枣皮 9 克　山药 12 克　茯苓 9 克　丹皮 9 克　泽泻 9 克　黄柏 9 克　知母 9 克　银花藤 15 克　茅根 9 克　车前草 12 克

12 月 21 日二诊。服上方 14 剂，1 月来小便正常，已无尿频及排尿疼痛现象，下肢已不肿，腰痛减轻，食欲增进。但右胁时觉疼痛，睡眠多梦，有时口干，脉象细弱，两尺软弱。是湿热已解，当从滋肾中兼理肝气。

生地 9 克　枣皮 9 克　山药 12 克　茯苓 9 克　丹皮 9 克　泽泻 9 克　菟丝子 12 克　白芍 9 克　刺蒺藜 12 克　桑寄生 15 克　夜交藤 15 克

服上方 7 剂后，诸症即基本上得到控制。

【按】本例多梦口干，舌质红，尺脉软弱，是肾阴亏损之象，腰为肾之府，肾阴不足，故发为腰痛。病员尿频，排尿疼痛，倦怠无力，食欲减退，脉象细数，都是内蕴湿热之象。肾司二便，由于肾家湿热，排尿不畅，水液停积体内，发为下肢轻度浮肿。肝肾同源，肾病影响到肝脏，故出现胸胁疼痛。故用六味地黄丸加菟丝子、桑寄生以滋肾强腰；用黄柏、知母、银花藤、茅根、车前草以清利湿热。二诊时，湿热已解。因其胁痛多梦，故加白芍、刺蒺藜以调肝气，加夜交藤以增进睡眠。

养心宁神，益阴生水

李某，男，34 岁，初诊。主诉患慢性肾炎已有年余，现下肢浮肿已消，惟腰部酸楚刺痛，动则心悸，口干咽燥，睡眠欠佳，目视少神，面色萎黄。诊得脉弦细微数，舌净无苔。此属心肾阴亏，虚阳上浮，更兼久病耗伤气血，先予养心宁神，益阴生水。

沙参 15 克　山药 15 克　女贞子 15 克　生地 12 克　柏子仁 9 克　丹参 9 克　茯神 9 克　天冬 9 克　白芍 9 克　枣仁 9 克　远志 3 克　甘草 3 克

二诊。服上方后，症状减轻，眠食俱佳。但腰刺痛不减，口舌仍显干燥，此应扶其正气，滋其阴血，而心肾之虚自不难恢复。

党参 12 克　当归 12 克　黄芪 15 克　山药 15 克　生地 9 克　枣仁 9 克　丹参 9 克　菟丝子 9 克　枸杞 9 克　柏子仁 9 克　茯神 9 克　鸡内金 6 克　甘草 3 克

连服 7 剂，遂告痊愈。

【按】 本例脉弦细微数，舌净无苔，是阴亏舌脉。动则心悸，睡眠欠佳，是心阴亏损症状。腰部酸楚刺痛，口干咽燥是肾阴亏损症状。由于久病耗伤气血，故兼见目视少神，面色萎黄。综合诸症，诊断为心肾阴亏，气血不足。故用沙参、山药、女贞子、生地、丹参、天冬、菟丝子、枸杞以养心肾之阴；用柏子仁、茯神、枣仁、远志以养心安神；用党参、当归、黄芪、白芍、甘草以补气血，加鸡内金以健胃。使阴分恢复，心肾相交，气血得养，则病即痊愈。

滋阴潜阳

王某，男，成年，1970 年 12 月 12 日初诊。主诉腰痛腿痛，失眠眼花，头晕耳鸣，性情急躁，饮食不好，头发易落。诊得脉象浮大，舌红少苔。此肝肾阴亏，虚阳上亢之象，用滋阴潜阳法。

女贞子 12 克　沙苑子 9 克　熟地 12 克　玉竹 9 克　牡蛎 12 克　龙骨 12 克　制首乌 12 克　菟丝子 12 克　五味子 6 克　山药 12 克　柏子仁 9 克　白芍 9 克　茯苓 9 克

4 剂。

12 月 17 日二诊。服上方 4 剂后，失眠头晕好转，余症尚在，再本养肝肾之法。

生地 9 克　丹皮 9 克　牛膝 9 克　泽泻 9 克　茯苓 9 克　山药 12 克　菟丝子 12 克　知母 9 克　女贞子 12 克　龙骨 12 克　牡蛎 12 克　旱莲草 12 克　白芍 9 克

6 剂。

12 月 24 日三诊。服上方 6 剂后，腰痛腿痛、失眠、头晕眼花、落发等症均大有好转，饮食也有增加，只觉耳鸣多梦，脉象浮弦，舌红少苔。仍本前法。

磁石 9 克　朱砂 9 克　神曲 9 克　生地 9 克　丹皮 9 克　菟丝子 12 克　山药 12 克　茯苓 9 克　泽泻 9 克　女贞子 12 克　旱莲草 12 克　龙骨 12 克　牡蛎 12 克　白芍 9 克

6 剂。

服上方 3 剂后，病即痊愈。

【按】　本例脉象浮弦而大，舌质红而少苔，应属阴亏舌脉。肝肾阴亏均能出现失眠、眼花、头晕耳鸣等症状。腰痛腿痛，是肾阴不足。肝藏血，血属阴，发为血之余，头发易落，是肝脏阴血不足之故。阴虚则阳亢，肝横则侮脾，故出现性情急躁，饮食不好。药用二至丸、六味地黄丸、沙苑子、玉竹、制首乌、五味子、白芍、菟丝子、知母等以育肝肾之阴；用龙骨、牡蛎、柏子仁、磁石、朱砂以潜阳安神；加牛膝引血下行，神曲健胃。药证相应，故奏效较速。

育阴潜阳，行气祛风

程某，男，成年，1971 年 7 月 6 日初诊。主诉腰痛，头痛，头晕，血压偏高，睡眠较差，性情急躁，阵发性心跳过速，大便秘结。诊得寸关脉浮，舌质红净。此心肝阴亏，浮阳上亢之象，治宜育阴潜阳。

生地9克　白芍12克　女贞子12克　制首乌12克　牡蛎12克　钩藤12克　桑叶9克　代赭石9克　山药12克　玉竹12克　龙骨12克　甘草3克

4剂。

7月11日二诊。服上方4剂后，头痛头晕好转，近来无心动过速现象，余症仍在。又自诉喉部有阻挡感觉，屁多，腰痛在天气变化时更剧。此阴亏气滞，兼夹风湿之候，于前方意中加入疏滞气祛风之品。

生地9克　白芍12克　旱莲草12克　玉竹12克　朱麦冬9克　钩藤12克　牡蛎12克　刺蒺藜12克　厚朴9克　桑寄生15克　秦艽9克　甘草3克

4剂。

服上方4剂后，诸症消失。以后停药观察1月，未见复发。

【按】　本例寸关脉浮，舌质红净，为心肝阴亏舌脉，头痛头晕，睡眠较差，心动过速，大便秘结，都是阴亏阳亢之象。性情急躁，喉部梗阻，屁多，是肝脾气滞之证。《内经》说："足厥阴之脉，是动则病腰痛。"今肝阴不足，复加肝气郁滞，故发为腰痛。又因天气变化时腰痛加剧，故考虑其夹有风湿，综合诸症，诊断为心肝阴亏，肝脾气滞兼夹风湿。故用生地、女贞子、制首乌、山药、玉竹、朱麦冬以养心肝阴分；阴虚则阳亢，故用牡蛎、钩藤、桑叶、代赭石、龙骨以平肝潜阳；用白芍以敛肝气之横逆；用刺蒺藜、厚朴以疏肝脾之滞气；加桑寄生、秦艽以除风湿。使筋脉得养，气机通畅，不但腰痛得除，他症亦即缓解。

除湿温中，行脾健胃

安某，男，成年，1971 年 7 月 3 日初诊。主诉由于夏天睡卧湿地，使舌苔逐步变黑，同时腰部疼痛，饮食减少，四肢乏力，精神倦怠。曾经长时间服用清热药物，不但未见好转，反而舌黑情况更加严重。诊得脉象濡细，舌黑而滑。此为湿伤脾肾之阳，应以除湿温中，行脾健胃立法。

苍术 9 克　炒扁豆 12 克　茯苓 9 克　泽泻 9 克　炮姜 6 克　藿香 9 克　木香 6 克　厚朴 9 克　半夏 9 克　神曲 9 克　甘草 3 克

4 剂。

服上方 4 剂后，黑苔渐退，腰痛大减，余症亦趋缓解。后以上方加减连服 20 余剂，即基本上恢复健康。

【按】本例起于睡卧湿地，其为受湿可知。因过服寒凉清热药物，寒凉虽能清热，但有助湿之弊，故使湿邪更盛。舌黑而滑，脉濡而细，是水湿内聚的明证。湿困脾阳则饮食减少，精神倦怠。脾主四肢，故四肢乏力，腰为肾之府，湿邪伤肾，则腰部疼痛。湿为阴邪，故当温中除湿，用肾着、胃苓增损，以两解脾肾之湿。

养肾疏肝，兼除湿热

王某，男，成年，1970 年 12 月 27 日初诊。主诉腰部疼痛，右胁及少腹亦痛，小便深黄。经医院检查，诊断为肾结石。诊得脉象浮大，舌上有黄滑苔。此为肾阴亏损，肝郁气滞，兼夹湿热之候。治宜养肾疏肝，兼除湿热。

生地 9 克　丹皮 9 克　茯苓 9 克　泽泻 9 克　菟丝子 12 克　山药 12 克　刺蒺藜 9 克　白芍 1 克　牛膝 9 克　金

铃炭 12 克　车前仁 9 克　冬瓜仁 12 克　金钱草 15 克　海金沙 15 克　薏苡仁 12 克　木通 6 克

服上方 50 余剂，平时用金钱草、海金沙二味泡开水代茶饮，两月后腰痛消失。经医院检查，已排除肾结石，诸症亦痊愈。

【按】本例脉象浮大，为阴亏脉象。腰为肾之府，肾阴亏损则发腰痛。足厥阴肝经布胁肋循少腹，肝郁气滞则右胁及少腹发痛。小便深黄，舌苔黄滑为有湿热之象。故用六味地黄丸以养肾阴；用刺蒺藜、金铃炭、白芍以疏肝行气；用牛膝、车前仁、冬瓜仁、薏苡仁、木通、金钱草、海金沙利小便除湿热。用金钱草、海金沙二味泡水代茶饮者，是增强化石的作用。

驱寒除湿

李某，男，82 岁，1972 年 1 月 10 日初诊。腰痛而重，年老怕冷，脉沉而细，两尺脉尤沉细，舌苔白腻。此为肾家寒湿，用肾着汤治之。

干姜 9 克　茯苓 12 克　白术 12 克　甘草 3 克

4 剂。

服上方 4 剂后，腰痛即痊愈。

【按】本例脉象沉细，舌苔白腻，形寒怕冷，为寒湿之象。尺脉尤沉细，腰痛而重，属肾家寒湿。《金匮》说："腰重如带五千钱，甘姜苓术汤主之"。此为古之经验方。

补益气血，疏肝行气

胡某，女，成年，1970 年 12 月 14 日初诊。主诉腰痛，月经错后，经来量多。诊得脉弱舌淡。此属气血不足，又加肝郁气滞之证，治宜补益气血，疏肝行气。

党参9克　黄芪15克　当归9克　白芍12克　茯苓9克　白术9克　金铃炭12克　木香6克　延胡索9克　大枣3枚　姜炭6克　甘草3克

4剂。

1971年1月18日二诊。服上方4剂后，即行停药，觉腰已不痛，本月经期正常，但量少色黑，经来腹痛，月经过后白带较多，脉象濡弱，舌淡无苔。仍本前方立意。

当归9克　白芍12克　白术9克　太子参9克　川芎6克　茯苓9克　柴胡6克　香附9克　金铃炭12克　青皮9克　益母草9克　甘草3克

4剂。

服上方4剂后，即基本恢复正常。

【按】本例脉弱舌淡，为气血不足之象。经来量多，是气不统血。腰痛，月经错后，是气血不足，复兼肝气郁滞。二诊时，月经量少，色黑，经来腹痛，亦系肝郁之象。白带较多，也是气血不足之故。故用太子参、党参、黄芪、白术、大枣、甘草以补气；用当归、白芍、川芎以养血；用金铃炭、延胡索、木香、柴胡、香附、青皮以疏肝行气。初诊时，因经来较多，故加姜炭以温摄之。二诊时，因月经量少，色黑，故加益母草以行血调经。

养阴益气，疏泄湿热

曾某，女，30岁，工人，1971年8月19日初诊。病员1968年1月起即患腰痛病，经医院检查，诊断为肾盂肾炎。以后即时轻时重，1969年曾剧烈发作一次，经中西医药物治疗后，有所缓解，但始终不能根治。近日来突然腰痛似折，剧烈难忍，小便黄赤，排尿涩痛。经医院检查，尿中红细胞（＋＋＋），白细胞（＋＋），诊断为慢性肾盂肾炎急性发作，连续注射青链霉素、庆大霉素等针药，未得缓解，始来李老处求诊。除前述症状外，尚有睡眠不好、形瘦神疲、乏力短气、少腹气坠、饮食甚少、微恶风寒等证。诊得脉象浮紧而细数，舌质淡红，中有细黄腻苔。综观诸症，睡眠不好，形瘦神疲，短气乏力，小腹气坠，脉象浮细，舌质淡红，为久病耗伤气阴之象。小便黄赤，排尿涩痛，脉象细数，饮食甚少，为内有湿热之证。其舌中有细黄腻苔，为正虚兼湿热之候。微恶风寒，脉象浮紧，为风寒束表之证。

【按】 腰痛一证，风寒束于足少阴之脉有之，湿热流注下焦有之，肾阴不足者有之，而本案则数者兼而有之。其病之流连难愈，其痛之剧烈难忍，正为此故。此种虚中挟实之证，不但应细致分析其成因，而且要在用药上谨慎推求，方能丝丝入毂，无顾此失彼之患。如养肾阴选用六味地黄汤，其中丹皮、茯苓、泽泻兼有疏泄湿热之效；茯苓、菟丝子（因缺枣皮以菟丝子代之）更有补益阳气之力。加续断、桑寄生、牛膝补肾强腰以止痛，其中牛膝、桑寄生兼能除湿而不燥。用车前仁配合茯苓、泽泻、桑寄生、牛膝以驱湿热。因正气虚弱，以少用苦寒为佳。再加独活、升麻以散表邪，其中升麻有升阳益气之功。因邪气尚盛，以不用人参为好。处方如下：

生地9克　丹皮9克　山药12克　茯苓9克　泽泻9克　菟丝子12克　牛膝9克　车前仁9克　桑寄生12克　续断9克　独活6克　升麻6克

8月23日二诊。服上方3剂后，腰痛大减，小便但黄不赤，睡眠较好，恶寒已解。只觉微咳有痰，仍感短气乏力，脾运不健。仍本原方增损，加入扶脾祛痰之品。

　　生地9克　丹皮9克　山药12克　茯苓9克　泽泻9克　菟丝子12克　升麻6克　党参9克　车前仁9克　竹茹9克　桑寄生12克　陈皮6克

　　3剂。

　　8月29日三诊。病员腰痛再减，小便微黄，饮食增进，诸痛悉缓，舌上仍有细黄腻苔。再本前法，用六味地黄汤合补中益气汤加减，两补气阴，兼除湿热，以善其后。

　　生地9克　丹皮9克　山药12克　茯神9克　泽泻9克　菟丝子12克　升麻3克　柴胡3克　党参9克　陈皮6克　茵陈9克　甘草3克

　　3剂。

　　服上方3剂后，因自觉全身无病，即停药。随访至1977年6月，5年多来一直上班工作，虽从事繁重劳动，亦不感腰痛，眠食一直正常，身体十分健壮。

疝　气

　　疝气之为病，多发于足厥阴肝脉与任脉二经。以肝经入毛中，过阴器，抵少腹，任脉上毛际，循腹里，上关元之故。任脉之病，多从肝肾治之，故不专论。其发于足厥阴肝经者，或为肝经感寒，或为肝经郁火，或为湿热内蕴，或为气滞成疝，气郁过甚则发为瘰疬。其他尚有中气下陷而成疝者，亦有脾肾阳虚不能化水，阴湿下聚而成水疝者。临床中常有其他兼症，当结合整体，辨证论治之。

助命门以散积液

朱某，男，38岁，1961年5月4日初诊。于2月发觉睾丸肿痛。由于当时患水肿，迄未处理，及至肿病治愈，睾丸肿痛日增。经医院检查，诊断为睾丸鞘膜炎。诊得脉象沉弦，舌润无苔。此属中医的疝气，过去虽曾服疏肝利湿药多剂，始终不见好转，且病员宿有哮喘，不耐劳累，加之水肿病久，肾气虚惫可知。由于肾虚，阴湿得以下聚。古法治疝虽多从肝，此则当助命门以散积液，拟济生肾气丸加味治之。

党参9克　熟地9克　山药9克　丹皮9克　泽泻9克　枣皮9克　茯苓9克　车前仁9克　牛膝9克　附片（先煎）15克　肉桂（后下）3克　五味子3克

4剂。

5月16日二诊。服上方后，自觉睾丸稍小，不像从前那样胀痛，脉象平和。舌润无苔，大便稍觉干燥，亦肾气不足之证。因天气渐热，改用丸剂常服，以期后效。按上方加菟丝子、肉苁蓉、巴戟天、枸杞、故纸、胡芦巴、牡蛎，制成蜜丸，早晚服用。

7月，因他病来诊，据述服前方后，睾丸已恢复原状。其夹杂症状亦完全消失。嘱其加意调摄，以免复发。

【按】本例病员宿患水肿，哮喘，不耐劳累，现今脉象沉弦，舌润无苔，均为肾阳不足之证。肾阳不足，则阴湿下聚，而成睾丸肿痛。古法治疝多从肝经，但曾服疏肝利湿药多剂，始终不见好转，实为肾阳不充。故以济生肾气丸加味，强肾利水而获显效。

滋养肝肾，疏导滞气

杨某，男，成年，1971年2月7日初诊。主诉睾丸肿痛，少腹疼痛，眼睛觉闭不拢，牙痛，腰痛。经医院检查，诊断为副睾炎。诊得脉浮大，舌干红。此肝肾阴亏气滞之证，治宜滋养肝肾，疏导滞气。

青皮9克　金铃炭12克　荔枝核9克　小茴香6克　熟地9克　枸杞9克　丹皮9克　泽泻9克　知母9克　茯苓9克　菟丝子12克　山药12克

3剂。

2月10日二诊。服上方3剂后，睾丸肿痛即行消失，精神好转，牙已不痛，少腹亦不疼痛。目前尚觉腰痛，眼睛尤有胀感，再本前法以巩固之。

熟地12克　菟丝子12克　泽泻9克　蚕砂9克　续断9克　丹皮9克　桑寄生15克　茯苓9克　山药12克　荔枝核9克　小茴香6克　金铃炭9克

4剂。

服上方4剂后，即完全恢复正常。

【按】本例脉象浮大，舌质干红，为阴亏之象。腰为肾之府，肾阴亏损则腰部疼痛。肾主骨，齿为骨之余，阴亏火浮，故发牙痛。肝肾同源，肝阴不足，即发为少腹疼痛、睾丸肿痛等症。故治法以六味地黄丸加枸杞以养肝肾之阴分；用知母以去浮游之火；用金铃炭、青皮、小茴、荔枝核行气治疝；加蚕砂、桑寄生、续断以治腰痛。使阴液来复，肝气条达，则诸症即解。

滋养肾阴，理气散结

周某，男，35 岁，干部，1968 年 5 月 11 日初诊。病员阴囊肿大已 1 年有余，皮色如常，手触之似有核块，近几月自觉两侧少腹疼痛，平时并有腰膝酸软、耳鸣头晕、多梦遗精等症。曾经医院检查，诊断为慢性睾丸炎、输精管炎等病，多方治疗，未见效果。诊得脉象寸关浮大，两尺脉弱，舌质红淡少苔。

从其腹痛阴肿来看，应属中医疝气病范畴。但从其腰膝酸软、耳鸣头晕、多梦遗精、寸关脉浮、两尺脉弱、舌红少苔等症观察，又显系肾阴不足之候。治疗此种疝气，切忌概用通套疏肝行气消疝药物，因香燥行气之品转致伤阴耗液，此其所以长期不能治愈也。《圣济总录》说："嗜欲劳伤，肾水涸竭，无以滋荣肝气，故留滞内结，发为阴疝之病。"足厥阴肝经之脉，环阴器，抵少腹，本案少腹疼痛，阴囊肿大，固属肝气留滞，但其源则为肾水枯竭，无以滋荣肝气所致。故肾阴亏耗为本，肝气郁滞是标，如本末倒置，则病将难瘥。因此，用六味地黄滋养肾阴为主，只用一味金铃子疏理少腹滞气，加牡蛎咸寒软坚以散结块，并加强滋阴潜阳作用。处方如下：

生地 12 克　丹皮 9 克　枣皮 9 克　山药 15 克　泽泻 9 克　茯苓 9 克　金铃子 12 克　牡蛎 12 克

4 剂。

5 月 27 日二诊。服上方 4 剂后，自觉效果明显，即续服 10 余剂，已未见遗精，腰膝颇感有力，头晕、耳鸣、多梦等症亦相应好转，少腹仅微有隐痛，阴囊肿处亦觉变软变小。但最近又觉胃中隐痛，欲食又不敢多食，询之则以往曾患胃溃疡病。看来用药稍偏阴柔，恐阴药损胃而引动宿疾，上方加良附丸以兼顾之。

　　生地 9 克　丹皮 9 克　枣皮 9 克　山药 12 克　伏苓 9 克　金铃炭 12 克　牡蛎 12 克　良姜 6 克　香附 9 克

　　4 剂。

　　6 月 6 日三诊。续服上方 8 剂，病情大减，胃已不痛，饮食转佳，精神健旺，小腹已无痛感，阴囊变软，只稍有肿胀。虽药证相投，但阴易耗而难养，宜本上方意加强滋肾软坚，用丸方以巩固疗效。

　　生地 30 克　丹皮 21 克　枣皮 30 克　山药 30 克　泽泻 21 克　茯苓 30 克　金铃炭 30 克　牡蛎 30 克　瓦楞子 30 克　玄参 30 克　良姜 12 克　香附 24 克　黄柏 15 克　青皮 21 克　荔枝核 30 克

　　上方药物共研细末，炼蜜为丸，每丸重 9 克，每日早晚用温开水各冲服 1 丸。

行气消疝，清热除湿

　　段某，男，1 岁，1971 年 1 月 18 日初诊。病员阴囊肿大，小腹膨胀，昼夜啼哭，遍身发疹，午后发烧，小便色黄，解入痰盂中泡沫甚多。风气二关指纹略紫，舌中有一团黄腻苔，观其舌心黄腻。午后发热，小便黄稠，指纹略紫，应为湿热之证。遍身发疹为湿热侵入血分，湿热下流少腹阴部，气机阻滞，发为阴囊肿大、少腹膨胀等症。气行不畅则生疼痛，故昼夜啼哭不止，此应属中医疝气病范畴。因疼痛啼哭较剧，宜标本同治。先予行气消疝，清热除湿法。用金铃炭、青皮、小茴香、橘核、荔枝核疏肝行气以消疝，苍术、黄连、苡仁清热除湿以治肿，白芍止痛和营，知母清热护阴。处方如下：

金铃炭6克　青皮3克　小茴香3克　橘核6克　荔枝核6克　苍术3克　黄连3克　薏苡仁6克　白芍6克　知母6克

4剂。

2月4日二诊。服上方4剂后，病员囊肿渐消，疹子稍退，啼哭已止。乃停药数日，疹子又复增加。仍午后发热，少腹仍胀，口唇干燥，小便色黄，大便酱溏。此湿热深伏，应予气血两清，兼疏滞气。

银花6克　土茯苓6克　蒲公英6克　黄连3克　知母6克　生地6克　丹皮6克　广木香3克　金铃子6克　莱菔子6克　玄参6克　白芍6克　甘草3克

2剂。

2月10日三诊。服上方2剂后，病员各症稍缓。因居住相隔二十余里，来诊不便，乃于当地求医，予刚燥药，遂致高烧抽搐昏迷，又抱来求诊。病员阴囊肿大全消，仍遍身发疹，神识不清，指纹深紫。此湿热化燥，郁毒内蒙心窍，营血耗损之候。治宜清宫养营，涤热解毒。

银花6克　连翘6克　菟丝子3克　大青叶6克　蒲公英6克　青蒿6克　知母6克　芦根6克　白芍6克　丹皮6克　生地6克　生谷芽9克

3剂。

2月23日四诊。上方续服3剂后，即热退神清，诸证亦基本痊愈。只唇干便结，此热病伤阴所致。用益胃增液法以善其后。

玄参6克　麦冬6克　竹茹6克　枳实6克　沙参6克　石斛6克　花粉6克　芡实6克　莲子6克　甘草3克

3剂。

诊余漫话

中医发展

中医有数千年历史，有丰富的临床经验，能治愈不少的难治疾病，铁的事实摆在人们的面前，任何人都不能否认。其所以能够有这样的威力，就是中医本身拥有一套较完整的理论体系，这套理论体系是中医学的根本，它指导着中医临床医学。

中医面对病人的时候，首先必须分别清楚是什么疾病，他因何会发生这种病，这种病有些什么必然的表现。中医根据患者的症状，结合治病的经验，追寻根源。《内经》上说："治病必求其本"，病的根本不外两条路，第一是不能适合宇宙间自然气候的变化，中医称之为外感；第二是本身各个脏腑有强弱虚实之不同。因为人的生活不是一样的，体质有强有弱，有男有女，有大有小，情况不一，所反映出来的现象就有不同，这个就叫做标。标字的意义，就是标识，目标的表现。身体上某些地方受了病，其受病的原因是什么，应当表现出一些不相同的症状。既要摸清本，更要辨识标，然后运用中医的理论与实践结合起来，求得治愈本病的方法，所以《内经》上说："明知标本，顺行无间；不知标本，是谓妄行。"一个健康的人突然患病，必定有其原因，绝不会毫无原因就发现症状的。如果病从外来，那便是环境气候的变化，环境气候的骤变损伤了脏器。不论是外感或是内伤，中医都认为是致病之本，不论是经络脏腑，中医都称它叫标，也就是"病气为本，受病的脏腑经络为标"。因此我们对中医学术的研究，必须要先弄清它的理论基础，进行详细的分析，绝不能粗暴地不问病原，只对症状，认为某方治某病，某药治某症。离开了中医的审病求因的整体观念，把中医机械化、庸俗化，既谈不上实事求是，更谈不上科学研究。更不能把中西医学两个不同的体系混合起来，等同起来，这都失掉了科学研究的态度。更要知道，中国医学具有几千年的悠久历史，历代以来，名贤辈出，在医疗保健事业方面起了巨大的作用。近百年来，有了西医，其技术更为精进，对器质性病变作更进一步的研究，溯源穷本，务强根株，更为医学深造开辟途径。若能寻得根源，使中医理论能得到医学科学的证实，真可谓相得益彰。总之，医无分乎中西，都是为人类健康服务。

中国过去是一个贫穷落后的国家，什么都受到轻视，尽管医学里面有很宝贵的东西，在自己总认为是遗产。既是遗产，当然就是旧的了，殊不知我们认为是旧的，而在全世界来说它却有特殊的疗效，从别人的眼里看来却是新的，实际证明也是如此。国家的文化是要随着国际地位而提高的，我们的国家强盛之后，相信中国医学在世界医学中间是有崇高地位的，现在世界上有二十几个国家研究中国针灸就是一个很明显的例证，我们自己绝不能妄自菲薄。

中国医学是我国祖先创造出来的特有的一套整体理论医学。数千年来，人民依靠中医学与一切危害健康的疾病作斗争，经过长时期的锻炼，把积累的极宝贵、极丰富的理论和技术遗传下来，与从海外传来的新的医学齐头并进，为建设社会主义服务。我们的奋斗目标就是要使祖国医学不断地向前发展，不仅限于"丰富现代医学"这样一个很狭小的范围，而是要发展成为现代的新医学。不过这一工作相当艰巨，不是10年、20年能够成功的，需要长时间从各方面齐头并进，克服困难。不要知难而退，知难而退便无事可做了，必须知难而进，才是革命的精神。

党号召继承发扬祖国医学遗产，明确指出祖国医学是一座宝库，要努力发掘它，这一指示是极为英明的。从何着手？是一个重要问题，祖国医学有3000多年的历史，要把它发扬成为新时代的新科学，一定要首先把它继承下来，这是一个根本问题。不但中医应该继承，西医同时应该继承。由于中国医学是一个独特的科学，它有一整套基础理论，这是中医的根本，没有根本就无法继承；不能继承，当然说不上发扬。因之，西医应当学习中医，而老年中医又须结合多年的经验，理论联系实际，并将之传授给西医，西医再结合自己所学的新的科学，用现代的科学方法加以整理，使之成为新时代的新产物，这才能够初步完成党所交给的新任务。

中国医学科学所独有的特点，是在中国不仅有西医，而且还有大批的中医。前者有现代的医学知识，而后者有我国固有医学的丰富经验。

中西团结，互相学习，互相帮助，团结起来更有力量。要实现四个现代化，只有大家努力。我们国家客观上存在两种医学，各有其理论体系，应当同心协力创造新医学派，继承自己的祖国医学，吸收新的科学医学。有条件的中医应该学习基础医学，西医也应该学习祖国医学，以丰富治疗的效能。

党中央一再指示我们要正确对待祖国遗产，并明确指出：中国医药学是我国人民几千年来同疾病斗争的经验总结，它包含着中国人民同疾病斗争的丰富经验和理论知识，它是一个伟大的宝库，必须继续努力发掘并加以提高。祖国医学的治病方法是极其丰富的，如内、外、妇、儿、针灸、按摩推拿、气功等。我国的针灸由来最久，疗法简便、经济、见效快，深为广大人民所喜爱。

因为中国医学治疗方法的多样而复杂，所以我们祖先就创造了一套治病的理论，阴阳五行、脏腑经络、四诊八纲、八法、六淫七情、标本等学说。治疗方法是根据理法方药而决定用汗、和、下、消、攻、清、温、补八法来判断处理复杂病变的过程，现在看来，还是符合朴素唯物论和辩证观点的。中医应用以上的原则，对许多慢性病采取了灵活治疗方法而获得近代医学所不及的效果。如晚期血吸虫病，因为肝脾肿大，血行受阻，发生了腹水，西医只能去水，中医则采取健脾胃去腹水等综合疗法，使病状减轻，使病者症状逐步消失。

中西结合是不是就是西医诊断，中医治疗，或者中西医混合治疗呢？这个问题到现在有很多人在思想上还没有解决。这一个思想问题，中医和西医各有各的传统，各有一套诊断和治疗的法则。当然，在诊断上有时是意见一致的，有时也有不一致的地方。既是中医，就该运用四诊八纲的辨证方法研究分析，然后运用理法方药治疗。岂能毫无成见，人云亦云，抱着明哲保身，对病人不负责任的态度？还有人说中医只能退症，不能治病，这种说法更觉荒唐，试问，正常人会不会有症状呢？当然不会有。然则症状的发生，说它不因内脏的反应，这是不合逻辑的，有诸内必形诸外。既能消除症状，则是能调整内部。然而脏器的恢复不是短时间可能的，必须经过一段时间，然后恢复。也有脏器坏死，始终不能恢复，而其他部分起了代偿作用，身体恢复健康的，这都是在情理之中。不能说症状消失，内部尚未恢复，便否定了治疗效能和成绩。

我想，今后如何钻研中医，如何结合西医，一定能够找出正确的道路。对于一个病的治疗，中医一定会找出中医的科学根据，西医也一定会找出西医的科学理论根据，绝不至于模棱两可，进退失据。这样，对于发扬祖国医学，丰富现代医学，都能够获得较大的成果。但这是一件大事，这中间是有斗争的，要经过长时间的斗争，使双方矛盾逐步归于一致，然后求得统一，这便是中国医学的新医学派。

我国由于历史原因存在有两种医学，一种是由古至今，我们祖先与疾病作斗争得到了一些规律的祖国医学，另一种是从外国传来的新型医学。这两种医学都各有一套体系，中医是以六淫七情为病因，西医是以细菌原虫为病因，而实际两种都说的是外因。内因是人而不是物，外因通过内因而起作用，内因是变化的根据，外因是变化的条件，经过变化而生的现象就是疾病。中医由于历史条件，只能凭藉症状，西医有科学器械的帮助，而能查出细菌或原虫，治疗方法各有一套，都有很大的作用。但也各有其不够的地方，如果能够结合起来，一定更能发挥很大的作用，绝不要互相抵消力量。要想发展为中国的新医学派，最初只能中了中，西了西；第二步是非中非西，亦中亦西；最后才能摸清规律和机制，而成为新的中国医学，这中间是有一定过程的，不是一蹴而就的。

医学传习

中医是中国的历史产物，数千年来一直家传师授。尤其是中国幅员辽阔，南政北政各有差异，气候悬殊，禀赋各别，医家各有所长。但是总的说来，他们的理论基础都是根据《内》《难》《伤寒》《金匮》来的，在诊断治疗两方面有统一的理论，有统一的规律，都是运用三因四诊来作辨证论治的工具。尽管人有东西，地分南北，他们的理论和认识总是统一起来的，不过有高下浅深之别而已。中医书籍汗牛充栋，多系古文，目下青年一代古文水平不高，阅读感到困难，对于继承研究都有相当的障碍。与其语译古籍，何如提高文化，这是一个治本的工作，是应该提倡的。

中医这个门类，历来没有教育规范，究竟从何学起，也没有一个标准。失意文人在无可奈何的时候，把他治国平天下的雄心寄托在济世活人方面，因为《灵》《素》二书多言治理，大之可以医国，小之可以救人，亦可利己于世。潜力虔心，钻研不殆，究天人之理，明阴阳之道，发《内》《难》《伤寒》之奥妙，析黄帝岐伯之精华。理论结合实践，著书立说，传之后世。后人承之，代有发明。洎乎近代，著作更多，真是汗牛充栋，浩如烟海。不论何家著作，都能够治病疗疾，虽不十全，终得八九。在中国文化方面越有修养，则体会也越深，因此有明医、儒医之称。所谓明医者，既有高深的理论基础，又有丰富的临床经验，两者结合，治病救人。儒医则多凭书本，经验较差，有时效如桴鼓，有时又彷徨歧途。若论讲学谈理，则明医犹往往瞠乎其后。所著书籍，不可尽信，故古人有"尽信书则不如无书"之说。医道因之驳杂难明。热心之士力挽颓局，与其深而难学，不如浅显易通，于是又作歌诀，著浅释，便学者明白易懂。仁心仁德，深堪钦佩。后之学者，有梯可升，孜孜不倦，亦可升堂入室。于是学医者便分为两个途径：一条是从《内》《难》入手，循历史过程，由汉而晋，以及唐宋元明，自上而下。另一条是从浅处入手，溯时代而上，终及《内》《难》。两者到了相当火候，自然合辙。尽管一个是教条主义，一个是经验主义，但彼此都经过临床实践，经过理论指导，对于某病某症都有确切的认识。药物的效能性味，也曾经亲身尝试，对理法方药，在无形间便都会自然提高。因此现在的年老中医都各有一定的经验，总结出了一套看家本事。不管是明医、儒医，都能运用中医学理论，三因、六经、八法作为治病的手段，这也可以说是殊途同归。

现在要说起教学生来也就是从老师的本质看起，老师是儒医，当然多谈理论。老师经验丰富，当然跟着老师多学经验。自己水平高的可以自学，不懂的地方再向老师请益，老师不懂，直向同道提出探讨，总要做到知之为知之，不知为不知，千万不要不懂装懂，或对学生的质疑动辄呵斥，使人不敢问难，自己便于藏拙，还说什么师严然后道尊这些门面话。要晓得学问之道无穷，一人知识有限，被学生问住并不羞人，不以诚心对人，那才是可羞的事。自己也可以回想年轻时候，学医是怎样学会的？经过一些什么困难？走过哪些弯路？前车覆，后车鉴。自己吃过一些苦，这点本领得来不易，要作为不传之秘或以为是奇货可居，这种思想就值得检讨一下。过去的时代不同，社会制度不同，人剥削人，彼此欺骗，把医术看成谋生之道，唯恐自己的经验被人学去，影响自己生活。现在有了党的英明正确领导，生活得到保障，一息尚存，此志不容稍懈。凡是有志中医的青年，我们都应该尽我所能，热心教导，使他们成为社会主义建设的一部分力量，才对得住自己。

治病求本

"治病必求于本"，这是中国医学在治疗学上最关紧要的一句话，也就是中国医学的独特精神。病有千般，然而它总有一个发病根源和因素，既病之后，它总要表现出一定的症状和脉象，从脉症上去追寻它的根源和病所，经过详细的辨证分析，就不至于走错路和走弯路，也不会头痛治头，足痛治足。因为病人一身的气血有多少，体质有上下，脏腑有内外，时月有远近，形志有苦乐，肌肤有肥瘠，标本有先后，年龄有老幼，居处有五方，时令有四时，尽管是同一个病因，而由于有上列一些不同之点，用药处方必须条分缕析，使之铢两悉称。某经用某药，某药治某病，谁宜正治，谁宜反治，何药为主，何药为次，因之这一个"本"字包括极广，绝不是一般医家泛指阴阳脏腑而已。

病之有本，犹草之有根也，去叶不去根，草犹在也，治病犹去草。病在脏而治腑，病在表而攻里，非惟戕贼胃气，抑且资助病邪，医云乎哉。

盛　衰

经云："邪气盛则实，精气夺则虚。"因此，凡言盛者，皆指邪气；凡言虚者，皆指精气。但盛与虚都有各不同的原因，有因外感或别脏之气来乘而盛者，有由本经之气血结滞而盛者，有因外感或受别脏之邪消克而虚者，有因本经之气血衰少而虚者，病情各有不同，临症时须详细审查。

亡阴亡阳

亡阴亡阳，有的说是病名，有的说是症候群，其实都不相称，可以说它是病机。"审察病机，无失其宜"，"谨守病机，各司其属，有者求之，无者求之"。亡字的意思，当然是亡失，不过应分别微甚。阴阳的涵义相当广泛，要在能够体会，"人生有形，不离阴阳"，说明人的生命和阴阳学说的密切关系。"阳化气，阴成形"，形与气是紧密结合的，人的身体是形，人的活动是气。阳来则生，阳去则死。"阳为气，阴为味"，味是指一切食物，气是指天空的大气。作为一个生人，是不能离开饮食呼吸的，饮食呼吸结合起来就是人身的真气。岐伯曰："真气者，所受于天，与谷气并而充身者也"，这是和现代的新陈代谢学说相合的。经过新陈代谢的复杂变化过程以后，去掉糟粕废气，存留下水谷精气和悍气，精气叫做营气，悍气叫做卫气。营行脉中，卫行脉外，统言之就是人生的气血。气为阳，血为阴，灌溉五脏，洒陈六府。藏为阴，府为阳，藏者藏也，藏精气而不泻，故五脏各有其精。五脏之精有余，即总归于肾，故经曰："肾者受五脏六腑之精而藏之"。《灵枢·营卫生会》说："营者，水谷之精气也，和调于五脏，洒陈于六府，乃能入于脉也。故循脉上下，贯五脏，络六腑也。卫者，水谷之悍气也，其气剽疾滑利，不能入于脉也，故循皮肤之中，分肉之间，熏于肓膜，散于胸腹"。但这种说法都指的是后天的阴阳，所谓亡阴亡阳，是亡失的先天阴阳，又称为元阴元阳。元，就是元始，人何以会有生命，这是来自先天的一点真阳，有了先天之阳，然后才能接受后天之阳，人类才能维持其生命，而元阴便是生命的物质基础，在这一基础上结合后天的阴阳。

　　阴阳是两个对立面，但是可以互相转化，阴无阳无以生，阳无阴无以化。《内经》说："味归形，形归气，气归精，精归化"，"精化为气，气伤于味"，此足见阴阳之精气互相转归的道理。"年四十而阴气自半也，起居衰矣"，阴气自半而出现的症状尽是阳虚，从此可以推测，阳从阴生，阴虚，阳气亦随之而虚矣。"阴者，藏精而起亟也，阳者，卫外而为固也，阴在内，阳之守也，阳在外，阴之使也"。"阴阳霾霾积传为一周，气里形表而为相成也。"这都说明阴和阳是相须相使的。一方有了偏颇，便要影响到对方，所以说"阴胜则阳病，阳胜则阴病"，其表现在"阳胜则热，阴胜则寒，重热则寒，重寒则热"。徐灵胎氏便遵着《内经》所指的这一辨证方针而列举亡阴亡阳的各种症状。至于《伤寒论》太阳病篇中所载亡阳诸症，那是属于外感热病一类，也有属于误治的，和亡失真阴真阳是不可混为一谈的。倒是在少阴病篇中值得注意，因为手足少阴都是属于五脏，足少阴肾、手少阴心，一上一下，一水一火，阴中有阳，阳中有阴，亡则俱亡，存则俱存。

六气标本

风寒暑湿火燥，天之令也。标，末也，本，本原也，犹树木之有根枝也。分言之则根本异形，合言之则标出乎本。六气之太过不及，皆能为病。病之化生，必有所因，故或从乎本，或从乎标，或从乎中气。知其所从，则治无失矣。

如少阳太阴从本。少阳为相火，是少阳从火而化，故火为本，少阳为标。太阴为湿土，是太阴从湿而化，故湿为本，太阴为标。二气之标本同，故经病之化皆从乎本。

又如少阴太阳从本从标。少阴为君火，从热而化，故热为本，少阴为标，是阴从乎阳也。太阳为寒水，从寒而化，故寒为本，太阳为标，是阳从乎阴也。二气标本异，故经病之化或从乎标，或从乎本。

又如阳明厥阴不从标本，从乎中也。阳明为燥金，从燥而化，故燥为本，阳明为标。厥阴为风木，从风而化，故风为本，厥阴为标。但阳明与太阴为表里，故以太阴为中气，而金从湿土之化。厥阴与少阳为表里，故以少阳为中气，而木从相火之化。是皆从乎中也。

防治钩体病随记

1958年7月中旬，温江地区发生一种时行瘟疫，病情来势颇急，疫区不断扩大。党和政府极为关怀和重视，由省内外调派大批中西医及医学科学专家，前往病区，在当地党政领导下，全党动员，全民动手，共同扑灭疫情。

此病临床的症状为发冷，发烧，头痛，身痛，腿软无力，部分病例咳嗽气紧，胸背作痛，或呕吐腹泻，少数病例咳吐血痰，衄血，还有部分病例鼠蹊部肿大，有压痛。若治疗不及时，可在发病二三日左右，出现鼻翼煽动，心慌烦乱，面色苍白，嘴唇、指甲发绀，呼吸迫促，成心肺两绝现象而致死亡。

《素问·热论》云："凡病伤寒而成温者，先夏至日者为病温，后夏至日者为病暑。"此病初发有感冒症状，况其发病正当长夏之际，应从暑和温两方面着眼。又考清叶香岩《温热论》云："温邪上受，首先犯肺，逆传心包。"与本病发病及进展情况吻合。《素问·刺热》云："肺热病者，先淅然厥，起毫毛，恶风寒，舌上黄，身热。热争则喘咳，痛走胸膺背，不得大息。"又《素问·刺志论》云："气虚身热，得之伤暑。"再考仲景《外感热病论》云："太阳中，发热恶寒，身重而疼痛，其脉弦细芤迟，小便已，洒然毛耸，手足逆冷，小有劳身即热，口开，前板齿燥，若发其汗，则恶寒甚，加温针则发热甚，数下之，则淋甚。"除《内经》《金匮》外，后世文献亦有类似本病症状的描写与治疗原则的指导。综合此次现场观察，此病之感染与发展，肺心两经的症状特别显著。

明·吴又可《瘟疫论》曾说："一人感受谓之温邪，人人感染谓之疫疠，疫疠之病，必挟秽邪。"综合以上文献，此病系暑湿挟秽，自口鼻而入，先犯上焦，随病者体质之强弱而出现不同的症状，大别之可分两类，一偏于热，一偏于湿。

疫之偏于热者，其发病较急，开始即为头痛身痛，发热恶寒，或但热不寒，或热多寒少，口渴思饮，心烦尿短，自汗或无汗，个别病例兼有咳嗽咯血及鼻衄，舌质红，苔薄白，或黄燥，脉象浮数，或弦数。宜败瘟毒，清邪热，处以清瘟败毒饮合银翘散加减。方用：

生石膏五钱　川连一钱　栀子三钱　黄芩三钱　知母三钱　元参三钱　连翘五钱　甘草一钱　鲜竹叶二握　银花五钱　芦根五钱　淡豆豉二钱。

疫之偏于湿者，其发病较缓，出现症状为头昏身痛，恶寒发热，或但寒不热，或寒多热少，无汗，或汗后再热，脚软无力，胸闷不饥，口渴不思饮，间有呕吐腹泻，舌质淡，苔白而润，或厚腻，脉缓。宜理脾阳，利湿邪，处以三仁汤合藿香正气散加减。方用：

冬瓜仁五钱　苡仁三钱　杏仁二钱　厚朴二钱　半夏二钱　茯苓三钱　苍术三钱　藿香二钱。

本病经用上述二方分别处理后，除原有症状基本消失外，间有少数病例由于体质关系，健康一时不易恢复，后遗两种不同的症状。

一种面色苍白，体温较低，精神萎顿，食欲不振，口淡无味，四肢软弱，舌苔白润，脉象沉弱。此为湿伤脾阳，病后体虚，宜健脾开胃，温养正气，主以六君子汤加减。方用：

泡沙参四钱　茯苓三钱　白术三钱　法夏二钱　广皮二钱　炙草一钱。

另一种面微红，身微热，咳嗽身软，不思食，精神倦怠，干呕少眠，口干舌绛，苔薄，脉细数。此为热劫胃阴，体液枯涸，宜益胃生津，恢复体液，主以益胃汤加减。方用：

玉竹参四钱　鲜石斛三钱　生地三钱　角参三钱　麦冬三钱　桑枝五钱　生谷芽五钱　扁豆三钱　生甘草一钱　竹茹三钱。

我中医组用以上 4 个方案，前后共治疗 24 例，俱完全治愈出院。

又，当我组初到疫区时，药物尚未备齐，而农村疫情甚为紧急，为了抢救病人，控制疫情起见，曾经就地取材，采有 7 种新鲜植物煎水服用，既可减轻病势，又可预防传染。兹将药方附后，以便推广。

鲜薄荷叶一握　鲜桑叶二握　鲜枇杷叶二握　鲜竹叶心一百根　鲜白茅根一两　鲜芦根二两　鲜车前草五株

煎水五斤作饮料，好人亦可服。

伤寒自毛窍而入、温病自口鼻而入之说不尽完善。譬如这次的传染病，经专家们的详细调查研究，认为主因是钩端螺旋体，而在鉴别诊断的症状上也与之相符，并且在显微镜下确实寻得此病源，系由水湿中传播，而不是飞沫传染，其途径与口鼻无关。因此便联想到温病中有伏暑之说，谓夏日得暑不即发，至秋而发，这种情况当然不是口鼻传染，而传染途径是否由于下肢，当时限于历史条件，无法证明。从这次的临床观察，此病和伏暑亦颇相似，值得作进一步研究。

四川国医学院首届毕业同学录序

盛哉！诸生今日之毕业也。溯本学院速成科，为全学院各班级之首。诸生当开院之际，即不远千百十里，负笈而来，占全学院各同学入校之先。今复修业届满，蕴学以归，造成今后若干期毕业学生中第一期毕业学生之新纪录。乐伊始而乐观成，青于师而蓝于师。斯炽忝主教政，克志初终，欣慰之余，谨为本学院庆，更为诸生庆。

夫本学院之设立，原为维护我数千年来，关系民族生存，世众生命国粹学术之国医药学，并共谋改进。以冀化固旧之学术，为新时代之科学；变狭义致用于一国之中医，为广义致用于世界之新医。汇通中外，融合东西，救世救人，利物利己。诸生之来院讲求，躬行潜学，固同具此唯一之远大目标，以普济世界人类也。今诸生学业有成，会当实施，用遂初志。唯兹事业巨艰，行之非易。同堂师友，又复行见握别，设有解惑问道之时，共谋取致力工作之际，不有永久表诚团结之组织与记述，焉足恃诸声息灵通，密切联络于异日。毕业同学录之付梓，盖以共明意志，镌诸肺腑，并以志纪，其意义洵称高远而效用至为伟大也。

欣值毕业同学录刊印成功之日，谨弁数语，聊伸鄙悃，藉寓临别赠言之义。抗战日急，前途远大，诸生为国珍重，以开新医先河，是为序。

中华民国二十七年六月二日
四川国医分馆国医学院教务主任李斯炽识

乌贼骨治血崩血闭

乌贼骨既治女子赤白漏下，及血崩、唾血、下血，而又主月闭，月事衰少、不少。何以一物之用，能通能止耶？盖经闭有有余不足二证。有余多为气与寒所逆，证发于暂，或痛或实，通剂皆属可用。不足则是冲任内竭，其证无形，其来也渐，不可用通。本品所治，即肝伤血闭不足之证也。崩漏亦有有余不足之分。热伤冲任者，是为有余，可治以黄连解毒汤。法肾受伤而冲任之气不能约制经血者，是不足也，治以本品，为末，醋汤调服。总之，无论通止，皆调肝肾之阴耳。血随气行，亦因气而固。方书但言中气而不言肝肾之气，一遇崩漏，便以补中益气，虽然可以治肝肾，但由肝肾之虚而伤中气，则失其本病矣。

温胆汤论

千金温胆汤，治心胆虚怯，触事易惊，或梦寐不祥遂致惊醒愦怯，气郁生涎，涎与气搏，变生诸症，或短气乏力，自汗，或热呕吐苦，痰气上逆，虚烦惊悸不眠。药用半夏、枳实、竹茹、橘皮、甘草、茯苓、生姜、大枣。心虚加人参、枣仁；心内烦热加黄芩、麦门冬；口燥舌干去半夏，加麦门冬、五味子、天花粉；表热未消加柴胡；内虚大便自利去枳实，加白术；内热心烦加焦栀子。

胆为中正之官，清净之府，喜宁谧而恶烦扰，喜柔和而恶壅郁。若病后，或久病而宿有痰饮未消，胸膈之余热未尽，必伤害少阳和气而有虚烦惊悸等症。方中以二陈治一切痰饮，加竹茹以清热，加生姜以止呕，加枳实以破逆。相济相须，虽不治胆而胆自和，盖胆之痰热得去故也。命名温胆者，乃温通之意。若谓胆家畏寒而温之，则不但方中无温胆之品，且更有凉胃之药。学者宜深切体会，方可明其意旨。

又《沈氏尊生书》有治心包络动者，亦名温胆汤。药用人参、茯神、远志、朱砂、钗石斛、生地、麦冬、枣仁、甘草、五味子、柏子仁。

治疗矽肺忌用白及

矽肺这个疾病，是清虚的肺里面有了重浊的尘埃，把它当作肺结核或肺空洞来治疗都是错误的。尤其忌使用白及，由于白及本质的胶黏和沉滞，更可使肺内的尘埃凝固起来，使肺部板硬而阻塞不通，这是发展成肺心病的主要原因。

精 与 神

经云:"两神相搏,合而成形,常先身生,是谓精。"又曰:"两精相搏谓之神。"精神二者,究竟孰先孰后?初学者每感无从捉摸,是不可以不辨。夫阴阳原从混一而生,分者未尝不合也。曰"两神相搏",盖言其由分而合之处,即发生精也,犹之阴阳两气相合,而有声和光也,此是相搏谓之精。而曰"常先身生"者,固指先天而言,即经所谓"化生精"也。成形以后,落于后天,清浊既分,动静各别,此时便不名之曰阴阳,而名之曰水火。故经曰:"水火者,阴阳之征兆也",盖言其有形可征也,故曰两精。但火中有水,水中有火,虽名两精,而实相交,此由精化神者也,即《内经》所谓"精归化"也。先哲有云:心为离火,内阴而外阳;肾为坎水,内阳而外阴。内者是神是主,外者是气是用。故心以神为主,阳为用;肾以志为主,阴为用。阳则气也,火也;阴则精也,水也。水火之位于上下者,是一精而分为二也,根于清浊动静而分者也;水火之主于中宫者,是两精相搏而为一也,寓升降于动静之中者也。假如火中无水以为神,则纯动无静,将有升无降;水中无火以为神,则纯静无动,将有降无升。如此则气化息矣。经曰:"出入废则神机化灭,升降息则气立孤危。"夫有升降则出入不废,有出入则升降不息。出入固形中之气,而升降则气中之神也。明乎此则各精有所谓先天之精,后天之精,神亦有先天之神,后天之神。"两神相搏"之神即先天之神也,"两精相搏"

之精即后天之精也。

三　焦

　　三焦之说，古无定论。或谓其有名无形，或谓其形质俱备。窃以为三焦有二义，有指官能而言者，《内经》所谓"三焦者，决渎之官"是也。有指部分而言者，则必分言上焦、中焦、下焦也。若混而为一，则其义不可通矣。

小儿痉病

　　窃以为《金匮》诸法，以之治风寒湿三者合而为痉则可，以之治风火偾张，循督脉而上犯冲脑之痉则不可。且小儿痉病，除乳婴之破伤风外，尚有一种时行痉病，西医称之为流行性脑脊髓膜炎，患者以十余岁小儿为最多。据西医说，系一种细菌侵蚀脑髓，以致脑膜始而发炎，继则崩溃，终致腐烂而死。治法注射血清，极尽杀菌之能事。中医素以气化立说，与西医学说微有不同，盖以病菌之发生，必缘天时人事予以繁殖之机，只须清其本源，使病菌无酝酿而成之机会，其病自已矣。是病发生之原，多由秋冬干燥，寒气凛冽，凡血气薄弱之辈，易感寒邪，寒蕴化热，渐伏渐深。往往直入下焦，消烁真阴，一触春令升宣之气，鼓动风火偾张，循督脉所附之脊椎上冲犯脑，刺激神经，于是引起神经系之病理变化，而为痉病。治法始用清解，继用重剂养阴镇降，率多有效。爰记于此，以为疗痉病者之一助焉。

是病来势极猛，变幻莫测。然大别之，约分三期。

初期：始起必先有一回或几回之形寒（郁热在里，风中于表），继则发热，热势不扬（风邪自表入里，鼓动郁热矣），头部阵痛，眩晕呕恶（风火上炎犯脑，而胃适当其冲），四肢酸楚，转侧不便（四肢皆禀气于胃，胃液受伤，无所布化以濡润经络也），脉象大都沉数而细（阴精不足，郁热在里之证）

二期：神迷嗜卧（阴津大伤，不能灌溉神经，非邪陷心包也），频呼头痛（风火较盛也），手足伸缩不已（津液将涸，不能荣筋矣），颈项强直，背脊诸筋疼痛而不可按，脉象细数而弦。

三期：头痛一刻不定，手指震挛，头足背脊后弯，两目上插，瞳仁放大，或妄语，或闭口无言，涕吐白沫（风火上冲，逼肺液外出，危急之候）。脉象劲疾，或浮大，或弦而促数，或歇止。

疗法：此病忌表散，忌攻下，忌针灸，前已论之详矣。初期用药，宜以清泄潜降为法。若见二期症状，即须潜滋并进。及至三期，精血干涸，风火亢极，神经紧张，急以大剂养阴重降，标本同治，或能挽救一二，然而危矣。

年

谱

1892年　农历三月初七日，出生于成都市良医巷，取名煐。祖籍河南阕乡。祖父李仙洲，清咸丰三年（癸丑）进士。咸丰六年任四川中江知县，卸职后定居成都。父熟先，清光绪间秀才，善书画，初作幕僚，后以教书为业。母汪氏。

1906年　入成都府中学堂（今石室中学）读书，并师事董稚庵。董为其家世交，擅诗文，工书法，尤精医术。

1912年　入四川高等师范学校（今四川大学）学习理化。

1915年　从四川高等师范学校毕业，留校作理化助手，并自学中医。

1920年　兼任成都联中、成公高中、成县高中等学校物理实验教员。

1927年　在成都三桥南街住所设"李斯炽医寓"，接待病人。与蔡品三、罗春舫等发起组织"四川医学会"。

1929年　参加反对国民党政府"废止中医提案"的斗争。

1931 年　参予组建"医药改进会",创办《医药改进月刊》。

1932 年　成都暴发霍乱,发起并参加"四川国医公会""四川药业同业公会"等组织的"壬申时疫症救护队",治疗和控制霍乱流行。采用自制"甘露午时茶""辟瘟丹"等中成药,救济病者,活人甚众。

1933 年　四川军阀为争夺地盘,在成都市内大打巷战,伤及无数无辜贫民。发起并参与"四川国医公会"组织的救护队,救治巷战时受伤的难民。

1934 年　辞去所有教职,以医为业。在诊所开药房名"康寿药室",贫苦病人皆为送诊送药。并在"三福堂"、"从心斋"两处义诊,每周四诊。

1935 年　任四川医学会主席。

1936 年　与"四川国医馆"赖华锋等部分中医界人士,筹组和创办"四川国医学院",任董事兼教务主任。

1937 年　日机轰炸成都,为避轰炸,国医学院疏散到外西银桂桥。上午在诊所诊病,下午到学校授课。

1938 年　支持学生创办《中和医刊》,并为之作"发刊词"。

1939 年　任"四川国医学院"副院长。"四川国医学院"在建立之初,为易于注册和取得合法地位,特邀陆军医院院长蔡干卿任院长,后又邀国民党师长林海坡任院长。后林出川抗日,院长一职长期空缺,实际上由副院长主持院务。

　　　　支持门人赵源章在成都创办中医医院,义务担任医务主任。

　　　　著《金匮要略新诠》。

1941 年　支持学生王旭光等在成都创办新中医疗养院。

1942 年　中央国医馆特派员曹叔实接管"四川国医学院",

自任院长。此间，每日在诊所诊治病人。

参与创办《国医商钞》。

1946年　曹叔实病故后，由于学校负债累累，面临难以为继的窘境。应学校师生之请，复任"四川国医学院"院长。

著《内经类要》。

1950年　成都解放后，当选为成都市各界人民代表。

赴京参加第1届全国卫生工作会。

成都市卫生局接管四川国医学院，后改组为"成都中医进修班"，担任成都中医进修班1、2、3、4期班主任。

1951年　与王文鼎等筹备成立"成都中医学会"，未正式成立，即改组为"成都市卫生工作者协会"，任宣教部长。

1953年　参加首届四川省中医代表大会。

参加首届成都市中医代表会，提出"按照成都市人力物力财力的可能，对医学遗产有计划地加以整理研究，使之逐渐系统化、科学化"的建议。

1954年　参加四川医学院工作，组建四川医学院中医教研室，任教研室主任。

参与筹备成立中华医学会成都分会，任常务理事。

建议在成都市成立中医医院。

在其子克光协助下，著成《中医内科杂病》。

1956年　所开的"康寿药室"并入四川医学院。

加入农工民主党，任农工成都市委副主任委员。并任成都市人民委员会委员、中华医学会顾问。

1957年　主持使用中药治疗肺脓肿的临床观察，发表《治疗肺脓肿的初步报告》一文，在全国率先报道了使用中医药对这一急重症的疗效。

1958年　2月，因"对发扬祖国医学工作积极，成绩卓著"，在全国中医中药评奖大会上，被授予金质一等奖章。

任成都中医学院院长。

到金牛宾馆为参加成都会议的毛泽东主席治病。

7月，带领中医防疫组赴温江地区，防治瘟疫（后被证实为钩端螺旋体病）。在当时病因不明的情况下，制订和采用中医治疗方案，共收治24例患者，均全愈出院，使中医治疗急性热病的声名大振。

任四川省科学技术协会常务委员。

在其子克光协助下，著成《医学三字经简释》。

发表《素问玄机原病式探讨》。

1959年　4月，当选为全国人大代表，赴京参加第二届全国人民代表大会，并被选为大会主席团成员。

6月，接中央统战部通知，赴京为林伯渠副委员长等中央领导治病。

任四川省政协委员、成都市卫生工作者协会代主任委员、四川省科学研究委员会委员。

拟撰《实用内经选释义》。

1960年　6月，赴上海参加全国第一批中医教材审订会。

发表《运气学说管窥》。

1961年　2月，到金牛宾馆为李富春副总理治病。

与四川省立医院合作，进一步研究中医五脏问题。

3月，与黄德彰等到德阳指导治疗时行肿病，中医组共收治26例患者，无一例死亡。

被聘为《中医杂志》编辑委员会委员。

1962 年　成都红十字会成立，任执行委员。

1963 年　赴京参加卫生部医学科学总结会，在大会发言中，
谈到中医近几年来的成就，提出对中医应有一个
正确估价。建议成立中医学会，推动学术活动，
在"医学科学总结"的总纲中，应该把中医中药
提出来。

决定将拟撰的《实用内经选释义》定名为《内经
选释》。

1964 年　11 月，赴京参加第三届全国人民代表大会。

1966 年　"文革"开始后，被打成"反动学术权威"，赋闲
在家。从早至晚，病者盈门，皆为悉心诊治。

1972 年　在其子克淦协助下，编写成《中医五脏辨证论治
歌括》《杂病论治歌括》等中医通俗读物。

1975 年　当选为第五届全国政协委员。

1978 年　在其子克淦协助下，撰成《李斯炽医案》第一辑。

1979 年　2 月 20 日在成都逝世，享年 87 岁。